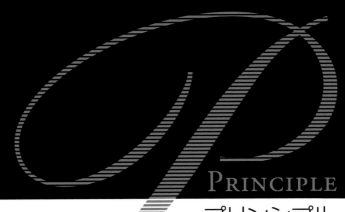

腸疾患診療の現在

プリンシプル消化器疾患の臨床 2

専門編集 ● 渡辺 守 東京医科歯科大学

総編集 ● 佐々木 裕 熊本大学

編集委員 ● 木下 芳一 島根大学
　　　　　下瀬川 徹 東北大学
　　　　　渡辺 守 東京医科歯科大学

中山書店

〈プリンシプル消化器疾患の臨床〉

◎総編集

佐々木　裕 （熊本大学）

◎編集委員 （五十音順）

木下　芳一 （島根大学）

下瀬川　徹 （東北大学）

渡辺　　守 （東京医科歯科大学）

刊行にあたって

　近年の分子生物学や医用工学の進歩は，消化管疾患，肝胆膵疾患の病態解明や診断法，治療法の開発に大きく貢献してきた．

　なかでも治療法の進歩には目を見張るものがあり，例えばＣ型肝炎ウイルスについては，発見されてから約四半世紀で直接型抗ウイルス剤（DAA；direct acting antivirals）が登場し，ほぼ100％に近いウイルス排除率が得られるようになった．また細胞増殖や血管新生などの発癌過程を担う責任分子群を制御する分子標的治療薬が，肝癌，胃癌，大腸癌，膵癌の治療に導入されるようになった．さらに炎症に深く関与する $TNF\alpha$ の働きを抑えるために開発された抗 $TNF\alpha$ 抗体が，Crohn病や潰瘍性大腸炎の治療法を大きく様変わりさせた．

　加えて新しい画像強調内視鏡システムの開発は，消化管癌の"より早期"の診断を可能にした．また内視鏡的粘膜切除術としてのEMR（endoscopic mucosal resection，内視鏡的粘膜切除術）やESD（endoscopic submucosal dissection，内視鏡的粘膜下層剥離術）の導入により早期癌を内視鏡的に治療できる時代となり，高齢者や合併症を有する患者も治療対象として認識されるようになった．さらに胆道・膵臓疾患における内視鏡的診断法・治療法も飛躍的に進歩し，良性疾患・悪性疾患ともに内科領域での対応が可能な症例が増えている．

　一方，新たな疾患概念も提唱されるようになった．例えば，NAFLD（non-alcoholic fatty liver disease，非アルコール性脂肪性肝疾患），NASH（non-alcoholic steatohepatitis，非アルコール性脂肪性肝炎）という疾患概念の登場は，肝疾患の成因に肥満・糖尿病などの生活習慣病が関与するという疾病構造の変化を反映している．またIgG4関連疾患という概念が生まれ，膵炎や胆管炎の成因としてもIgG4が関与することが明らかになった．

　このような多岐にわたる診断法・治療法の進歩や疾患概念の変化について，消化管疾患，肝胆膵疾患の臨床に携わる専門医が，常に最新の情報を収集し普段の診療に活用することは必ずしも容易なことではない．

　今回刊行される《プリンシプル消化器疾患の臨床》シリーズは，『食道・胃・十二指腸の診療アップデート』，『腸疾患診療の現在』，『ここまできた肝臓病診療』，『膵・胆道疾患診療の最前線』の全4巻からなり，各分野の第一線でご活躍の先生方にご執筆いただいた．

本シリーズの特徴は，消化器系領域の専門医を対象に，日常臨床で遭遇することの多い疾患を中心に，最新の専門知識・情報と診療実践のスキルとコツをわかりやすく，かつ視覚的に提示していることである．多忙な専門医が，消化器領域診療の日々の進歩に乗り遅れることなく，最新の情報を取得し最適な医療を患者に提供するうえで，本シリーズは極めて実践的なテキストと位置付けられよう．また消化器領域を専門とされない先生方にとっても，最新の診療についての理解を深めるうえで有意義な実用書である．

　《プリンシプル消化器疾患の臨床》シリーズが，消化器診療に携わる先生方の診療レベルの更なる向上とその維持に役立つことを期待したい．

2016 年 11 月

熊本大学大学院生命科学研究部
消化器内科学

総編集　　佐々木　裕

序

　《プリンシプル消化器疾患の臨床》シリーズのうち，本巻では下部消化管疾患に関してまとめた．下部消化管疾患は，炎症性腸疾患に代表されるように，近年，ますます"普通に見られる"疾患となってきている．内視鏡診断および治療の進歩は，早期大腸癌の診療を大きく変え，また，進行癌に関しても，分子標的薬を含めた化学療法の進歩は著しい．また，炎症性腸疾患については，病態の理解と並行して，新規薬剤の開発競争も極めて活発である．また，内視鏡検査に代表される小腸検査の進歩は，従来まれと考えられてきた小腸疾患に関しても，診断も容易となり，病態解明につながる研究にも進歩が見られる．

　項目立ては，まず「下部消化管疾患総論」から始まり，疾患概念，疾患の疫学，また病態生理についての解説があり，これらは，各論における各疾患を理解するうえで有用と思われる．また，次の「検査・診断」では，下部消化管疾患を疑う症候における鑑別診断に続き，疾患の診断および病態把握に有用な，便，血液検査，消化吸収検査について解説がされている．さらに，近年では画像検査の進歩は著しく，小腸内視鏡検査などの新しい検査も含めて，詳細に記載をしていただいた．いうまでもなく，特に腫瘍性病変に関して，病理診断は，確定診断となる必須の検査である．治療法についても，まずは総論として，薬物療法，内視鏡治療に始まり，IVRや放射線治療，そして外科治療までを解説し，最後に，疾患ごとの治療各論に至る．最後にはミニレクチャーとして，この領域における最新の話題について，簡潔にわかりやすく記載していただいた．

　執筆は，それぞれの領域のトップの臨床医や研究者にお願いしたが，多忙のなかで本書の作成にご尽力をいただいた著者の先生方には感謝している．

　本書は，最新の下部消化管疾患の診療に関する教科書であり，消化器疾患の診療に携わる研修医や若手医師にとって，必須の情報が含まれている．多くの先生方が本書を手に取り，熟読いただき，日常診療に役立てていただくことを祈念する．

　2017 年 4 月

東京医科歯科大学 消化器病態学

専門編集　渡辺　守

CONTENTS

I章　下部消化管疾患総論

疾患概念
炎症性腸疾患 ……………………………………………………… 松岡克善, 渡辺　守　　2

過敏性腸症候群 ……………………………………………………………… 本郷道夫　　7

大腸良悪性腫瘍 …………………………………… 永田洋士, 野澤宏彰, 渡邉聡明　　12

疫学
大腸癌 ……………………………………………………………… 雑賀公美子, 西本　寛　　17

炎症性腸疾患 ……………………………………………………………… 西脇祐司　　21

病態生理
炎症性腸疾患の病態 ……………………………………………… 西田淳史, 安藤　朗　　25

吸収不良症候群の病態（蛋白漏出性胃腸症）……………… 渡辺知佳子, 三浦総一郎　　30

過敏性腸症候群の病態 ………………………………………………… 石原俊治　　35

大腸癌の発癌メカニズム ………………………………………… 山内康平, 岩切龍一　　39

炎症性腸疾患における発癌メカニズム ……………… 品川貴秀, 畑　啓介, 渡邉聡明　　44

大腸憩室疾患の病態 ……………………………… 木村雅子, 六車直樹, 高山哲治　　47

急性腸管虚血の病態 ……………………………………………………… 藤谷幹浩　　50

腸管感染症の病態 ……………………………………………………… 清水誠治　　54

II章　検査・診断

腹痛，下痢，血便の鑑別診断の進め方 ……………………… 中澤　敦, 金井隆典　　60

便検査
便潜血反応検査 …………………………………………………………… 長堀正和　　66

細菌培養検査 ……………………………………………………………… 長堀正和　　68

血液検査
血液学的検査 ……………………………………………………………… 小林清典　　70

免疫学的検査 ……………………………………………………………… 小林清典　　74

腫瘍マーカー（大腸癌）…………………………………………………… 小林清典　　77

消化吸収機能検査 ……………………………………………………… 東山正明，穂苅量太　80

画像診断

大腸内視鏡検査 …………………………………………………… 柏木和弘，緒方晴彦　84

小腸カプセル内視鏡検査 ………………………………………… 中村哲也，寺野　彰　89

小腸バルーン内視鏡検査 ………………………………………… 永山　学，山本博徳　94

消化管造影検査 ……………………………………………………………… 江﨑幹宏　99

CT ………………………………………………………………………………… 竹内　健　103

MRI ……………………………………………………………………………… 大塚和朗　107

PET ……………………………………………………………………………… 坂本　攝　111

病理診断

大腸癌 ……………………………………………………………… 小嶋基寛，落合淳志　115

炎症性腸疾患 ……………………………………………………………………… 八尾隆史　120

III章　治療法総論

薬物療法

炎症性腸疾患

アミノサリチル酸製剤，副腎皮質ステロイド …………………………… 日比紀文　126

免疫調節薬，免疫抑制薬 ……………………………………………………… 仲瀬裕志　130

生物学的製剤（抗 TNFα 抗体製剤）………………………………………… 松本主之　135

全身化学療法（大腸癌）………………………………………… 植竹宏之，石川敏昭　141

内視鏡治療

内視鏡的切除術（EMR と ESD の棲み分けを中心に）……………………… 田中信治　153

止血術 ……………………………………………………………………………… 今枝博之　159

バルーン拡張術 …………………………………………………………………… 平井郁仁　166

白血球除去療法 …………………………………………………… 横山陽子，中村志郎　170

栄養療法（炎症性腸疾患）………………………………………… 辻川知之，伊藤明彦　174

IVR

止血 ………………………………………………………………… 岸野充浩，齋田幸久　179

動注化学療法 ……………………………………………………………………… 荒井保明　184

放射線療法 …………………………………………………………………… 吉村亮一　187

手術治療

開腹手術

大腸癌 ………………………………………… 前田耕太郎，小出欣和，勝野秀稔　191

炎症性腸疾患 ………………………………… 杉田　昭，小金井一隆，辰巳健志　195

腹腔鏡下手術 ……………………………………………………… 山梨高広，渡邊昌彦　201

vii

大腸癌に対する緩和治療 ………………………………………………福重哲志　208

IV章　治療法各論

炎症性腸疾患

潰瘍性大腸炎 ………………………………………………………………鈴木康夫　214

Crohn 病 …………………………………………………………………松井敏幸　221

腸管 Behçet 病・単純性潰瘍 …………………………………………松本主之　228

腸管感染症 …………………………………………………………………岡崎和一　232

NSAIDs 腸症 ……………………………………………藤森俊二，岩切勝彦　241

虚血性腸疾患 ……………………………………………齋藤大祐，久松理一　245

腫瘍性疾患

大腸ポリープ（早期癌を含む）…………………………関口雅則，斎藤　豊　251

大腸癌（進行癌）…………………………………………山内慎一，植竹宏之　259

機能性疾患

過敏性腸症候群 ……………………………………………………………石原俊治　265

吸収不良症候群 ………………………………好川謙一，穂苅量太，三浦総一郎　271

その他

大腸憩室疾患 …………………………………木村雅子，六車直樹，高山哲治　278

消化管穿孔・腹膜炎 …………………………真弓俊彦，眞田彩華，石川成人　283

腸閉塞 …………………………………………真弓俊彦，新里　到，大坪広樹　286

■ミニレクチャー

ゲノムワイド関連解析（GWAS）………………木内喜孝，角田洋一，北　浩樹，遠藤克哉　292

IBD 疾患バイオマーカー ……………………………………………………猿田雅之　294

糞便微生物移植法（FMT）…………………………牟田口真，水野慎大，金井隆典　296

"Treat to target" ……………………………………………………………渡辺憲治　298

大腸 sessile serrated adenoma/polyp（SSA/P）……………………八尾隆史　300

大腸検査における CT コロノグラフィ（CTC）の現状と将来展望 …………飯沼　元　302

大腸カプセル内視鏡検査 ……………………………………細江直樹，緒方晴彦　305

microscopic colitis …………………………………………岡本隆一，渡辺　守　307

炎症性腸疾患の診療ガイドライン …………………………………………上野文昭　311

下部消化管の腫瘍性疾患の各種診療ガイドライン ……………永田洋士，田中敏明，渡邉聡明　314

専門編集

渡辺　守　東京医科歯科大学大学院医歯学総合研究科消化器病態学

執筆者一覧（掲載順）

松岡　克善	東京医科歯科大学大学院医歯学総合研究科消化器病態学
渡辺　守	東京医科歯科大学大学院医歯学総合研究科消化器病態学
本郷　道夫	公立黒川病院
永田　洋士	東京大学大学院医学系研究科腫瘍外科学
野澤　宏彰	東京大学大学院医学系研究科腫瘍外科学
渡邉　聡明	東京大学大学院医学系研究科腫瘍外科学
雑賀公美子	国立がん研究センターがん対策情報センター
西本　寛	国立がん研究センターがん対策情報センター
西脇　祐司	東邦大学医学部社会医学講座衛生学
西田　淳史	滋賀医科大学消化器内科
安藤　朗	滋賀医科大学消化器内科
渡辺知佳子	防衛医科大学校消化器内科
三浦総一郎	防衛医科大学校消化器内科
石原　俊治	島根大学医学部内科学講座第二
山内　康平	佐賀大学医学部附属病院光学医療診療部
岩切　龍一	佐賀大学医学部附属病院光学医療診療部
品川　貴秀	東京大学大学院医学系研究科腫瘍外科学
畑　啓介	東京大学大学院医学系研究科腫瘍外科学
木村　雅子	徳島大学大学院医歯薬学研究部消化器内科学
六車　直樹	徳島大学大学院医歯薬学研究部消化器内科学
高山　哲治	徳島大学大学院医歯薬学研究部消化器内科学
藤谷　幹浩	旭川医科大学内科学講座第三内科
清水　誠治	JR大阪鉄道病院
中澤　敦	東京都済生会中央病院消化器内科
金井　隆典	慶應義塾大学医学部消化器内科
長堀　正和	東京医科歯科大学大学院医歯学総合研究科消化器病態学
小林　清典	北里大学医学部新世紀医療開発センター
東山　正明	防衛医科大学校消化器内科
穂苅　量太	防衛医科大学校消化器内科
柏木　和弘	慶應義塾大学病院予防医療センター
緒方　晴彦	慶應義塾大学病院内視鏡センター
中村　哲也	獨協医科大学医療情報センター
寺野　彰	獨協学園
永山　学	自治医科大学内科学講座消化器内科学
山本　博徳	自治医科大学内科学講座消化器内科学
江﨑　幹宏	九州大学大学院病態機能内科学
竹内　健	東邦大学医療センター佐倉病院内科学講座消化器内科学
大塚　和朗	東京医科歯科大学医学部附属病院光学医療診療部
坂本　攝	獨協医科大学病院PETセンター
小嶋　基寛	国立がん研究センター先端医療開発センター
落合　淳志	国立がん研究センター先端医療開発センター

八尾　隆史	順天堂大学大学院医学研究科人体病理病態学
日比　紀文	北里大学北里研究所病院炎症性腸疾患先進治療センター
仲瀬　裕志	札幌医科大学消化器内科学講座
松本　主之	岩手医科大学内科学講座消化器内科
植竹　宏之	東京医科歯科大学大学院医歯学総合研究科総合外科学
石川　敏昭	東京医科歯科大学大学院医歯学総合研究科総合外科学
田中　信治	広島大学大学院医歯薬保健学研究科内視鏡医学
今枝　博之	埼玉医科大学消化管内科
平井　郁仁	福岡大学筑紫病院炎症性腸疾患センター
横山　陽子	兵庫医科大学炎症性腸疾患学講座内科部門
中村　志郎	兵庫医科大学炎症性腸疾患学講座内科部門
辻川　知之	東近江総合医療センター消化器内科
伊藤　明彦	東近江総合医療センター消化器内科
岸野　充浩	三井記念病院放射線診断科
齋田　幸久	東京医科歯科大学医学部附属病院放射線科
荒井　保明	国立がん研究センター
吉村　亮一	東京医科歯科大学大学院医歯学総合研究科腫瘍放射線治療学
前田耕太郎	藤田保健衛生大学病院国際医療センター
小出　欣和	藤田保健衛生大学総合消化器外科
勝野　秀稔	藤田保健衛生大学総合消化器外科
杉田　昭	横浜市立市民病院炎症性腸疾患科
小金井一隆	横浜市立市民病院炎症性腸疾患科
辰巳　健志	横浜市立市民病院炎症性腸疾患科
山梨　高広	北里大学医学部下部消化管外科学
渡邊　昌彦	北里大学医学部下部消化管外科学
福重　哲志	久留米大学病院緩和ケアセンター
鈴木　康夫	東邦大学医療センター佐倉病院消化器内科
松井　敏幸	福岡大学筑紫病院臨床医学研究センター（消化器内科）
岡崎　和一	関西医科大学内科学第三講座
藤森　俊二	日本医科大学千葉北総合病院消化器内科
岩切　勝彦	日本医科大学消化器内科学
齋藤　大祐	杏林大学医学部第三内科学
久松　理一	杏林大学医学部第三内科学
関口　雅則	国立がん研究センター中央病院内視鏡科
斎藤　豊	国立がん研究センター中央病院内視鏡科
山内　慎一	東京医科歯科大学大学院医歯学総合研究科消化管外科学
好川　謙一	防衛医科大学校内科学講座（消化器）
真弓　俊彦	産業医科大学医学部救急医学
眞田　彩華	産業医科大学病院救急科
石川　成人	産業医科大学病院救急科
新里　到	産業医科大学病院救急科

大坪 広樹	産業医科大学病院救急科	水野 慎大	慶應義塾大学医学部内科学（消化器）
木内 喜孝	東北大学高度教養教育・学生支援機構	渡辺 憲治	兵庫医科大学腸管病態解析学
角田 洋一	東北大学病院消化器内科	飯沼 元	国立がん研究センター中央病院放射線診断科
北 浩樹	東北大学高度教養教育・学生支援機構	細江 直樹	慶應義塾大学医学部内視鏡センター
遠藤 克哉	東北大学病院消化器内科	岡本 隆一	東京医科歯科大学再生医療研究センター
猿田 雅之	東京慈恵会医科大学内科学講座消化器・肝臓内科	上野 文昭	大船中央病院
牟田口 真	慶應義塾大学医学部内科学（消化器）	田中 敏明	東京大学大学院医学系研究科腫瘍外科学

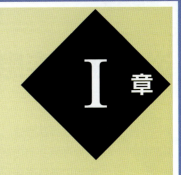

下部消化管疾患総論

I章 下部消化管疾患総論

▶疾患概念

炎症性腸疾患

❶ 炎症性腸疾患は，近年，患者数が急増している．
❷ 炎症性腸疾患の病因は不明であるが，遺伝的素因，環境因子などが複雑に絡み合って，腸管に慢性炎症が惹起されていると考えられている．
❸ 炎症性腸疾患の診断は，感染性腸炎などを十分に除外したうえで，病歴，身体所見，画像所見，病理所見を総合的に判断して行う．
❹ 炎症性腸疾患の治療目標は「症状の改善」から「粘膜治癒」へと大きく変化した．
❺ 予後の改善を目指した治療戦略を立てることが重要である．

疫学 ▶p.21
病態生理 ▶p.25

分類

- 炎症性腸疾患（inflammatory bowel disease：IBD）は，広義には腸管に慢性炎症を起こすすべての病気を含む疾患概念である（❶）．
- 狭義には，潰瘍性大腸炎（ulcerative colitis）とCrohn病の2疾患を指す．

疫学

- 潰瘍性大腸炎，Crohn病ともに，わが国では患者数が近年，急激に増加している（❷）[1]．特定疾患医療受給者証および登録者証の交付件数は，2014年には潰瘍性大腸炎は約17万人，Crohn病は約4万人に達している．
- Crohn病の発症年齢のピークは10歳代後半から30歳代であるのに対して，潰瘍性大腸炎は20歳代から40歳代にかけて比較的幅広い年齢で発症を認める（❸）．

❶ 炎症性腸疾患の分類

A．原因の明らかな疾患	1）感染 　腸結核 　アメーバ赤痢 　サイトメガロウイルス腸炎 2）薬剤 　NSAIDs潰瘍 3）医原性 　放射線性腸炎 　クロストリジウム・ディフィシル感染症 4）遺伝性 　SLCO2A1関連慢性腸症（chronic enteropathy associated with SLCO2A1〈CEAS〉，旧名称：非特異性多発性小腸潰瘍症）
B．原因が不明な疾患	潰瘍性大腸炎 Crohn病 腸管Behçet（単純性潰瘍）

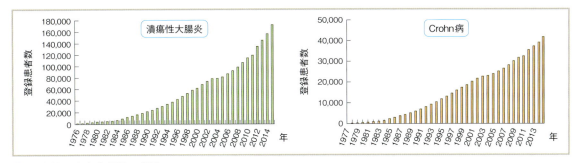

❷ 炎症性腸疾患患者数の推移
医療受給者証および登録者証の交付件数から推定される炎症性腸疾患患者数の推移．
（難病情報センター．特定疾患医療受給者証所持者数[1)]を元に筆者作成）

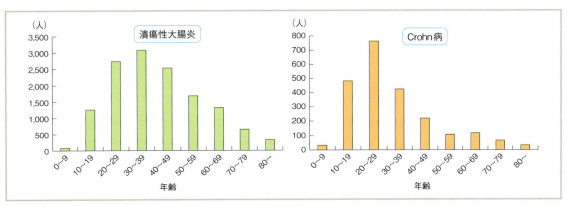

❸ 発症時年齢分布
医療受給者証および登録者証の交付件数（2012年）に基づく発症時年齢．

- 男女比は，潰瘍性大腸炎ではほぼ1：1であるのに対して，Crohn病では2〜3：1と男性が多い．これは東アジア人のCrohn病の特徴で，欧米では男女比はCrohn病でもほぼ1：1である．

病因

- 潰瘍性大腸炎，Crohn病ともに病因は現時点では不明であるが，遺伝的素因を有するものに環境因子が加わり，腸管での免疫異常が惹起され，腸管の慢性炎症を発症すると考えられている．
- 遺伝的素因としては，現在までに200近い疾患感受性遺伝子が同定されている[2)]．しかし，欧米人と日本人では疾患感受性遺伝子が異なることが報告されている．
- 環境因子として，炎症性腸疾患の発症に関与している可能性があるものとして，高脂肪食摂取，喫煙，人工乳，虫垂切除，抗菌薬の使用などがあげられている[3)]．また，炎症性腸疾患患者では，腸内細菌叢の総菌数の減少と多様性の低下および構成異常（dysbiosis）が認められることが近年報告されており[4)]，腸内細菌叢の病態への関与が注目されている．

診断

潰瘍性大腸炎

血便患者診療のフローチャートと鑑別疾患▶ p.64

● 問診で持続する粘血便や血便を確認し，下部消化管内視鏡検査で本症に特徴的な所見を認め，感染性腸炎などが除外できれば診断が確定する（❹）[5]．

● 問診のポイントは，症状が慢性に持続しているかどうかを確認することである．感染性腸炎は症状が急激に発現し数日で改善するのに対して，潰瘍性大腸炎では症状は徐々に起こり，月単位で持続する．

● 内視鏡所見としては，直腸から口側に連続性・びまん性炎症を認めるのが特徴である．

● 生検の病理所見では，腺管のねじれなど慢性炎症を示唆する所見の有無が重要である．陰窩膿瘍は感染性腸炎などでも認められることがあり，本症に特異的ではない．

Crohn 病

Crohn 病主要所見：縦走潰瘍，敷石像▶ p.222

● 内視鏡検査で，特徴的な縦走潰瘍もしくは敷石像を認めた場合に診断できる（❺）[5]．ただし，縦走潰瘍は虚血性腸炎や潰瘍性大腸炎でも認められることがあるので，注意が必要である．

● 症状としては下痢や腹痛が多いが，消化器症状を有さず，不明熱や体重減少で発症することもある．また，若年者で痔瘻を認めた場合は，必ず本症を疑う必要がある．

● 本症は，全消化管に病変が起こりうるので，上部消化管や小腸も含めた検索が必要である．上部消化管に特徴的な所見としては，噴門部に好発する竹の節状外観や，十二指腸のひだ上に認められる縦列するノッチがある．

● 本症の肛門病変は特徴的であるので，本症を疑う場合は内科医であったとしても必ず肛門部の診察を行う．

● 類上皮細胞肉芽腫は本症に特徴的な病理所見であるが，異物肉芽腫などとの鑑別が必要であり，消化管病理に精通した病理医による確認が必要である．

治療

● 炎症性腸疾患は原因が不明であるため，残念ながら根治治療はない．そのため，炎症や免疫反応を抑える治療が主として用いられている．

● 活動期に炎症を抑える寛解導入療法と，鎮静化した炎症の再燃を予防する寛解維持療法に分けて治療を組み立てる．

● 治療目標は，以前は「症状の改善」であったが，近年は内視鏡的に炎症のない状態である「粘膜治癒」に大きく引き上げられている[6]．

● 内科的治療に不応の場合や，狭窄，瘻孔，穿孔などの腸管合併症をきたした場合には，外科的治療が必要になる．

疾患概念／炎症性腸疾患

❹ 潰瘍性大腸炎の診断基準

次のa）のほか，b）のうちの1項目，およびc）を満たし，下記の疾患が除外できれば，確診となる

a）臨床症状：持続性または反復性の粘血・血便，あるいはその既往がある

b）①内視鏡検査：ⅰ）粘膜はびまん性におかされ，血管透見像は消失し，粗ぞうまたは細顆粒状を呈する．さらに，もろくて易出血性（接触出血）を伴い，粘血膿性の分泌物が付着しているか，ⅱ）多発性のびらん，潰瘍あるいは偽ポリポーシスを認める
②注腸X線検査：ⅰ）粗ぞうまたは細顆粒状の粘膜表面のびまん性変化，ⅱ）多発性のびらん，潰瘍，ⅲ）偽ポリポーシスを認める．その他，ハウストラの消失（鉛管像）や腸管の狭小・短縮が認められる

c）生検組織学的検査：活動期では粘膜全層にびまん性炎症性細胞浸潤，陰窩膿瘍，高度な杯細胞減少が認められる．いずれも非特異的所見であるので，総合的に判断する．寛解期では腺の配列異常（蛇行・分岐），萎縮が残存する．上記変化は通常直腸から連続性に口側にみられる．

b）c）の検査が不十分，あるいは施行できなくとも切除手術または剖検により，肉眼的および組織学的に本症に特徴的な所見を認める場合は，下記の疾患が除外できれば，確診とする．
除外すべき疾患は，細菌性赤痢，アメーバ性大腸炎，サルモネラ腸炎，キャンピロバクタ腸炎，大腸結核，クラミジア腸炎などの感染性腸炎が主体で，その他にクローン病，放射線照射性大腸炎，薬剤性大腸炎，リンパ濾胞増殖症，虚血性大腸炎，腸型ベーチェットなどがある

（注1）まれに血便に気付いていない場合や，血便に気付いてすぐに来院する（病悩期間が短い）場合もあるので注意を要する

（注2）所見が軽度で診断が確実でないものは「疑診」として取り扱い，後日再燃時などに明確な所見が得られた時に本症と「確診」する

（注3）Indeterminate colitis
クローン病と潰瘍性大腸炎の両疾患の臨床的，病理学的特徴を合わせ持つ，鑑別困難例．経過観察により，いずれかの疾患のより特徴的な所見が出現する場合がある

（厚生労働科学研究費補助金 難治性疾患等政策研究事業「難治性炎症性腸管障害に関する調査研究」〈鈴木班〉 平成27年度分担研究報告書．2016[5]より引用）

❺ Crohn病の診断基準

（1）主要所見
A．縦走潰瘍（注1）
B．敷石像
C．非乾酪性類上皮細胞肉芽腫（注2）

（2）副所見
a．消化管の広範囲に認める不整形～類円形潰瘍またはアフタ（注3）
b．特徴的な肛門病変（注4）
c．特徴的な胃・十二指腸病変（注5）

確診例：
［1］主要所見のAまたはBを有するもの（注6）
［2］主要所見のCと副所見のaまたはbを有するもの
［3］副所見のa，b，cすべてを有するもの

疑診例：
［1］主要所見のCと副所見のcを有するもの
［2］主要所見AまたはBを有するが潰瘍性大腸炎や腸型ベーチェット病，単純性潰瘍，虚血性腸病変と鑑別ができないもの
［3］主要所見のCのみを有するもの（注7）
［4］副所見のいずれか2つまたは1つのみを有するもの

（注1）小腸の場合は，腸間膜付着側に好発する
（注2）連続切片作成により診断率が向上する．消化管に精通した病理医の判定が望ましい
（注3）典型的には縦列するが，縦列しない場合もある．また，3ヶ月以上恒存することが必要である．また，腸結核，腸型ベーチェット病，単純性潰瘍，NSAIDs潰瘍，感染性腸炎の除外が必要である
（注4）裂肛，cavitating ulcer，痔瘻，肛門周囲膿瘍，浮腫状皮垂など．Crohn病肛門病変肉眼所見アトラスを参照し，クローン病に精通した肛門病専門医による診断が望ましい
（注5）竹の節状外観，ノッチ様陥凹など．クローン病に精通した専門医の診断が望ましい
（注6）縦走潰瘍のみの場合，虚血性腸病変や潰瘍性大腸炎を除外することが必要である．敷石像のみの場合，虚血性腸病変を除外することが必要である
（注7）腸結核などの肉芽腫を有する炎症性疾患を除外することが必要である

（厚生労働科学研究費補助金 難治性疾患等政策研究事業「難治性炎症性腸管障害に関する調査研究」〈鈴木班〉 平成27年度分担研究報告書．2016[5]より引用）

予後

- 炎症性腸疾患患者の生命予後は，健常者と変わらない．
- 再燃，寛解を繰り返すことで腸管合併症が進行するため，炎症を抑え込み，粘膜治癒を達成することが，長期予後を改善するためには重要である．
- Crohn病の累積手術率は，発症5年で38％，10年で48％，20年で58％と高率である[7]．潰瘍性大腸炎の累積手術率は，発症1年で1.3％，5年で13.5％と報告されている[8]．

炎症性腸疾患における発癌メカニズム ▶p.44

- 潰瘍性大腸炎患者では，大腸癌のリスクが上がることが知られている．大腸癌の累積発生率は罹病期間10年で2％，20年で8％，30年で18％と報告されて

5

いる[9]．大腸癌合併の危険因子として，10年以上の罹病期間，左側大腸炎もしくは全大腸炎，慢性持続型，大腸癌の家族歴，原発性硬化性胆管炎の合併があげられる．発症10年以上の潰瘍性大腸炎患者には，大腸癌の早期発見のための定期的な内視鏡によるサーベイランスが推奨されている．

（松岡克善，渡辺　守）

● **参考文献**

1) 難病情報センター．特定疾患医療受給者証所持者数．
http://www.nanbyou.or.jp/entry/1356

2) Lees CW, et al. New IBD genetics：common pathways with other diseases. Gut 2011；60：1739-53.

3) Ananthakrishnan AN. Epidemiology and risk factors for IBD. Nat Rev Gastroenterol Hepatol 2015；12：205-17.

4) Qin J, et al. A human gut microbial gene catalogue established by metagenomic sequencing. Nature 2010；464：59-65.

5) 厚生労働科学研究費補助金 難治性疾患等政策研究事業「難治性炎症性腸管障害に関する調査研究」（鈴木班）　平成27年度分担研究報告書．2016.

6) Neurath MF, Travis SP. Mucosal healing in inflammatory bowel diseases：a systematic reiew. Gut 2012；61：1619-35.

7) Peyrin-Biroulet L, et al. Surgery in a population-based cohort of Crohn's disease from Olmsted County, Minnesota（1970-2004）. Am J Gastroenterol 2012；107：1693-701.

8) Williet N, et al. Incidence of and impact of medications on colectomy in newly diagnosed ulcerative colitis in the era of biologics. Inflamm Bowel Dis 2012；18：1641-6.

9) Eaden JA, et al. The risk of colorectal cancer in ulcerative colitis：a meta-analysis. Gut 2001；48：526-35.

I章 下部消化管疾患総論

▶疾患概念

過敏性腸症候群

Point

① 過敏性腸症候群（IBS）は，慢性的に腹痛と便通異常を示す病態で，その原因となる病変を一般診療レベルの検査では同定しがたいものを指す．
② IBSでは，しばしば不安や抑うつ症状，特にパニック症状を合併する．
③ 自覚症状の強さに見合う器質的所見が同定されないことから，患者の「気のせい」と扱われることがあり，このような対応が患者の医療不信を起こす要因となることがある．
④ 精神的緊張の場面での便意逼迫と下痢症状は，患者の社会生活に影響を与える．
⑤ 身体症状と精神症状との複合で，患者の健康関連QOL（HR-QOL）の低下を招く．

病態生理 ▶p.35

定義

疾患概念

- 過敏性腸症候群（irritable bowel syndrome：IBS）は，便通異常と腹痛が間欠的に，しかも慢性的に出現するものである．
- 一般診療レベルの検査では，症状の原因となる所見がみつからない．
- 客観的マーカーとなるものがない．
- 便秘と下痢の両方の症状があるものもある．
- ストレスによる症状増悪をみることが多いが，疾患の定義には含まれない．

疾患の定義

- 客観的マーカーがなく，これまでに症状に基づく診断基準が数多く定義されてきた[1]．
- 国際的研究者グループのローマ委員会による診断基準が国際的に認知され，2016年に発表されたRome Ⅳ[1]が現在の標準である．先に発表されたRome Ⅲ[2,3]との大きな違いは，付記事項の「排便による軽減」を「排便と関連」と，「排便頻度および便形状の変化と発症との関連」の記述を除外したこと，そして有症状頻度を「月に3日以上」から「週に1日以上」としたことである（❶，❷）[1,4]．
- Rome Ⅳは研究のための基準であり，一般臨床では必ずしもすべての基準を満たさなくともよい．特に医療資源へのアクセスが良好な日本では，症状の持続期間，6か月以上前からの症状，過去3か月間の頻回の症状出現については，服薬によるコントロールの影響が出現する．
- 便形状の客観的評価のために，Bristol便形状スケールを用いる（❸）．
- なお，腹部症状を伴わない慢性的な便秘あるいは下痢は，Rome Ⅳでは機能性便秘，機能性下痢として扱い，IBSとは区別する．

7

Ⅰ章 下部消化管疾患総論

❶ 過敏性腸症候群の診断基準*（RomeⅣ）

過去3か月間，平均して週に1日以上の割合で腹痛が繰り返し起こり，次の項目の2つ以上がある
1. 排便と関連する
2. 排便頻度の変化がある
3. 便形状（外観）の変化がある

＊：診断の6か月以上前から症状があり，最近3か月間は診断基準を満たしていること.
（Lacy BE, et al. Bowel disorders. Gastroenterology 2016；150：1393-407[1]より引用. 日本消化器病学会編. 機能性消化管疾患診療ガイドライン2014—過敏性腸症候群〈IBS〉. 南江堂；2014[4]のRomeⅢ診断基準に準拠して翻訳）

❷ 排便状況による過敏性腸症候群（IBS）の分類

便秘型 IBS（IBS-C）	硬便または兎糞状便が25%以上あり，軟便（泥状便）または水様便が25%未満のもの*
下痢型 IBS（IBS-D）	軟便（泥状便）または水様便が25%以上あり，硬便または兎糞状便が25%未満のもの*
混合型 IBS（IBS-M）	硬便または兎糞状便が25%以上あり，軟便（泥状便）または水様便も25%以上のもの*
分類不能型 IBS	便性状異常の基準がIBS-C, D, Mのいずれも満たさないもの

注：研究あるいは臨床試験において排便習慣から症例を分類する場合には，以下の亜分類を用いてもよい. 時間経過の中でのこの分類の有効性と安定性は不明であり，今後の研究課題である.
＊：止痢薬や緩下薬を使用していないこと.
（Lacy BE, et al. Bowel disorders. Gastroenterology 2016；150：1393-407[1]より引用. 日本消化器病学会編. 機能性消化管疾患診療ガイドライン2014—過敏性腸症候群〈IBS〉. 南江堂；2014[4]のRomeⅢ診断基準に準拠して翻訳）

❸ Bristol 便形状スケール

1. 木の実のようなコロコロした硬い塊の（排便困難な）便
2. 短いソーセージのような塊の便
3. 表面にひび割れのあるソーセージのような便
4. 表面がなめらかで軟らかいソーセージ，あるいは蛇のようなとぐろを巻く便
5. はっきりとした境界のある軟らかい半分固形の（容易に排便できる）便
6. 境界がほぐれて，ふわふわと軟らかい泥状の便
7. 水様で，塊のない，液体状の便

疫学

- 従来，統一した診断基準が欠如していたため，時系列の疫学変動に関する資料はない.
- 2008年の日本の疫学調査では，消化器を中心とする内科一般外来で，その主訴の如何にかかわらず，およそ30%の患者がRomeⅢに合致するIBSと診断される[5].
- 一般住民を対象とした調査では，月2回以上の腹痛を伴う便秘もしくは下痢のエピソードは，成人男性で10%，成人女性で17%に認められる.
- 腹痛のない便秘もしくは下痢は，男性の21%，女性の28%に認められる.
- 便通異常のタイプは，男性の半数は下痢，女性の9割は便秘である.

★1 **行動が制限される状況の例**
通勤通学の公共交通機関（バス，電車），航空機（特に離着陸時のベルト着用時），渋滞路（特にトンネル，橋梁，高速道路など），高速道路（渋滞の有無に関係なく），会社の会議や学校の授業時間（特に発表や試験のとき），トイレの場所の確認ができない公共空間（公園，デパートなど）など.

症状

- IBS症状は，診断基準には定義されないものの心理社会的ストレスによる増悪がしばしば認められる.
- 特に行動が制限される状況下あるいはそれを予測する状況★1で起こりやすい.
- 公衆の面前でIBS症状の便意逼迫を起こした恥ずかしい経験があると，自己不全感を誘発する. そのため，症状誘発の可能性のある場面を回避する傾向が強くなると，社会生活に少なからぬ影響を及ぼす.

- 腹部症状，そのための社会生活制限，心理的不全感から，健康関連QOL（health-related quality of life：HR-QOL）への障害が起こる[6,7]．

病態生理

- IBSの主要症状である腹部症状と便通異常は，病態生理学的には内臓知覚過敏[8]と消化管運動異常[9]に集約される．
- 蠕動性運動亢進は腸管通過時間の短縮となり下痢に，非蠕動性運動亢進は腸管通過時間の延長により便中水分量の減少により便秘に傾く．
- IBSでは，ストレス場面でIBS症状が増悪し，IBS症状がHR-QOLの増悪を招くという，脳腸相関を示す．
- ストレスによるIBS症状発現にはcorticotropin-releasing hormone（CRH）をはじめとする多くの脳腸ホルモンの関与が確認されている．
- IBSでは，不安障害（特にパニック障害），うつ病の合併が多い．
- 急性胃腸炎の後にIBSを発症するものが少なくない．これを感染後IBS（post-infectious IBS；PI-IBS）と呼ぶ[10]．
- 腸内細菌叢（intestinal microbiota, intestinal flora）の関与が注目されている（**TOPICS**参照）．

★2
ガイドラインでは，プライマリケアレベル（第1段階）から研究専門機関レベル（第3段階）までの段階がある．

糞便微生物移植法（FMT）
▶p.296

診断

- IBSの診断と治療は日本消化器病学会の『機能性消化管疾患診療ガイドライン2014　過敏性腸症候群（IBS）』[4]によって行う★2．
- 警告徴候による除外診断を行う．
  - **警告徴候に含むもの**：発熱もしくは炎症反応，血便もしくは便鮮血陽性，説明のできない体重減少，悪性腫瘍の既往もしくは家族歴．

TOPICS 腸内細菌叢

近年，腸内細菌叢がさまざまな病態に関与することが報告されている．消化管疾患はもとより，代謝疾患，精神神経疾患に至るまで，多彩な領域で研究が進んでいる．

消化性潰瘍は「潰瘍体質」あるいは「遺伝性」といわれたものが，実はヘリコバクター・ピロリ（H. pylori）感染によるものであることが解明されたこともその一つである．しかし，さまざまな病態に直接かかわる腸内細菌の菌種の同定には至っていない．腸内細菌は個体内に数千種，数兆個も存在し，腸内細菌の病原要素の解明のための大きなハードルとなっている．急性胃腸炎の後に発症するIBSの存在，抗菌薬で症状改善がみられるIBSの存在は，IBSにおける腸内細菌の関与を強く示唆する．

腸内細菌異常による病態の治療には，抗菌薬による腸内細菌の構成を変えることのほか，糞便移植が試みられている．健常者の糞便を精製し，①カプセルに充填して経口的に，②経口内視鏡を通して直接小腸内へ，③大腸内視鏡を通して下部小腸へなど，さまざまな方法が検討されている．しかし，いずれも実験的であり，臨床応用にはほど遠い．目的とする病態の治療が成功しても，思わぬ副作用が発現する危険性が潜んでおり，最も研究が進んでいる米国では，臨床応用は厳しく制限されている．

I章 下部消化管疾患総論

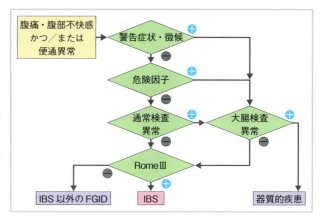

❹ 過敏性腸症候群（IBS）の診断フローチャート
腹痛・腹部不快感と便通異常，あるいはそのいずれかが，3カ月の間に間欠的に生じるかもしくは持続する患者がアルゴリズム適用の目安となる．急性の腹痛，急性の便通異常の場合にはIBS以外の疾患を念頭に適切な診療を進めるべきである．
FGID：消化管機能異常症
（日本消化器病学会編．機能性消化管疾患診療ガイドライン2014—過敏性腸症候群〈IBS〉．南江堂；2014[4]より引用）

- 除外診断に含むもの：下痢型IBSでは炎症性腸疾患，甲状腺機能亢進症，食物アレルギー，食物不耐症，便秘型IBSでは大腸腫瘍，偽性腸閉塞，甲状腺機能低下症．まれに偏食，誤ったサプリメント使用や下剤乱用．
- 警告徴候を認めるときは，積極的に大腸の形態診断を行う．50歳以上の高齢者では，形態診断を強く考慮する．

治療

治療フローチャート▶ p.269

- 治療は，重症度によって，プライマリケア（第1段階），消化器科（第2段階），そして心療内科（第3段階）の領域で行われる（❹）[4]．
- どの領域であっても，IBS患者は何らかの不安や生活習慣の問題を抱えていることが多いので，病態の説明，生命に影響を与える重篤な病態ではないことの保証を行うのが基本である．そのためには，患者との信頼関係（ラポール）の構築が重要である．
- ラポールが構築されたうえでのプラセボは50％程度の症状改善を得る．
- 薬剤選択は対症療法が基本となる[4]．
  - 第1段階（プライマリケア）：生活指導と対症療法である．
  - 第2段階（消化器科）：血液生化学検査および消化管の精査で鑑別すべき疾患を確認除外し，異常所見がないことを保証する[4]．
  - 第3段階（心療内科）：不安障害，パニック障害，うつ病やうつ状態が確認されたものは第3段階での治療を行う．心理的問題への対応と合わせ，抗不安薬，抗うつ薬などの薬物療法を併用する．
- 新たなアプローチについて，**TOPICS**参照．

過敏性腸症候群（IBS）を巡る新展開

- IBS患者の大腸粘膜ではlow-grade inflammationが確認される．
- PI-IBSでは特にlow-grade inflammationが顕著である．

- IBS 患者の腸管粘膜では上皮透過性の亢進がみられる.
- 上皮透過性亢進は，内臓知覚過敏の機序として魅力的である.
- IBS 患者では腸内細菌叢構成の偏倚がみられる.
- うつ病患者では炎症性サイトカインの亢進がみられる.
- 非吸収性抗菌薬リファキシミンは，IBS 患者の治療に有効なことがある[11]（保険適用外）.
- 上記から，IBS を含む機能性消化管障害は腸内細菌がもたらす low-grade inflammation による病態の可能性の研究が進んでいる.

（本郷道夫）

● 参考文献

1) Lacy BE, et al. Bowel disorders. Gastroenterology 2016；150：1393-407.
2) Longstreth GF, et al. Functional bowel disorders. Gastroenterology 2006；130：1480-91.
3) 本郷道夫，町田知美．IBS とはどのような疾患か（Rome Ⅲに準拠した新しい疾患概念）．本郷道夫編．IBS 診療の手引き—過敏性腸症候群の鑑別と治療．ヴァンメディカル：2010. p.9-15.
4) 日本消化器病学会編．機能性消化管疾患診療ガイドライン 2014—過敏性腸症候群（IBS）．南江堂；2014.
5) Shinozaki M, et al. High prevalence of irritable bowel syndrome in medical outpatients in Japan. J Clin Gastroenterol 2008；42：1010-6.
6) Patrick DL, et al. Quality of life in persons with irritable bowel syndrome：development and validation of a new measure. Dig Dis Sci 1998；43：400-11.
7) Lea R, Whorwell PJ. Quality of life in irritable bowel syndrome. Pharmacoeconomics 2001；19：643-53.
8) Naliboff BD, et al. Evidence for two distinct perceptual alterations in irritable bowel syndrome. Gut 1997；41：505-12.
9) Kellow JE, et al. Dysmotility of the small intestine in irritable bowel syndrome. Gut 1988；29：1236-43.
10) Gwee KA, et al. Increased rectal mucosal expression of interleukin 1β in recently acquired post-infectious irritable bowel syndrome. Gut 2003；52：523-6.
11) Pimentel M, et al. Rifaximin therapy for patients with irritable bowel syndrome without constipation. N Engl J Med 2011；364：22-32.

I章 下部消化管疾患総論

▶疾患概念

大腸良悪性腫瘍

Point
1. 大腸の腫瘍性病変としては，大腸腺腫，大腸癌，神経内分泌腫瘍，GIST，悪性リンパ腫などの頻度が高い．
2. 診断および治療に関して，各学会から診療ガイドラインが策定されている．

『大腸癌取扱い規約』に列挙されている大腸腫瘍のなかで，臨床で遭遇することの多い大腸腺腫，大腸癌，神経内分泌腫瘍，GIST，悪性リンパ腫などについて概説する．なお，日常診療で特に重要な大腸腺腫および大腸癌については，別項で詳細に解説されており，そちらも参照していただきたい．

大腸腺腫

- 大腸癌ではadenoma-carcinoma sequenceが主な経路と考えられており，腺腫の段階で治療することにより，進行大腸癌の発生を低減させることが期待されている[1]．

大腸ポリープ（早期癌を含む）▶p.251

- ポリープの担癌率は組織型や大きさによって異なることが知られており，通常内視鏡に加えて色素撒布や pit pattern，narrow band imaging（NBI）を組み合わせることによって診断能は向上している．
- 通常型腺腫は，管状構造と絨毛構造の割合によって管状腺腫，管状絨毛腺腫，絨毛腺腫に分類され，6 mm 以上の病変では内視鏡的切除が推奨される．また，5 mm 以下の微小腺腫であっても平坦陥凹型の場合，あるいは隆起型病変で，①緊満所見，②面状の陥凹，③粗糙所見，④広基性病変で立ち上がり正常粘膜，⑤Ⅴ型 pit pattern など癌の所見を伴う場合は摘除が望まれる[2]．

大腸 SSA/P ▶p.300

- 鋸歯状病変は，過形成性ポリープや sessile serrated adenoma/polyp（SSA/P：広基性鋸歯状腺腫/ポリープ），traditional serrated adenoma（TSA：鋸歯状腺腫）などが含まれる．SSA/P は右側結腸優位にみられる扁平〜広基性の病変で，microsatellite instability（MSI：マイクロサテライト不安定性）陽性大腸癌の前駆病変と考えられており，10 mm 以上の病変は治療適応とされる．TSA は左側結腸・直腸優位で，有茎〜亜有茎性のものが多く松かさ様と称される表面性状が特徴的である．癌化のリスクを有するとされ，5 mm 以上の病変が治療適応となっている[2]．
- 側方発育型腫瘍（laterally spreading tumor：LST）は 10 mm 以上の径をもつ表層拡大型の腫瘍であり，表面構造によって granular type（LST-G：LST 顆粒型）と nongranular type（LST-NG：LST 非顆粒型）とに二分される[3]．同じ LST-G であっても顆粒均一型は腺腫主体であり分割切除が容認されるが，結節混在型では粗大結節部で粘膜下層（SM）浸潤率が高いため，同部位は一

括切除が望ましい．また，LST-NG のうち偽陥凹型では多中心性に SM 浸潤をきたすため，一括切除が必要といった違いがある[2]．

大腸癌

大腸癌の疫学 ▶p.17

● がん情報サービスの最新がん統計によると，大腸癌の年齢調整罹患率は，男性で 64.1 人/10 万人，女性で 36.1 人/10 万人であり，2013 年度の悪性腫瘍による死亡数をみると，大腸癌は男性の第 3 位，女性の第 1 位であった．

大腸癌の発癌メカニズム ▶p.39

● 大腸癌の発生経路には，前述の adenoma-carcinoma sequence が有名である．これは正常粘膜から腺腫が発生し，異型度が増して癌化するという多段階発癌モデルであり，それぞれの段階で *APC, KRAS, p53* の変異が関与することが知られている[4]．一方，この経路を介さず，正常粘膜から直接発生するものを *de novo* 癌と呼ぶ．腺腫成分の認められない表面陥凹型が多く，*p53* 遺伝子変異との関連が考えられている[2]．

● 血便や便通異常，腹痛といった自覚症状に加えて，検診での便潜血陽性などをきっかけに受診に至る．内視鏡では隆起性病変として指摘されることが多く，分化型腺癌の頻度が高い．転移の評価には超音波や CT，MRI が用いられる．

● リンパ節転移の可能性が低い粘膜内癌および SM 軽度浸潤癌は内視鏡的切除の適応とされ，内視鏡的切除困難な病変や進行癌は手術の適応である．また，内視鏡的治療後の標本で SM 1,000 μm 以深への浸潤（T1b），脈管侵襲，低分化腺癌，簇出（budding）Grade 2/3 などに該当する場合は，追加腸切除の適応とされている．また，遠隔転移があっても原発巣および転移巣ともに治癒切除が期待される場合には手術の適応となる．なお，治癒切除が難しい場合には全身化学療法が選択肢となるが，原発腫瘍による随伴症状（狭窄や出血など）を呈している場合は，緩和的切除や人工肛門造設の対象となる．手術では『大腸癌取扱い規約』で定められたリンパ節を郭清できるように切離範囲を設定する[5]．

大腸癌の進行度別治療方針 ▶p.259

● わが国のガイドラインでは，腫瘍下縁が腹膜翻転部より肛門側に位置し，固有筋層を越えた浸潤が疑われる症例では，側方リンパ節の郭清が標準とされている．その一方，欧米では術前に化学放射線療法（chemoradiation therapy：CRT）を行い，側方リンパ節に転移が疑われない場合は郭清対象としないのが標準的であり，わが国でも術前 CRT を取り入れる施設が多くなっている．

● 大腸癌の化学療法はフルオロウラシル（5-FU）＋ロイコボリン（LV）が基本となり，これにオキサリプラチンを組み合わせた FOLFOX，あるいはイリノテカンを組み合わせた FOLFIRI が現在の主要なレジメンである．また，FOLFOX で 5-FU を内服薬に置き換えた XELOX も広く用いられている．切除不能例では *RAS* 遺伝子変異の有無を踏まえて分子標的薬を上乗せする．術後再発の抑制を目的とした補助化学療法は，治癒切除がなされた Stage Ⅲ 症例が対象となり，FOLFOX や XELOX，あるいは経口 5-FU 製剤などが用いられる[6]．

❶ NET，NEC の WHO 分類（2010 年）

WHO 分類		核分裂数（10 HPF あたり）	Ki-67 指数
NET	G1	<2	≦2%
	G2	2〜20	3〜20%
NEC		>20	>20%

HPF：high-power field，NET：neuroendocrine tumor，NEC：neuroendocrine carcinoma
（Klimstra DS, et al. Neuroendocrine neoplasms of the colon and rectum. In：WHO Classification of Tumours of the Digestive System. 4th edition. IARC Press；2010[7] より引用）

神経内分泌腫瘍

- 『大腸癌取扱い規約』では，カルチノイドおよび内分泌細胞腫瘍と表記されているが，WHO は 2010 年の改訂で neuroendocrine neoplasia（神経内分泌腫瘍）を定義し，核分裂数と Ki-67 陽性細胞率より❶のように neuroendocrine tumor（NET：神経内分泌腫瘍）G1，NET G2，neuroendocrine carcinoma（NEC：神経内分泌癌）に分類されることとなった[7]．従来のカルチノイドは G1 に相当する．

- 消化管 NET は 3.5 人/10 万人と報告されており，大腸 NET の多くが直腸に認められる[8]．消化管 NET の特徴的な内視鏡所見は類円形の粘膜下腫瘍様隆起であり，増大すれば中心陥凹や潰瘍形成を伴う．内視鏡での生検が陰性の場合は，超音波内視鏡（EUS）下の穿刺生検や内視鏡的切除による治療的診断が検討される．病理組織は小型円形細胞が索状，リボン状，ロゼット状などの特徴的な構造を示し，クロモグラニン A やシナプトフィジン，CD56 などの免疫染色が有用である．深達度や腫瘍径の評価には EUS，転移の評価には CT や MRI が用いられる．

- 局所にとどまる消化管 NET の治療原則は切除である．腫瘍径や画像・病理所見を参考に内視鏡的切除の可否や，外科手術の切除範囲を決定する．遠隔転移がある場合でも，腫瘍の完全切除が見込める場合には手術が選択される．ただし，肝転移については，治癒切除が難しくとも，腫瘍減量効果が期待できる場合には切除の適応となりうる．

- 切除困難な場合は薬物治療の適応である．NET G1/G2 に対してはオクトレオチド，NEC に対しては肺小細胞癌の治療に準じたレジメンでの化学療法が行われる．G1/G2 の術後予後は良好であり術後補助化学療法は行われないが NEC に関しては小細胞肺癌に準じた術後薬物療法が推奨される[9]．

GIST

- GIST（gastrointestinal stromal tumor：消化管間質腫瘍）は Cajal 介在細胞由来の間葉系腫瘍で，*c-kit* 遺伝子や *PDGFRA* 遺伝子変異と関連する．発生頻度は 1〜2 人/10 万人程度と報告され[10]，そのうち大腸 GIST は 4〜10% 程度であ

り，下部直腸に多い[11]．膨張発育型の粘膜下腫瘍の形態をとり，消化管出血や貧血をきっかけに指摘される．組織像は紡錘形細胞から成る場合が多く，他の間葉系腫瘍との鑑別には KIT や CD34，DOG1 などの免疫染色が有用である．

● 組織診断がついており，切除可能な原発 GIST 治療の第一選択は外科治療であり，偽被膜を損傷することなく安全な切除断端を確保した完全切除を目指す．原則として，臓器や臓器機能の温存を目指した部分切除が推奨されるが，隣接臓器への浸潤が疑われる場合は一括切除の適応となる．リンパ節の郭清は，転移が疑われる場合や明らかなリンパ節転移が証明された場合以外は推奨されない．

● 術後の治療に関しては，modified Fletcher 分類[12]などのリスク評価に基づき，超低リスクから中リスクであれば経過観察，高リスクあるいは clinically malignant であればイマチニブによる術後補助化学療法が選択肢となる．不完全切除の場合，あるいは切除不能病変に対してはイマチニブが開始される．無効例ではスニチニブやレゴラフェニブが承認されている．高リスク群では 3 年間のイマチニブ療法が予後を改善することが示されている[13]．

悪性リンパ腫

● 消化管原発の悪性リンパ腫は，節外性リンパ腫のなかでは最も頻度が高いが，大腸原発は比較的まれであり，大腸腫瘍のなかでは 0.1～0.7％ と報告されている[14]．好発部位は盲腸と直腸で，腹痛や消化管出血などをきっかけに発見される．組織型としてはびまん性大細胞型 B 細胞リンパ腫（diffuse large B-cell lymphoma：DLBCL）や MALT リンパ腫，濾胞性リンパ腫などの頻度が高く，隆起型，潰瘍型，multiple lymphmatous polyposis 型，びまん型，混合型と形態は多様である[15]．消化管原発悪性リンパ腫のステージングには Lugano 国際会議分類が推奨されている（❷）[16,17]．

R-CHOP 療法：リツキシマブ，シクロホスファミド，ドキソルビシン，ビンクリスチン，プレドニゾロン

● 最も頻度が高い DLBCL では R-CHOP をはじめとする化学療法が治療の中心

❷ Lugano 国際会議分類

Stage I	消化管に限局かつ漿膜浸潤なし •単発 •多発（非連続性）
Stage II	原発巣から腹腔内へ進展，リンパ節浸潤 • II₁：所属リンパ節に浸潤 • II₂：遠隔リンパ節に浸潤
Stage II E	漿膜浸潤を伴い隣接臓器へ浸潤 •穿通/直接浸潤 •穿孔/腹膜炎
Stage IV	広範囲な節外臓器への播種または横隔膜を越えたリンパ節に浸潤

Stage III は定義されない．
（Rohatiner A, et al. Report on a workshop convened to discuss the pathological and staging classifications of gastrointestinal tract lymphoma. Ann Oncol 1994；5：397-400[16]，中村昌太郎，松本主之．消化管悪性リンパ腫の診断と治療．日本消化器内視鏡学会雑誌 2014；56：3599-606[17]より引用）

である．しかし，下部消化管原発の病変では化学療法に伴う穿孔や出血の懸念があるため，外科的治療を先行し，術後に化学療法を行う場合も多い．また，MALT リンパ腫では，胃 MALT リンパ腫と同様，抗菌薬による除菌療法が試みられ有効性が報告されている[18]．

（永田洋士，野澤宏彰，渡邉聡明）

● 参考文献

1) Muto T, et al. The evolution of cancer of the colon and rectum. Cancer 1975；36：2251-70.
2) 日本消化器病学会編．大腸ポリープ診療ガイドライン．南江堂；2014.
3) 工藤進英．側方発育型腫瘍（laterally spreading tumor；LST）について．早期大腸癌 1998；2：477-81.
4) Vogelstein B, et al. Genetic alterations during colorectal-tumor development. N Engl J Med 1988；319：525-32.
5) 大腸癌研究会編．大腸癌取扱い規約．第 8 版．金原出版；2013.
6) 大腸癌研究会編．大腸癌治療ガイドライン 医師用．2016 年版．金原出版；2016.
7) Klimstra DS, et al. Neuroendocrine neoplasms of the colon and rectum. In：WHO Classification of Tumours of the Digestive System. 4th edition. IARC Press；2010.
8) Ito T, et al. Epidemiological study of gastroenteropancreatic neuroendocrine tumors in Japan. J Gastroenterol 2010；45：234-43.
9) 日本神経内分泌腫瘍研究会（JNET）ほか編．膵・消化管神経内分泌腫瘍（NET）診療ガイドライン．2015 年．金原出版；2015.
10) Nishida T, et al. Gastrointestinal stromal tumor：a bridge between bench and bedside. Gastric Cancer 2009；12：175-88.
11) Nishida T, et al. Submucosal tumors：comprehensive guide for the diagnosis and therapy of gastrointestinal submucosal tumors. Dig Endosc 2013；25：479-89.
12) Joensuu H. Risk stratification of patients diagnosed with gastrointestinal stromal tumor. Hum Pathol 2008；39：1411-9.
13) 日本癌治療学会ほか編．GIST 診療ガイドライン．第 3 版．金原出版；2014.
14) 中村昌太郎ほか．大腸悪性リンパ腫の組織・肉眼分類と鑑別診断．大腸癌 Frontier 2009；2：153-7.
15) 中村昌太郎ほか．消化管悪性リンパ腫の臨床．日消誌 2001；98：624-35.
16) Rohatiner A, et al. Report on a workshop convened to discuss the pathological and staging classifications of gastrointestinal tract lymphoma. Ann Oncol 1994；5：397-400.
17) 中村昌太郎，松本主之．消化管悪性リンパ腫の診断と治療．日本消化器内視鏡学会雑誌 2014；56：3599-606.
18) Li B, et al. Primary non-Hodgkin lymphomas in the small and large intestine：clinicopathological characteristics and management of 40 patients. Int J Hematol 2008；87：375-81.

I章 下部消化管疾患総論

▶疫学

大腸癌

Point

❶ 大腸癌の年齢調整罹患率および死亡率は，男女とも1996年までに急激に増加したが，罹患はその後増減はなく，死亡は減少している．

❷ 大腸癌に占める結腸癌と直腸癌の分布は，結腸癌が65.9%（男性61.0%，女性72.5%）と，男女ともに多い．

❸ 大腸癌の年齢調整死亡率は，1960～1996年にかけて，男性では9.5から24.7，女性では8.4から14.2と，男女とも急激に増加したが，その後減少している．

❹ 大腸癌の進行度分布は，結腸，直腸ともに4期間ではあまり変化はなく，結腸では限局が41～45%，領域が31～32%，遠隔が12～15%となっている．

❺ 大腸癌の生存率は，1993～1996年に診断された患者では，結腸では68.9%（男性71.3%，女性66.1%），直腸では64.6%（男性65.0%，女性63.9%）であったのが，2003～2005年では結腸で70.1%（男性72.2%，女性67.9%），直腸で67.5%（男性67.3%，女性67.8%）と，若干改善している．

▍罹患数，罹患率

大腸癌罹患

- わが国の全国の癌の罹患数は地域がん登録のデータから推計され，公表されている．
- 最新の2011年の推計では，大腸癌の罹患数は124,921人（男性72,101人，女性52,820人）である．1975年の推計値は18,172人（男性9,305人，女性8,867人）であり，男女とも6～7倍に増加している．
- 年齢階級別の大腸癌罹患数は，男女とも35歳以上から増加し始め，男性では70歳以上75歳未満，女性では85歳以上で最も多く，年齢階級別の罹患率は男女とも高齢ほど高い（❶）[1]．
- 大腸癌罹患数に占める75歳以上の高齢者の割合は，1975年の推計値では22%（男性21%，女性24%）であったのが，2011年の推計値では42%（男性36%，女性49%）にまで増加している．
- 罹患率の年次推移は，地域がん登録のなかでも特に長期的に精度が高くデータの安定している3地域（山形県，福井県，長崎県）のデータで1985～2010年まで公表されている．
- 粗罹患率（人口10万対）は，1985年の39.6（男性43.1，女性36.5）から2010年の110.1（男性128.3，女性93.5）と，男性で3.0倍，女性で2.6倍に増加している．
- 年齢分布の影響を除いた年齢調整罹患率（基準人口は昭和60年モデル人口，人口10万対）は，1985～1996年にかけて，男性では55.1から69.8，女性では35.6

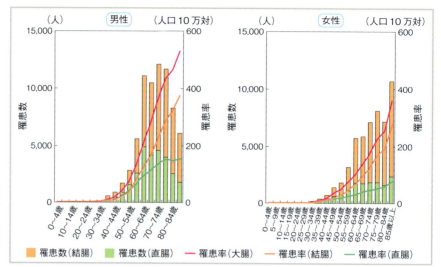

❶ 年齢階級別大腸癌罹患数・罹患率（2011年全国推計値）
（国立がん研究センターがん情報サービス，がん登録・統計[1]より引用）

から41.4と，男女とも急激に増加したが，その後増減はみられない（❸参照）[1].

直腸・結腸癌罹患

- 最新の2011年の罹患推計では，大腸癌に占める結腸癌と直腸癌の分布は，結腸癌が65.9％（男性61.0％，女性72.5％）と，男女ともに多い．
- 男性の罹患率は，60歳未満までは結腸と直腸の罹患率は同程度であるが，結腸癌の罹患率はその後高齢ほど高く，直腸癌は75歳以上の罹患率はあまり変わらない．
- 女性の罹患率は，50歳未満では罹患率は同程度であり，ともに高齢ほど罹患率は高いものの，罹患率の差は大きい（❶）[1].
- 年齢調整罹患率（基準人口は昭和60年モデル人口，人口10万対）は，男性では大腸癌の年次推移とほぼ同じであり，女性では結腸癌は大腸と同様の傾向であるが，直腸癌は1985〜2010年にかけて大きな変化はみられない（❸参照）[1].

死亡数，死亡率

大腸癌死亡

- 全国の死亡数は，厚生労働省の人口動態統計で，1958〜2014年まで公表されている．
- 最新の2014年では，大腸癌の死亡数は48,485人（男性26,177人，女性22,308人）である．1958年では4,822人（男性2,315人，女性2,507人）であり，男女とも9〜11倍に増加している．
- 年齢階級別の大腸癌死亡数は，男女とも40歳以上から増加し始め，男女とも高齢ほど多く，年齢階級別の死亡率も高齢ほど高い（❷）[1].
- 粗死亡率（人口10万対）は，1960年の5.4（男性5.2，女性5.6）から2014年

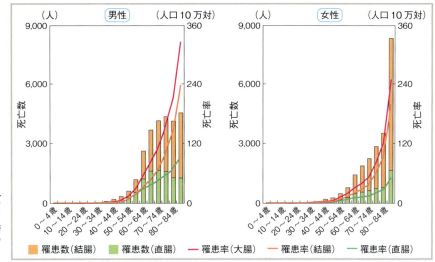

❷ 年齢階級別大腸癌死亡数・死亡率（2014年）
（国立がん研究センターがん情報サービス．がん登録・統計[1]より引用）

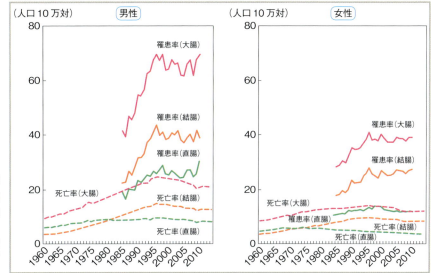

❸ 年齢調整罹患・死亡率の年次推移（人口10万対，昭和60年基準人口）
（国立がん研究センターがん情報サービス．がん登録・統計[1]より引用）

の 38.7（男性 42.9，女性 34.6）と，男性で 8.3 倍，女性で 6.2 倍に増加している．
- 年齢調整死亡率（基準人口は昭和 60 年モデル人口，人口 10 万対）は，罹患と同様に 1960～1996 年にかけて，男性では 9.5 から 24.7，女性では 8.4 から 14.2 と，男女とも急激に増加したが，その後減少している（❸）[1]．

直腸・結腸癌死亡

- 最新の 2014 年の死亡数では，大腸癌に占める結腸癌と直腸癌の分布は，罹患と同様に結腸癌が 68.7％（男性 62.9％，女性 75.4％）と多い．
- 死亡率は，男性では 60 歳未満，女性では，50 歳未満では死亡率は同程度であり，ともに高齢ほど死亡率は高くなるが，結腸癌と直腸癌の死亡率の差は大きくなっている（❷）[1]．
- 年齢調整死亡率（基準人口は昭和 60 年モデル人口，人口 10 万対）は，男性で

は結腸は1996年まで急激に増加し，以降減少するが，直腸は大きな増減傾向はみられない．女性においては，結腸癌は1996年まで増加後大きな増減はなく，直腸癌は1970年代後半以降，減少傾向が続いている（**❸**）[1].

臨床進行度割合

- 地域がん登録では，臨床進行度を，大腸に限局している「限局」，所属リンパ節転移または隣接臓器浸潤がみられる「領域」，遠隔臓器，遠隔リンパ節などに転移・浸潤がみられる「遠隔」，「進行度不明」に分類している．
- 臨床進行度別の割合（男女計）は1993〜2002年までは6府県（宮城県，山形県，新潟県，福井県，大阪府，長崎県）の地域がん登録から，2003〜2005年は滋賀県を追加した7府県の地域がん登録から報告されており，1993〜1996年，1997〜1999年，2000〜2002年，2003〜2005年の4期間に分けてみると，進行度不明は結腸で17.1%から7.3%，直腸で15.1%から8.7%に減少している．
- 進行度分布は，結腸，直腸ともに4期間ではあまり変化はなく，結腸では限局が41〜45%，領域が31〜32%，遠隔が12〜15%となっている[2,3].

生存率

- 地域がん登録データより，1993〜2005年に診断された患者の5年相対生存率が推計されている[2].
- 1993〜1996年に診断された患者では，結腸では68.9%（男性71.3%，女性66.1%）であったのが，2003〜2005年では70.1%（男性72.2%，女性67.9%）と，男女ともに増加している．
- 直腸癌の生存率は結腸より低いが，1993〜1996年に診断された患者の5年相対生存率は，64.6%（男性65.0%，女性63.9%）から，2003〜2005年の67.5%（男性67.3%，女性67.8%）と，若干改善している．
- 臨床進行度別の5年相対生存率（男女計）は，1993〜1996年診断から2003〜2005年診断の結腸癌患者の生存率は，限局で96.6%から97.3%，領域で64.8%から67.7%，遠隔で8.2%から11.9%に増加しており，直腸癌患者の生存率も，限局で93.0%から95.0%，領域で55.3%から62.4%，遠隔で8.1%から12.0%に増加している[2,3].

（雑賀公美子，西本　寛）

● **参考文献**
1) 国立がん研究センターがん情報サービス．がん登録・統計．
http://ganjoho.jp/reg-stat/index.html
2) 国立がん研究センターがん対策情報センター．全国がん罹患モニタリング集計 2003-2005年 生存率報告．2013.
3) 国立がん研究センターがん研究開発費「地域がん登録精度向上と活用に関する研究」平成22年度報告書．

I章 下部消化管疾患総論

▶疫学

炎症性腸疾患

❶ 潰瘍性大腸炎，Crohn病の罹患率は，欧米諸国で高く，アジアで低い．
❷ 潰瘍性大腸炎，Crohn病の有病率は，欧米諸国で高く，アジアで低い．
❸ 発症年齢の中央値は，潰瘍性大腸炎で30～40歳，Crohn病で20～30歳と報告されている（欧米諸国）．
❹ その成立に遺伝因子，環境因子，腸内細菌叢が複雑に交錯する疾患であると考えられている．
❺ 家族歴，喫煙，虫垂切除，衛生状態，食べ物，その他との関連が報告されている．

　潰瘍性大腸炎（ulcerative colitis）およびCrohn病は，炎症性腸疾患（inflammatory bowel disease：IBD）の代表的疾患である．これらは再燃と寛解を繰り返しながら慢性に経過する難治性の疾患であり，厚生省（当時）により潰瘍性大腸炎は1975年，Crohn病は1976年にそれぞれ特定疾患治療研究対象に指定されたことから，罹患者には申請により医療費が補助される．特定疾患医療受給者証の発行数は，衛生行政報告例によって把握できる．また，臨床調査個人票には年齢，性別，重症度，家族歴といった患者特性が記載されており，2001年からは電子化されたため，患者像把握のための貴重な情報源となっている．しかし，臨床調査個人票電子化データは，電子化率が100％でなく都道府県によりまちまちであること，すべてのIBD患者が受給申請をしているわけではないこと，診断困難例を含む可能性があることなどの限界のため，その分析結果には慎重な解釈が必要である．なお，潰瘍性大腸炎およびCrohn病は，2015年からは「難病の患者に対する医療等に関する法律」に基づき指定難病となっている．

記述疫学

罹患率

- 1991年の全国疫学調査によれば，わが国における罹患率は潰瘍性大腸炎1.95（男性2.23，女性1.68；人口10万人あたり），Crohn病0.51（男性0.71，女性0.32；同）と推定されている[1,2]．この報告以降，現在に至るまで日本での罹患率の調査報告はない．罹患率の推定を可能とする調査が必要である．
- 世界的にみると，潰瘍性大腸炎の罹患率は0.5～24.5（10万人あたり），Crohn病で0.1～16（同）と幅広く，アジアの罹患率は，北米，カナダ，ニュージーランド，オーストラリアなどの西洋諸国に比して低い[3]．先進国およびアジアの罹患率を❶[3]に示す．

❶ 先進国およびアジアの潰瘍性大腸炎および Crohn 病の罹患率

国	発症年	潰瘍性大腸炎 （10万人あたり）	Crohn 病 （10万人あたり）
北米	1993	8.3	6.9
	1998〜2000	19.2	20.2
	2004	14.3	14.6
北欧	1993	11.8	7.0
南欧	1993	8.7	3.9
東欧	2010〜2011	4.1	3.1
西欧	2010〜2011	10.8	6.5
英国	1994	13.9	8.3
オーストラリア	2007〜2008	17.4	29.3
ニュージーランド	2004	16.5	7.6
日本	1991	1.95	0.51
韓国	1986〜1990	0.34	0.05
	2001〜2005	3.08	1.34
香港	1999〜2001	1.20	1.00
	2011〜2012	1.66	1.31
中国（広州）	2011〜2012	2.22	1.22
タイ	2011〜2012	0.36	0.30
インドネシア	2011〜2012	0.55	0.33
マレーシア	2011〜2012	0.59	0.24
シンガポール	2011〜2012	0.61	0.40
北インド	1999〜2000	6.02	—
スリランカ	2007〜2008	0.69	0.09
	2011〜2012	0.95	0.59

世界的にみると，潰瘍性大腸炎，Crohn 病の罹患率は，北米，カナダ，ヨーロッパ，ニュージーランド，オーストラリアなどの欧米諸国で高く，アジアで低い．日本のデータは，1991 年の全国疫学調査に基づく推定である．
（Ng SC. Epidemiology of inflammatory bowel disease：focus on Asia. Best Pract Res Clin Gastroenterol 2014：28：363-72[3]を元に筆者作成）

有病率

- 1991 年の全国疫学調査によれば，わが国における有病率は，潰瘍性大腸炎 18.12（男性 18.70，女性 18.17；人口 10 万人あたり），Crohn 病 5.85（男性 7.94，女性 3.83；同）と報告されている[1,2]．

- 電子化率が 85% 以上の都道府県臨床調査個人票電子化データを用いて算出した年齢調整有病率（参考値）は，2005 年には人口 10 万人あたり潰瘍性大腸炎で 63.6，Crohn 病で 21.2 であった[4]．しかし，前述した臨床調査個人票電子化データの制約により，この指標と全国疫学調査による指標は単純な比較が困難である．

- 2014 年末の医療受給者証および登録者証の交付件数は，潰瘍性大腸炎でそれぞれ 170,781 人，10,779 人，Crohn 病でそれぞれ 40,885 人，1,512 人となっている．

- 世界的にみると，潰瘍性大腸炎，Crohn 病の有病率はヨーロッパ，カナダ，米国で高く，アジアでは低い[3]．先進国およびアジアの有病率を❷[3]に示す．

性差と発症年齢

- 欧米諸国からの大半の研究は，潰瘍性大腸炎に関しては男女差はなく，Crohn 病に関してはわずかに女性に多いとしている．一方，アジアなどの低罹患率地域では，潰瘍性大腸炎に関して男女差はないが，Crohn 病については男性に多いと報告されている[3]．性差は明らかでないとしている総説論文もある[5]．

- 発症年齢の中央値は，欧米諸国では，潰瘍性大腸炎で 30〜40 歳，Crohn 病で 20〜30 歳と報告されている．一方，アジアでは，潰瘍性大腸炎は欧米諸国とほぼ同様か少し高いと報告されている．アジアでの Crohn 病については，やはり潰瘍性大腸炎より少し若い[3]．

分析疫学

- IBD の原因については，まだよくわかっていないというのが現状であるが，その成立に遺伝因子，環境因子，腸内細菌叢が複雑に交錯する疾患であると考え

❷ 先進国およびアジアの潰瘍性大腸炎および Crohn 病の有病率

国	発症年	潰瘍性大腸炎 （10万人あたり）	Crohn 病 （10万人あたり）
北米	2001	246	162
	2004	238	201
	1998〜2000	248	319
北欧	1987	161	54
南欧	1992	121	40
英国	1996	122	214
ニュージーランド	2004	155	145
日本	1991	18.1	5.9
	2005	63.6	21.2
韓国	2001〜2005	30.9	11.22
香港	1994	—	1.3
	1997	2.3	—
	2001	4.9	—
	2006	5.3	—
中国	1950〜2000	7.0	—
シンガポール	1980〜1990	8.6	1.3
	1999	6.0	3.6
	2004	—	7.2
北インド	1999〜2000	44.3	—
スリランカ	2007〜2008	5.3	1.2

世界的にみると、潰瘍性大腸炎、Crohn 病の有病率は欧米諸国で高く、アジアでは低い。日本はアジアの中では有病率が高いと推定される。なお、日本のデータは、1991 年の全国疫学調査に基づく推定（1991 年）と臨床調査個人票電子化データに基づく参考値（2005 年）であり、調査方法が異なるため直接の比較は困難である。
（Ng SC. Epidemiology of inflammatory bowel disease：focus on Asia. Best Pract Res Clin Gastroenterol 2014；28：363-72[3]を元に筆者作成）

られている。ここでは、報告されている危険因子のいくつかについて取り上げる。

家族歴

● Crohn 病患者の2〜14％が Crohn 病の家族歴を、潰瘍性大腸炎の8〜14％が IBD、特に潰瘍性大腸炎の家族歴を有しているとされる[6]。

● 双子研究からは、Crohn 病の場合、一致性は一卵性双生児で 20〜50％、二卵性双生児で 10％と報告されている。潰瘍性大腸炎の場合は、当該の数字が一卵性双生児で 16％、二卵性双生児で 4％と推定され、Crohn 病よりも遺伝的関与が低い可能性が示唆されている[3]。

喫煙

● メタアナリシスによれば、Crohn 病については、現在、喫煙によりオッズ比は上昇（1.76、95％信頼区間 1.40〜2.22）していた[7]。

● 潰瘍性大腸炎については、禁煙がオッズ比を上げる方向（1.79、95％信頼区間 1.37〜2.34）に関連していた。一方、現在喫煙はオッズ比を下げる方向に関連していた（0.58、95％信頼区間 0.45〜1.73）[7]。しかし、この関連は因果の逆転で説明できる可能性もある。

● いくつかの仮説はあるものの、潰瘍性大腸炎と Crohn 病で喫煙との関連に差異があることを含め、明確なメカニズムはまだ明らかでない。

虫垂切除

● 虫垂切除により潰瘍性大腸炎のリスクが低下するとの報告がある[6]。メカニズムは明らかでないものの、手術前の炎症状態が潰瘍性大腸炎の進展に関与しているという説がある[8]。

● 一方、Crohn 病については、虫垂切除でリスクが上昇するとの報告がある[9]。これについては、Crohn 病の初期症状として虫垂炎を疑われ、虫垂切除が行われたという因果の逆転も否定できず、その関連についての結論は出ていない。

衛生仮説

● 不衛生状態、たとえば兄弟が多い、家族の人数が多い、流水へのアクセスがな

い，殺菌されていない牛乳の飲用，農場での生活，ペットへの若年時からの曝露などが，IBD のリスクを下げるとの報告がある[6]．一方で，これらの報告はほとんどが欧米諸国からのもので，途上国ではこれらの関連は明らかでない．

食べ物

● 食物繊維・野菜・果物の低摂取，砂糖・脂肪・食肉の過剰摂取と IBD との関連などが報告されている[6,10]．しかし，研究報告自体が多くなく，また研究の大半が症例対照研究であり，いまだ危険因子として確立したものとはなっていない．

● 母乳が，IBD，特に潰瘍性大腸炎の発症に予防的に働くとする報告がある[6]．

その他

● 生活ストレス，不安，うつと IBD リスクの上昇に関する報告がある．また，座り仕事（あまり体を動かさない仕事）との関連も報告されている[6]．

（西脇祐司）

◉ 参考文献

1) 守田則一ほか．IBD の全国疫学調査（第 1 報）—潰瘍性大腸炎の疫学的研究．厚生省難治性炎症性腸管障害調査研究班平成 4 年度研究報告書．1992.

2) 守田則一ほか．IBD の全国疫学調査（第 2 報）—クローン病の疫学的研究．厚生省難治性炎症性腸管障害調査研究班平成 4 年度研究報告書．1992.

3) Ng SC. Epidemiology of inflammatory bowel disease：focus on Asia. Best Pract Res Clin Gastroenterol 2014；28：363-72.

4) Asakura K, et al. Prevalence of ulcerative colitis and Crohn's disease in Japan. J Gastroenterol 2009；44：659-65.

5) Molodecky NA, et al. Increasing incidence and prevalence of the inflammatory bowel diseases with time, based on systematic review. Gastroenterology 2012；142：46-54.

6) Ananthakrishnan AN. Epidemiology and risk factors for IBD. Nat Rev Gastroenterol Hepatol 2015；12：205-17.

7) Mahid SS, et al. Smoking and inflammatory bowel disease：a meta-analysis. Mayo Clin Proc 2006；81：1462-71.

8) Andersson RE, et al. Appendectomy and protection against ulcerative colitis. N Engl J Med 2001；344：808-14.

9) Andersson RE, et al. Appendectomy is followed by increased risk of Crohn's disease. Gastroenterology 2003；124：40-6.

10) Malik TA. Inflammatory Bowel Disease：Historical Perspective, Epidemiology, and Risk Factors. Surg Clin North Am 2015；95：1105-22.

I章 下部消化管疾患総論

▶病態生理

炎症性腸疾患の病態

- ❶ 炎症性腸疾患（IBD）は，遺伝的素因や環境因子を背景として，腸内細菌や食餌抗原に対する過剰な免疫応答が誘導されて発症すると考えられている．
- ❷ 近年のIBD患者の急激な増加には，環境因子の関与が推測されている．
- ❸ IBDでは腸内細菌叢の変化（dysbiosis）が認められる．
- ❹ IBDの発症には，腸管免疫の恒常性の破綻が考えられている．

疾患概念▶p.2
疫学▶p.21

潰瘍性大腸炎（ulcerative colitis）とCrohn病に代表される炎症性腸疾患（inflammatory bowel disease：IBD）は，再燃と寛解を繰り返す慢性の腸管の炎症である．その原因はいまだ不明であるが，さまざまな研究成果によって，遺伝的素因や環境因子を背景として，腸内細菌や食餌抗原などに対する過剰な免疫応答が誘導され，腸管の恒常性が破綻し発症すると考えられている（❶）．本項では，IBD発症の要因と考えられている遺伝的因子，環境因子および免疫異常について概説する．

遺伝的因子

ゲノムワイド関連解析
（GWAS）▶p.292

- 全ゲノム相関解析によって，IBDの感受性遺伝子が多数報告されている．現在までに163遺伝子が報告されており，これらは，潰瘍性大腸炎とCrohn病に共通する感受性遺伝子110遺伝子，Crohn病に特異的な感受性遺伝子30遺伝子，潰瘍性大腸炎に特異的な感受性遺伝子23遺伝子から成る[1]．

NOD2

- NOD2はグラム陰性菌および陽性菌の細胞壁成分ペプチドグリカンの分解産物MPD（muramyl dipeptide）に対する受容体をコードする遺伝子であり，自然免疫の制御に重要な役割を果たしている[2]．NOD2欠損によって細菌排除が障害され炎症増悪が起こるため，NOD2はCrohn病の病態において重要であると考えられている．さらに，NOD2の遺伝子変異はIL-10の転写を抑制するとされている[3]．しかし，日本人を含むアジア人ではNOD2変異とCrohn病の関連は認めておらず，人種間で遺伝的要因が異なることが示唆されている．

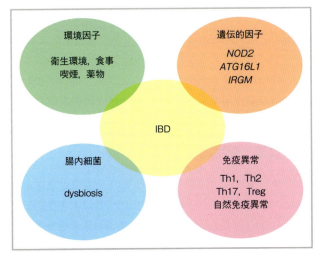

❶ 炎症性腸疾患（IBD）の病因
IBDは，環境因子，遺伝的因子を背景として，免疫学的異常をきたして発症すると考えられている多因子疾患である．

25

オートファジー関連分子

- Crohn病の感受性遺伝子としてオートファジーに関連する遺伝子 *ATG16L1* と *IRGM* が同定されている[4,5]. オートファジーは真核生物の細胞に備えられた細胞内の分解・リサイクルシステムと考えられている. オートファジーは自然免疫応答に関与しており, 細胞内に侵入した微生物に対しても作用し, 侵入した細菌を効率よく殺すシステムであると報告されている. *ATG16L1* と *IRGM* の遺伝子変異を有するCrohn病患者ではオートファジーが機能せず, 腸内細菌の分解が障害され, 腸炎が誘導されると考えられる.

▌▌環境因子（❷）

腸内細菌

- ヒトの消化管には, 約1,000種類, 10^{14}個の細菌が存在している. ヒト腸内細菌の99%以上が, フィルミクテス（Firmicutes）, バクテロイデス（Bacteroidetes）, プロテオバクテリア（Proteobacteria）, アクチノバクテリア（Actinobacteria）の4つの門に属している. フィルミクテス門が最も優勢で, クロストリジウムクラスター（Clostridium cluster）ⅩⅣとⅣから成り細菌叢の約64%を占めている. バクテロイデス門は細菌叢の約23%を占めている[6].

- ヒトと腸内細菌の共生関係は"symbiosis", IBDにおける腸内細菌叢の変化を"dysbiosis"と呼ぶ. このdysbiosisは, 細菌叢の多様性の低下と構成の変化を指している. IBDでは, 健常者と比較してバクテロイデスとラクノスピラ（Lachnospiraceae）（フィルミクテス門）が減少し, アクチノバクテリアとプロテオバクテリアが増加している. 最近, フィルミクテス門のなかでも, 特に注目されているのがクロストリジウム・レプタム（*Clostridium leptum*）グループの構成菌の1つであるフィーカリバクテリウム・プラウスニッツィイ（*Faecalibacterium prausnitzii*：*F. prausnitzii*）である. 多くの報告で, Crohn病において*F. prausnitzii*の低下が示唆されている. この細菌は *in vitro* および *in vivo* において強力な抗炎症作用を示し, *F. prausnitzii* の低下がCrohn病の術後再発につながることも示されている[7].

食事, 衛生環境

- 日本では, 1980年代からIBD患者数が急速に増加している. 日本人の遺伝的背景に大きな変化はないと考えられるため, 食生活の欧米化や衛生環境の変化などの環境因子の関与が示唆されている. 今後, 基礎的な検討や前向き研究での, より正確なリスク因子の解析が必要と考えられる.

❷ 炎症性腸疾患（IBD）発症リスクと環境因子

	潰瘍性大腸炎	Crohn病
喫煙	低下	増加
虫垂切除	低下	—
薬物		
経口避妊薬	—	増加
NSAIDs	増加	増加
抗菌薬	増加?	増加
食物		
脂肪, 多価脂肪酸, 動物性蛋白	増加	増加
野菜, 繊維	低下	—
果物	—	低下
ストレス	増加?	増加?

近年の急激なIBDの増加には, 環境因子が深く関与していることが示唆されている.

喫煙

● 潰瘍性大腸炎では，非喫煙によって発症リスクが上昇し，Crohn 病では喫煙によって発症リスクが上昇すると報告されている[8,9]．また，非喫煙者に比較して，過去の喫煙も Crohn 病のリスクとされている．喫煙者では，手術頻度が高く，小腸型が多いとされている[10]．喫煙と IBD 発症リスクとを関連づける機序は明らかではないが，ニコチンが関与していることが示唆されている．

虫垂切除

● 虫垂切除でも，潰瘍性大腸炎と Crohn 病でその関連が異なっている[11]．虫垂切除は潰瘍性大腸炎の発症リスクを低下させると多くの研究で報告されている．小児期や青年期の 20 歳以下での虫垂切除は潰瘍性大腸炎の発症リスクを減少させるが，成人での虫垂切除は潰瘍性大腸炎の発症リスクには影響しないとされている[12]．マウスモデルを用いた検討でも，虫垂切除は腸炎の進展を抑制することが報告されている．それに対して，Crohn 病においては，虫垂切除後 1 年目に発症リスクが増加するが，5 年以上経過すると Crohn 病の発症リスクには影響しないとされている[13]．

薬物

● 非ステロイド性抗炎症薬（NSAIDs）は，潰瘍性大腸炎と Crohn 病の発症リスクおよび再燃リスクを上昇させる[14]．経口避妊薬は，IBD，特に Crohn 病の発

TOPICS　T 細胞の活性化と腸炎

　IBD の病態において，CD4$^+$T 細胞は重要な役割を果たしている．ナイーブ CD4$^+$T 細胞は Th1 細胞と Th2 細胞に分化する．Th1 細胞は IL-12 によって誘導され，IFN-γ を産生し，Th2 細胞は IL-4，IL-5 や IL-13 を産生する．Crohn 病は Th1 細胞，潰瘍性大腸炎は Th2 細胞を中心とした病態が主体であると考えられてきた[15]．実際に，Crohn 病患者から単離した粘膜の T 細胞は IFN-γ や IL-2 を高産生することが報告されており，潰瘍性大腸炎患者では，Crohn 病患者と比較して IL-5 の高産生と IL-13 を高産生する NKT 細胞（natural killer T cell）が認められる．最近では，IBD の病態が，この"Th1/Th2 バランス"仮説だけでは説明できないとされており，Th1，Th2 細胞に加え，IL-17 を産生する Th17 細胞集団が報告されている[16]．Th17 細胞は，IL-17A，IL-17F，IL-21 および IL-22 を産生する細胞と，IL-17A と IFN-γ を産生する Th1/Th17 細胞と呼ばれ

る細胞が知られている．IBD 患者の腸管粘膜では，正常粘膜と比較して IL-17A の発現が上昇しており，炎症粘膜の粘膜下層単核球には正常粘膜に比較して Th17 細胞および Th1/Th17 細胞の割合が多いことが示されている．最近，潰瘍性大腸炎患者から分離された腸内細菌が Th17 細胞の誘導に関与することが明らかにされた[17]．

　これらの炎症惹起性 CD4$^+$T 細胞に対して，Foxp3 分子陽性の制御性 T 細胞（Treg）が存在する[18]．Treg は腸内細菌や食餌抗原に対する異常な免疫応答を抑制し，抗炎症性サイトカインである IL-10 や TGF-β を産生し，Th1 や Th17 細胞などのエフェクター T 細胞の機能を抑制して，腸管の恒常性維持に寄与している．Treg の誘導には腸内細菌が産生する酪酸が重要な役割を果たしているが，Crohn 病では酪酸産生菌の減少が報告されている[19]．

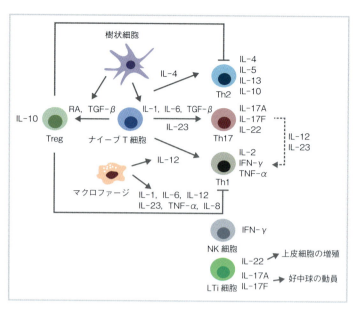

❸ 炎症性腸疾患（IBD）の免疫細胞ネットワーク

遺伝的因子，環境因子によって腸管粘膜バリア機構が傷害され，腸内細菌や食餌抗原が腸管壁を通過し，免疫細胞が活性される．樹状細胞やマクロファージから IL-6，IL-12，IL-23 が産生され，ナイーブT細胞が Th1 細胞，Th17 細胞へ分化する．IL-4 によって Th2 細胞が誘導される．NK 細胞や LTi 細胞などの innate lymphoid cell が炎症性サイトカインによって IFN-γ，IL-17A，IL-17F や IL-22 を産生する．IL-17A，IL-17F は好中球を動員し，IL-22 は上皮の増殖にかかわっている．
LTi：lymphoid tissue inducer

症リスクを上昇させると報告されている．小児期の抗菌薬の使用が腸内細菌叢に影響し将来の IBD の発症に影響することが示唆されている．小児 IBD 患者では，生後1年以内に抗菌薬の使用経験があり，IBD 患者では，その診断の2〜5年以内に抗菌薬が処方されていることが報告されている[20]．

免疫異常 ❸

- 腸管粘膜には，腸管の恒常性を維持するためにさまざまな免疫担当細胞が存在している[21]．自然免疫系の細胞と獲得免疫系の大きく2つのタイプの細胞に分類される．自然免疫系の細胞には，マクロファージや樹状細胞，NK 細胞（natural killer cell）がある．獲得免疫系の細胞には T 細胞や B 細胞が存在する．その他，少数ではあるが，γδT 細胞や NKT 細胞（natural killer T cell）も存在する．最近，自然免疫にかかわる ILCs（innate lymphoid cells）と呼ばれる細胞も報告されている．これらの免疫担当細胞によって保たれている恒常性の破綻が IBD の病態に関与していると考えられている．

まとめ

- IBD は，さまざまな因子が関与する多因子疾患と考えられている．ただ，抗 TNFα 抗体に対する反応性が潰瘍性大腸炎と Crohn 病で異なることなどから，各疾患の病態には異なった背景が存在している．

（西田淳史，安藤　朗）

病態生理／炎症性腸疾患の病態

● 参考文献

1) Jostins L, et al. Host-microbe interactions have shaped the genetic architecture of inflammatory bowel disease. Nature 2012 ; 491 : 119-24.

2) Shaw MH, et al. The ever-expanding function of NOD2 : autophagy, viral recognition, and T cell activation. Trends Immunol 2011 ; 32 : 73-9.

3) Noguchi E, et al. A Crohn's disease-associated NOD2 mutation suppresses transcription of human IL10 by inhibiting activity of the nuclear ribonucleoprotein hnRNP-A1. Nat Immunol 2009 ; 10 : 471-9.

4) Parkes M, et al. Sequence variants in the autophagy gene IRGM and multiple other replicating loci contribute to Crohn's disease susceptibility. Nat Genet 2007 ; 39 : 830-2.

5) Hampe J, et al. A genome-wide association scan of nonsynonymous SNPs identifies a susceptibility variant for Crohn disease in ATG16L1. Nat Genet 2007 ; 39 : 207-11.

6) Honda K, Littman DR. The microbiome in infectious disease and inflammation. Annu Rev Immunol 2012 ; 30 : 759-95.

7) Fujimoto T, et al. Decreased abundance of Faecalibacterium prausnitzii in the gut microbiota of Crohn's disease. J Gastroenterol Hepatol 2013 ; 28 : 613-9.

8) Ananthakrishnan AN. Epidemiology and risk factors for IBD. Nat Rev Gastroenterol Hepatol 2015 ; 12 : 205-17.

9) Romberg-Camps MJ, et al. Influence of phenotype at diagnosis and of other potential prognostic factors on the course of inflammatory bowel disease. Am J Gastroenterol 2009 ; 104 : 371-83.

10) van der Heide F, et al. Effects of active and passive smoking on disease course of Crohn's disease and ulcerative colitis. Inflamm Bowel Dis 2009 ; 15 : 1199-207.

11) Koutroubakis IE, et al. Role of appendicitis and appendectomy in the pathogenesis of ulcerative colitis : a critical review. Inflamm Bowel Dis 2002 ; 8 : 277-86.

12) Kurina LM, et al. Appendicectomy, tonsillectomy, and inflammatory bowel disease : a case-control record linkage study. J Epidemiol Community Health 2002 ; 56 : 551-4.

13) Frisch M, Gridley G. Appendectomy in adulthood and the risk of inflammatory bowel diseases. Scand J Gastroenterol 2002 ; 37 : 1175-7.

14) Ananthakrishnan AN, et al. Aspirin, nonsteroidal anti-inflammatory drug use, and risk for Crohn disease and ulcerative colitis : a cohort study. Ann Intern Med 2012 ; 156 : 350-9.

15) Kaser A, et al. Inflammatory bowel disease. Annu Rev Immunol 2010 ; 28 : 573-621.

16) Korn T, et al. IL-17 and Th17 Cells. Annu Rev Immunol 2009 ; 27 : 485-517.

17) Atarashi K, et al. Th17 Cell Induction by Adhesion of Microbes to Intestinal Epithelial Cells. Cell 2015 ; 163 : 367-80.

18) Josefowicz SZ, et al. Regulatory T cells : mechanisms of differentiation and function. Annu Rev Immunol 2012 ; 30 : 531-64.

19) Takahashi K, et al. Reduced Abundance of Butyrate-Producing Bacteria Species in the Fecal Microbial Community in Crohn's Disease. Digestion 2016 ; 93 : 59-65.

20) Virta L, et al. Association of repeated exposure to antibiotics with the development of pediatric Crohn's disease—a nationwide, register-based finnish case-control study. Am J Epidemiol 2012 ; 175 : 775-84.

21) Mowat AM, Agace WW. Regional specialization within the intestinal immune system. Nat Rev Immunol 2014 ; 14 : 667-85.

病態生理

吸収不良症候群の病態
（蛋白漏出性胃腸症）

❶ 吸収不良とは，栄養素（糖質，蛋白質，脂質，ビタミン，ミネラル）の欠乏による浮腫，貧血，成長障害，または未消化分が糞便中に排泄されることによる下痢，腹痛などの症状を呈する疾患の総称である．

❷ どの栄養素が欠乏しているのか，また消化，吸収，輸送のどの過程で障害されているのか，原因と程度を把握することが診断のポイントである．

❸ わが国では，胃腸管切除後，乳糖不耐症，Crohn 病，慢性膵炎や膵切除後，膵胆道疾患，腸内細菌異常増殖による場合が多い．

食物の消化および吸収には，消化管以外に肝臓，胆道，膵臓も関与し，大きく分けて次の3段階がある．
①消化管管腔内で，胆汁酸や膵液を含む消化液との混和と，消化酵素による分解（消化）．
②消化管粘膜の上皮細胞の刷子縁消化酵素による分解（消化）と，最終分解産物の輸送体による輸送（吸収）．
③門脈またはリンパ管への輸送．

この3段階のいずれが障害されても吸収不良となる．つまり，吸収不良とは，消化，吸収，輸送の障害による食物中の栄養素の同化不良である（❶）．同化不良は，三大栄養素（蛋白質，炭水化物，脂肪）または微量栄養素（ビタミン，ミネラル）に影響を及ぼし，結果として糞便中への過剰排泄と消化管症状，栄養欠乏

❶ 吸収不良の原因

		機序	原疾患
消化障害	消化時間の短縮	胃での混和不十分，排出時間の極端な短縮	Billroth II 胃切除術，胃腸吻合術，胃結腸瘻
		胆汁分泌低下	胆道閉塞，慢性肝不全
		胆汁酸の腸肝循環障害	回腸病変，回盲部切除
	消化液・消化酵素の不足	膵外分泌低下	慢性膵炎，膵切除術，膵癌
		刷子縁膜の障害	乳糖不耐症（ラクターゼ欠乏）
			先天性グルコース・ガラクトース吸収不良症（SGLT1 機能異常）
			先天性エンテロキナーゼ欠損症
	腸管内環境の異常	腸管蠕動の異常	糖尿病，強皮症，甲状腺機能亢進症，カルチノイド
		腸内細菌の異常	憩室・腸内細菌異常増殖-盲係蹄（胆汁酸塩の脱抱合）
		管腔内 pH 異常	Zollinger-Ellison 症候群（十二指腸の低 pH）
吸収障害	消化管面積の減少	粘膜上皮の異常（炎症・萎縮・脱落）	Crohn 病，セリアック病，Whippl 病
	粘膜上皮の実質面積の減少		腸切除（短腸症候群）
輸送障害	カイロミクロン形成不全		無βリポ蛋白血症
	リンパ管異常		リンパ腫・結核による乳び管閉塞，リンパ管拡張

病態生理／吸収不良症候群の病態（蛋白漏出性胃腸症）

症状が起こる.

　原因として，解剖学的な表面積の減少や消化液・酵素の欠損・活性不全だけでなく，消化管の環境変化として消化管通過時間や腸内細菌の関与も見落とせない．腸内細菌は，通常は酵素の活性化や発酵などを担っているが，解剖学的変化や運動障害によって，腸内容物のうっ滞が助長された場合に異常増殖し，主に脂肪や脂溶性ビタミンの消化吸収に影響する.

診断（❷）

- 1985（昭和60）年の厚生省（当時）の調査研究班により作成された診断基準では，①症状，②低栄養の指標，③消化吸収試験の3項目があげられている.
  ①下痢，脂肪便，体重減少，るいそう，貧血，無力倦怠感，腹部膨満感，浮腫，消化管出血などの症状がみられることが多い.
  ②血清総蛋白濃度，アルブミン濃度，総コレステロール値，および血清鉄などの栄養指標の低下を示すことが多い．血清総蛋白（6.0 g/dL以下），あるいは血清総コレステロール（120 mg/dL以下）が低栄養の指標となる.
  ③消化吸収機能試験で異常がある．試験には，糞便中脂肪，D-キシロース吸収試験，膵外分泌機能試験，乳糖負荷試験などがある.
- 症状のなかで高頻度なのは下痢で，特徴的なのは脂肪の吸収障害による脂肪性の下痢である．膵外分泌機能（リパーゼ分泌能）が健常者の10%以下となり，便中に6 g/日以上の脂肪が排泄されると，悪臭のある水に浮く白色の脂肪便がみられる．ほかに消化されない糖質による浸透圧性の下痢，胆汁酸や細菌繁殖などによる分泌性の下痢など，さまざまな機序で下痢が生じる.
- 栄養欠乏の指標である低蛋白血症とコレステロール低値の両方を呈する症例は，吸収不良症候群と診断された症例の20%以下とされる．頻度が高い栄養素の欠乏症状は，脂肪および脂溶性ビタミンの欠乏による症状，貧血である（❷）．慢性膵炎の患者の75%には脂溶性ビタミンの吸収不良があるとされる．初期の段階では，脂溶性ビタミンや微量栄養素の欠損症状がみられるものの軽微なため見過ごされ，十分な食物摂取にもかかわらず，成長障害，月経異常，体重減少，骨粗鬆症をきたしてから判明することもある.
- 実際に吸収不良を生じているか否かは，食事量のチェックや消化吸収機能試験で判断される.

消化吸収機能検査 ▶p.80

MEMO
機能性胃腸症の約半数以上に二糖類分解酵素欠損症（フルクトースや乳糖不耐症）が潜在し，その半数以上に吸収不良を合併していると推定される．二糖類分解酵素欠損症の診断にあたって，水素呼気テストでは腸内細菌異常増殖との鑑別が難しい．^{13}C安定同位元素を用いると診断が可能だが，まだ保険収載されていない.

❷ 欠乏栄養素と症状

症状	原因となる吸収不良栄養素
貧血（小球性，大球性）	鉄，ビタミンB$_{12}$，葉酸
舌炎，口角炎	ビタミンB$_2$，ビタミンB$_{12}$，葉酸，ナイアシン，鉄
出血傾向（紫斑，点状出血）	ビタミンK，ビタミンC
テタニー（手足痙縮）	カルシウム，アルブミン，マグネシウム
四肢・骨の疼痛，病的骨折	マグネシウム，カルシウム，ビタミンD
末梢神経障害	ビタミンB$_1$，ビタミンB$_6$，ビタミンB$_{12}$
皮膚炎	ビタミンA，亜鉛，必須脂肪酸
夜盲症	ビタミンA
浮腫*	蛋白質

＊：蛋白の吸収不良より，蛋白の漏出によることが一般的.

栄養素の消化吸収（❸）

脂肪

- 食事から摂取する脂肪の90%以上は中性

31

I章 下部消化管疾患総論

MEMO
水溶性の高い中鎖脂肪酸は，胆汁酸ミセルへの溶解も，吸収後のカイロミクロン化も必要とせず，リンパ管でなく門脈へ移送されるため，長鎖脂肪酸系の脂肪吸収障害の際の食事療法として注目される．

脂肪（トリグリセリド）で，その大部分を疎水性の長鎖脂肪酸が占める．咀嚼・胃の蠕動運動，胆汁による乳化，膵リパーゼによる加水分解，それから抱合胆汁酸とミセル（親水性）を形成する．そして上部小腸で腸上皮細胞内へ吸収される．上皮細胞内でカイロミクロンなどへ再合成され，リンパ系へ輸送される．

● 脂肪の消化吸収障害は，主にミセル形成までの過程で起こる．非吸収脂肪は脂溶性ビタミン（A, D, E, K）と，おそらく一部のミネラルを捕捉し，これらの欠乏症も引き起こすことがある．

糖質

● 主に十二指腸～上部小腸において，膵液中のアミラーゼによって分解され，さらに腸上皮細胞の表面に存在する二糖類分解酵素により単糖（グルコース，フルクトース，ガラクトース）まで分解されてから吸収され，門脈系へ輸送される．

● 二糖類を分解する酵素（ラクターゼ，スクラーゼ，マルターゼなど）は基質特異性が高く，相補関係にないため，酵素機能の低下は消化吸収不良に直結する．非吸収糖質は，腸内細菌によって二酸化炭素，メタン，水素などのガスと，短

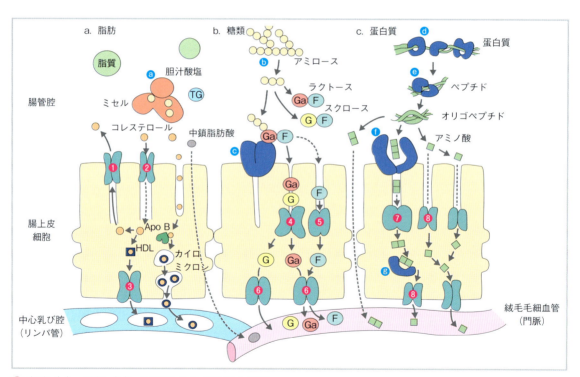

❸ 脂肪（a），糖類（b），蛋白質（c）の消化と吸収

輸送体：❶ATP-binding cassette transporter (ABCG5/ABCG8)，❷Niemann-Pick-C1 like 1 (NCP1L1)，❸ATP-binding cassette transporter-1 (ABCA1)，❹sodium glucose cotransporter 1 (SGLT1)，❺glucose transporter type 5 (GLUT5)，❻glucose transporter type 2 (GLUT2)，❼peptide transporter 1 (PepT1, 〈SLC15A1〉)，❽アミノ酸輸送系；腸管腔側は，中性，塩基性，酸性アミノ酸それぞれに Na 依存性，非依存性のトランスポーターがある．主だったものに solute carrier (SLC) 1, 3, 6, 7, 16, 38 がある．基底膜側は SLC3A2 など．

消化酵素：ⓐ胆汁酸塩の存在下で膵リパーゼによって分解され，胆汁酸塩とミセルを形成，ⓑ唾液・膵アミラーゼ，ⓒオリゴサッカリダーゼ（スクラーゼ，ラクターゼ，イソマルターゼ，マルターゼ），ⓓトリプシン，キモトリプシン，エラスターゼ，ⓔカルボキシペプチダーゼ，ⓕエンテロキナーゼ，アミノペプチダーゼ，ⓖ細胞質ペプチダーゼ（リソソーム内のカテプシン群，細胞質のユビキチンプロテアソーム系に大別される）．

鎖脂肪酸（酪酸，プロピオン酸，酢酸，乳酸）に分解され，この短鎖脂肪酸は大腸細胞の主要なエネルギー源となり，ガスは腹部膨満を引き起こす．

蛋白質

- 腸上皮細胞の表面に存在する酵素によって活性化されたペプチド分解酵素により，ペプチドや遊離アミノ酸に加水分解され，上部小腸において吸収される．アミノ酸の一部（グルタミン，グルタミン酸，アスパラギン酸）は腸上皮細胞のエネルギーとなり，残りは門脈系へ輸送される．多種類の基質特性が異なるペプチド分解酵素が相補的に働き，腸管腔から上皮細胞内への輸送体に関しても，多種類のアミノ酸輸送系と，基質特異性の低いペプチド輸送体が相補的に効率よく働くことで，機能が代償されるため，特異的なアミノ酸やペプチドの消化吸収障害はきわめて起こりにくい．

微量栄養素

- カルシウム，マグネシウム，鉄は，腸管内の酸性環境でイオンとなり，十二指腸や上部小腸で吸収される．
- 水溶性ビタミンであるビタミンCやB$_2$，B$_6$も上部小腸から吸収され，ビタミンB$_{12}$は最終的には胃液中の内因子と結合して回腸末端より吸収される．亜鉛は小腸全域において吸収される．

診断へのプロセスと代表的な疾患の病態

診断

- まず，消化障害なのか吸収障害なのかを大きく鑑別し，次に，どの栄養素の消化吸収障害なのかを消化吸収試験や画像検査を組み合わせて鑑別し，原疾患の診断をする．
- 1980年代に行われた調査では，消化吸収障害と診断された年間200例あまりの原因は，①膵切除や慢性膵炎（35%），②Crohn病（11%），③消化管（胃・小腸）切除術後（それぞれ9%・5%）による二次的な消化吸収障害が半数以上を占めた．

代表的な障害メカニズムと疾患

- **消化管管腔内の消化障害**：胃切除後のエマルジョン形成不全，膵外分泌の低下（慢性膵炎や膵臓手術後），管腔内の酸度の上昇（Zollinger-Ellison症候群）によるリパーゼの機能低下により，脂肪の消化障害が起こる．
- **胆汁酸塩の欠乏**：回腸の広範囲の病変や回盲部切除により胆汁酸の再吸収が低下して腸肝循環が障害されたり，異常増殖した細菌により胆汁酸が脱抱合・脱水酸化され，ミセル形成障害と，それに続く脂肪吸収不良が起きる．
- **腸上皮細胞表面（刷子縁膜）の障害**：刷子縁における酵素欠損（二糖類分解酵

MEMO

二糖類分解酵素のうち，乳糖をガラクトースとグルコースに分解するラクターゼは，一般的に離乳期以降，活性が徐々に低下する．生下時にはラクターゼ活性は保たれているものの，成長につれてラクターゼの活性が低下する原発性成人型ラクターゼ欠乏は，黄色人種に多い．ショ糖・イソ麦芽糖分解酵素欠損症（先天性スクラーゼ・イソマルターゼ欠損症）は，ヨーロッパ，カナダエスキモーには多いが，アジアでは希少疾患である．

I章 下部消化管疾患総論

TOPICS 蛋白漏出性胃腸症

蛋白の吸収には，さまざまな代償システムが機能するため，蛋白質の消化吸収障害は生じにくい．しかし，免疫グロブリンG（IgG）やアルブミンなど分子量の小さい蛋白質は，血管内皮から間質，腸管内腔へ漏出して低蛋白血症をきたすことがある．

蛋白漏出の機序は，①腸粘膜上皮の障害，②毛細血管透過性の亢進，③胃腸リンパ管の異常が想定され，オーバーラップする場合もある．①は，炎症性腸疾患や消化管ポリポーシスで胃腸の粘膜上皮が障害されて，蛋白が腸管へ滲出するもので，蛋白漏出性胃腸症の原因疾患の約60%を占める．Crohn病や悪性リンパ腫のように①腸粘膜の病変に加え，さらに③腸間膜リンパ節へも炎症が及んでリンパの流れがブロックされると，大量の蛋白漏出が起こる．これは，腹腔や腸粘膜の微小循環において，静脈系とリンパ系は密接な関係（交通）があるためと考えられる．②は膠原病に合併したもので約10%を占める．

素欠損症，先天性エンテロキナーゼ欠損症）や輸送体の異常（ナトリウム・グルコース共輸送体1〈SGLT1〉機能異常による先天性グルコース・ガラクトース吸収不良症）により，栄養素の転送障害が起こる．

● **腸上皮細胞内の代謝障害**：カイロミクロン形成の際の異常（無 β リポ蛋白血症）などがある．

● **吸収粘膜面積の減少**：消化管の潜在的な栄養吸収能力は十分に高いが，腸切除後は通過時間の短縮や，回盲弁・大腸の有無も関与するため，たとえば小腸を50%以上切除した場合，摂取カロリーの60%（脂質60%，糖質80%，蛋白質60%）の吸収率となる．ほかに，腸絨毛萎縮をきたすセリアック病や，小腸に広範な病変（瘻孔も含む）のあるCrohn病では吸収面積の絶対的減少が起こり，糖質・脂質など全般的な吸収不良が起こる．

● **腸内細菌の異常**：栄養素の消化障害，吸収障害のほかに，腸内細菌の異常がある．腸の解剖学的変化（術後，盲係蹄，憩室），消化管運動の低下（糖尿病，強皮症，アミロイドーシス），または胃酸分泌の不足（術後や高齢）によって，細菌異常増殖が起こり，過剰な細菌は，ビタミン B_{12} および糖質をはじめとする栄養素を消費し，カロリー欠乏およびビタミン B_{12} 欠乏を引き起こす．また，細菌は胆汁酸塩を脱抱合および脱水酸化するため，ミセル形成障害（脂肪吸収不良）が生じ，非吸収胆汁酸塩は結腸を刺激するため下痢となる．上部小腸は，通常は好気性グラム陽性菌が少数存在するのみであるが，異常増殖したグラム陰性菌は腸粘膜に有害な物質を産生し，腸粘膜を損傷し吸収を妨げる．

（渡辺知佳子，三浦総一郎）

● **参考文献**

1) 細田四郎. 消化吸収障害の診断基準案作成. 厚生省特定疾患消化吸収障害調査研究班 昭和60年度業績集. 1986. p.22-4.

2) 三浦総一郎. 蛋白漏出性胃腸症. 島田馨責任編集. 内科学書. 改訂第6版. 中山書店；2002. p.1782-5.

3) 三浦総一郎. 吸収不良症候群. 戸田剛太郎ほか編. 消化器疾患最新の治療'97-'98. 南江堂；1997. p.177.

過敏性腸症候群の病態

▶病態生理

Point

① 過敏性腸症候群（IBS）は，腹痛，便通異常を主症状とし，小腸や大腸に器質的疾患が認められない機能性消化管障害である．
② 心理的要因（ストレス）と内臓知覚過敏の相互作用（脳腸相関）が病態に深く関与する．
③ IBSの病態の一部には遺伝的要因が関与している．
④ 腸管感染症を契機に発症する感染後過敏性腸症候群（PI-IBS）の存在が明らかとなっている．
⑤ PI-IBSの病態には腸管の炎症や免疫異常が関与している．

疾患概念 ▶p.7
治療 ▶p.265
診断基準（Rome Ⅳ） ▶p.8

IBS-D（IBS with diarrhea）
IBS-C（IBS with constipation）
IBS-M（mixed IBS）
IBS-U（unclassified IBS）

　過敏性腸症候群（irritable bowel syndrome：IBS）は，反復する腹痛や腹部不快感を伴い，器質的疾患を腸管に認めない機能性消化管疾患である．最近，提唱されたRome Ⅳ基準では，「過去3か月間，1週間につき1回以上にわたって腹痛があり，①排便によって症状が軽減する，②排便頻度の変化と関連している，③便形状の変化と関連している，の3項目のうち2つ以上の項目を満たし，症状が少なくとも6か月前から出現している」ことがIBSと定義されている[1]．患者の糞便の形状・割合で，IBSは下痢型（IBS-D），便秘型（IBS-C），混合型（IBS-M），分類不能型（IBS-U）の4つの亜型に分類される．

脳腸相関からみた病態

- ヒトの消化管運動は，中枢（脳）と内臓知覚（腸管）の相互作用（脳腸相関）によって調節されている．しかし，IBSでは，心理的異常や内臓知覚過敏によって脳腸相関の恒常的バランスが崩れ，結果的に腸管神経叢を介して腸管運動異常が生じると考えられている．❶にIBSの病態における中枢と腸管局所の相互作用および心理的異常の概略を示す．
  - 心理的異常（ストレス）を感じると視床下部から副腎皮質刺激ホルモン放出因子（corticotropin-releasing hormone：CRH）が分泌され，腸管クロム親和性細胞（enterochromaffin cell：EC細胞）からの内因性セロトニン（5-HT）遊離を促進させる．5-HTは腸管神経叢のセロトニン受容体（5-HT$_4$受容体）を刺激しアセチルコリン遊離を介して腸管運動の異常をきたす（便通異常）．
  - 一方，ストレスはCRHの分泌によって肥満細胞を活性化させ，5-HTの遊離や炎症性メディエーターを介して内臓知覚過敏を誘発する．このように，ストレスからの遠心性経路による腸管運動異常，内臓知覚過敏による求心性経路による心理的異常の増悪が複雑に絡み合い，IBSの病態形成にかかわっている．

Ⅰ章 下部消化管疾患総論

❶ 過敏性腸症候群（IBS）の病態における中枢と腸管局所の相互作用と心理的異常

下痢や便秘の診断には，便の形状をみることが重要である．便の形状を分類する指標として，Bristol便形状スケールがある．このスケールでは，便の形状を1から7の7つのタイプに分類している．

タイプ1：硬くてコロコロした兎糞状の排便困難な便．
タイプ2：ソーセージ状ではあるが硬い便．
タイプ3：表面にひび割れのあるソーセージ状の便．
タイプ4：表面がなめらかで軟らかいソーセージ状，あるいは蛇のようなとぐろを巻く便．
タイプ5：はっきりとしたしわのある軟らかい半分固形の容易に排便できる便．
タイプ6：境界がほぐれて，ふにゃふにゃの不定形の小片便，泥状の便．
タイプ7：水様で，固形物を含まない液体状の便．

普通便はタイプ4であり，便秘になるとタイプ1，2となり，下痢になるとタイプ6，7となる．

- IBSの病態にかかわる代表的な心理的異常は，うつと不安であり，IBSの重症度が高まるほど病態への関与が高まる[2]．さらに，最近のコホート研究から，うつと不安症がIBS発症のリスク要因になることが報告されている[3]．

遺伝の関与

- 双生児のIBS発症率の研究から，一卵性双生児において二卵性双生児に比べてIBS発症の一致率が高いことから，IBSの病態に遺伝がかかわる可能性が報告されている[4]．IBSのリスクを上昇させる候補遺伝子（多型）としては，セロトニントランスポーターや$5\text{-}HT_{3A}$受容体遺伝子が報告され[5,6]，一方，ミトコンドリアDNAの遺伝子多型はリスク減少にかかわる可能性が示唆されている[7]．

腸管感染症，免疫異常の関与

- IBSの病態には，脳腸相関を介したメカニズムが密接に関与し，また，遺伝的素因や環境因子が少なからず影響を与えているが，近年，これらの病態に加えて，感染性胃腸炎とその後に誘導される腸管粘膜の炎症や免疫異常の関与が示唆されている．

post-infectious IBS（PI-IBS）

- 1990年代後半にMcKendrickやGweeらは，サルモネラなどの感染症による急性胃腸炎を発症した患者を前向きに経過観察していくと，一部の患者にIBSが発症することを報告した[8,9]．その後も同様の研究成果が多く発表され，これらの疾患群はpost-infectious IBS（PI-IBS：感染後過敏性腸症候群）として広く認識されている．
- PI-IBSの発症率は，地域，人種，感染後の観察期間などによって異なるが，お

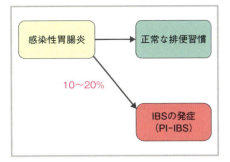

❷ post-infectious IBS（PI-IBS）の発症率

おむね10〜20%程度と想定される[10]（❷）．PI-IBS発症の臨床的リスク因子は，若年，女性，胃腸炎が重症で罹患期間が長い，不安やうつ傾向などがあげられている[2]．

IBSにおける炎症，免疫異常

- これまで，炎症などの器質的疾患を有さないことがIBS診断の基本であったが，PI-IBSの病態研究を通じて，IBS患者における腸管粘膜局所あるいは全身性の炎症や免疫異常が明らかとなった．

- PI-IBS患者の腸管粘膜固有層では，マクロファージやT細胞の浸潤，EC細胞の過形成，肥満細胞の増加，セロトニンや種々のニューロペプチドの産生増加が報告されている[2,10,11]．また，PI-IBSの腸管組織では，インターロイキン（IL）-1βやインターフェロン（IFN）-γなどの炎症惹起にかかわるサイトカイン産生が増加し，IL-10などの抑制性サイトカインの産生が減少している（❸）．さらに，粘膜局所だけでなく末梢血（血漿・血清）中においてもIBS患者で炎症性サイトカインが増加している（❸）[11]．

- 感染症後にIBSが発症することやIBSの病態に腸内細菌が関与することから，IBS患者の自然免疫応答に関する知見も散見される．IBS患者（特に下痢型）の血清中に抗フラジェリン抗体が存在すること[12]，PI-IBSや下痢型IBS患者の末梢血単核球がLPS（リポ多糖）刺激に対して過剰に反応し高い炎症性サイトカイン産生を示すことなどが報告されている[13]．遺伝子多型の面からPI-IBSの発症リスクに関する検討が行われ，IL-6，CDH-1（カドヘリン-1），Toll-like receptor（TLR）-9が候補遺伝子として同定されている[14]．なかでも，TLR-9は微生物の非メチル化CpG DNAを認識する受容体の一つでありPI-IBS発症の病態における自然免疫の関与を考えるうえで興味深い．先行する腸管感染症がIBS発症の誘因となり，持続的な粘膜炎症を誘発するメカニズムについては十分に明らかにされていない．最近の報告では，急性腸炎後に粘膜内

❸ 過敏性腸症候群（IBS）患者の末梢血および腸管粘膜におけるサイトカインレベル

		増加	減少	サブタイプ or PI-IBS
末梢血	非刺激時レベル	IL-6, IL-8（血漿）	―	―
		IL-6, IL-8（血清）	―	―
		IL-6, IL-8（血漿）	―	―
		sIL-2R（血清）	―	IBS-D
		CCL-6 mRNA（末梢血単核球）	―	IBS-C
腸管粘膜	組織中 mRNA	IL-1β（直腸）	―	PI-IBS
		IL-1β（直腸，S状結腸，回腸）	―	PI-IBS
		IFN-γ（直腸，結腸）	IL-10（S状結腸）	PI-IBS
			IL-10（直腸，結腸）	PI-IBS

IL：interleukin，sIL-2R：soluble IL-2 receptor，IFN：interferon，PI-IBS：post-infectious IBS，IBS-D：下痢型IBS，IBS-C：便秘型IBS
（Liebregts T, et al. Immune activation in patients with irritable bowel syndrome. Gastroenterology 2007；132：913-20[11]を元に筆者作成）

に侵入した腸管内微生物（細菌）に対する特異的 T 細胞が増加し，長期間生存した腸内細菌に対する特異的 T 細胞が 2 度目の何らかの刺激で即座に活性化される可能性が示唆されている[15]．

まとめ

IBS の主たる病態は，中枢と腸管局所の相互作用（脳腸相関）のバランスの崩れと，その悪循環に依存するところが大きい．しかし，その病態（経路）には，遺伝要因，環境因子，感染症と腸内細菌を介した宿主の免疫活性化が密接に関与している．近年では，腸管感染症後と炎症性腸疾患（IBD）の発症リスク，IBS と IBD の発症リスクに関する報告もあり，今後は IBS の病態を機能と炎症の両側面から解決していく必要があると思われる．

（石原俊治）

● 参考文献

1) Lacy BE, et al. Bowel disorders. Gastroenterology 2016. 150：1393-407.
2) Spiller R, et al. Guidelines on the irritable bowel syndrome：mechanisms and practical management. Gut 2007；56：1770-98.
3) Kanazawa M, et al. Patients and nonconsulters with irritable bowel syndrome reporting a parental history of bowel problems have more impaired psychological distress. Dig Dis Sci 2004；49：1046-53.
4) Levy RL, et al. Irritable bowel syndrome in twins：heredity and social learning both contribute to etiology. Gastroenterology 2001；121：799-804.
5) Fukudo S, et al. Impact of serotonin transporter gene polymorphism on brain activation by colorectal distention. Neuroimage 2009；47：946-51.
6) Kilpatrick LA, et al. The HTR3A polymorphism c. -42C＞T is associated with amygdala responsiveness in patients with irritable bowel syndrome. Gastroenterology 2011；140：1943-51.
7) Camilleri M, et al. Mitochondrial DNA and gastrointestinal motor and sensory functions in health and functional gastrointestinal disorders. Am J Physiol Gastrointest Liver Physiol 2009；296：G510-6.
8) McKendrick MW. Post Salmonella irritable bowel syndrome—5 year review. J Infect 1996；32：170-1.
9) Gwee KA, et al. The role of psychological and biological factors in postinfective gut dysfunction. Gut 1999；44：400-6.
10) Ishihara S, et al. Irritable bowel syndrome and inflammatory bowel disease：infectious gastroenteritis-related disorders? Clin J Gastroenterol 2009；2：9-16.
11) Ishihara S, et al. Pathogenesis of irritable bowel syndrome—review regarding associated infection and immune activation. Digestion 2013；87：204-11.
12) Schoepfer AM, et al. Antibodies to flagellin indicate reactivity to bacterial antigens in IBS patients. Neurogastroenterol Motil 2008；20：1110-8.
13) Liebregts T, et al. Immune activation in patients with irritable bowel syndrome. Gastroenterology 2007；132：913-20.
14) Villani AC, et al. Genetic risk factors for post-infectious irritable bowel syndrome following a waterborne outbreak of gastroenteritis. Gastroenterology 2010；138：1502-13.
15) Hand TW, et al. Acute gastrointestinal infection induces long-lived microbiota-specific T cell responses. Science 2012；337：1553-6.

大腸癌の発癌メカニズム

> **Point**
> 1. 大腸癌の発症には，複数の遺伝的要因と環境要因の相互作用が関与している．
> 2. 大腸癌は大きく散発性，遺伝性，家族性の3種類に分類でき，そのうち散発性大腸癌が多くを占める．
> 3. 癌化には複数の遺伝子にさまざまな変異が蓄積していくことで，その悪性度が進行していく．
> 4. 家族性大腸腺腫症やLynch症候群といった遺伝性疾患は，特定の生殖細胞突然変異が基礎となっている一方，散発性大腸癌は複数の体細胞突然変異の蓄積によって多段階的に進展する．

疫学 ▶p.17

わが国における大腸癌の罹患数（2011年）は，124,921人で，男性は72,101人，女性は52,820人である．男性では肺癌に次いで第4位，女性では乳癌に次いで第2位である．また，部位別の死亡数（2015年）では，男性は胃癌に次いで第3位，女性では第1位と，社会的関心の高い疾患である[1]．大腸癌の危険因子として，外的要因（環境因子）と内的要因（遺伝的因子）とがあり，その組み合わせにより癌を発症する．本項では大腸癌の発癌に関連する分子生物学的機序について解説する．

大腸癌の成因

- 大腸癌発症の危険因子として，主に環境因子と遺伝的因子があげられる．大腸癌発症には主として，散発性，遺伝性，家族性の3種が関連している．

散発性大腸癌

- 家族歴のない散発性大腸癌は，全大腸癌のおよそ70%を占めるとされ，50歳を超えると年齢とともに発症率も上昇する．食事や環境因子も発症に関与している．

遺伝性大腸癌

- 遺伝性大腸癌は全体の10%以下である．このうち，大腸ポリープが主症状として発現するか否かで細分類を行う．大腸ポリープが発現する疾患として家族性大腸腺腫症（familial adenomatous polyposis：FAP），*MUTYH*関連ポリポーシス（*MUTYH*-associated polyposis：MAP），過誤腫性ポリープが多発する疾患としてPeutz-Jeghers症候群，若年性ポリポーシスがあげられる．大腸ポリポーシスが発現しないものとして，Lynch症候群があげられる．これらはすべて大腸癌の発症リスクが高い疾患であるが，多くの疾患について原因となる

Ⅰ章 下部消化管疾患総論

遺伝子変異が同定されており，遺伝子検査が利用可能である．

家族性大腸癌

● 家族性大腸癌は全体の 25％程度を占める．明らかな大腸癌の家族歴を有するが，その発現様式は上述した遺伝性大腸癌のどのタイプとも一致しない．大腸癌家系を有する個人は大腸癌発症のリスクが高いが，そのリスクは遺伝性大腸癌ほど高くはないという特徴がある．第 1 度近親者が 1 人大腸癌に罹患していれば，その個人の大腸癌発症リスクは一般集団の約 2 倍に上昇し[2]，第 1 度近親者の 2 人，もしくは近親者の発癌年齢が 55 歳未満であればさらに発癌リスクは上昇する．ただし，家族性大腸癌は現在未検出の遺伝子変異を有する遺伝性大腸癌の疾患群である可能性もあり，その発症機序には不明な点が残る．

大腸癌発癌の分子生物学的機序

● 大腸癌の発癌は，特定の遺伝子変化が生じることにより，正常な腸粘膜から浸潤癌へと進展していくことが明らかとなっている．遺伝子変異は，受精時もしくは受精前に発現し，全身すべての細胞に変異を有する生殖細胞突然変異と，生後誘発され，特定の組織，もしくは臓器に発現する体細胞突然変異に分類される．生殖細胞突然変異に関しては，遺伝性疾患として親から子に伝達される特徴がある．

adenoma-carcinoma sequence による発癌

● 多くの大腸癌は，腺腫性ポリープから生じるとされている．腺腫性ポリープは，腸上皮再生を制御しているメカニズムが破綻した際に形成される．通常，腸管内を覆っている上皮細胞は腺窩で増殖し，徐々に管腔方向へ移動していく．上皮細胞が移動するにつれて増殖は停止し，最終的に分化した上皮細胞となる．上皮細胞はアポトーシスにより腸管から脱落し，新しい上皮細胞に置換される，というサイクルを連続的に継続している．この機序は，腺腫が増大していく過程で傷害され，異型度が高まり，最終的には癌を形成する．腺腫性ポリープから大腸癌に進展するという考えは，

- ・早期大腸癌は，しばしばサイズの大きな腺腫に合併し，癌病変を取り囲むように腺腫性変化を認めることが多い．
- ・大腸腺腫と癌は，大腸内において同じような分布を示し，散発性や家族性大腸癌でも大腸癌発症に先行して腺腫病変が観察される．
- ・動物モデルにおいても，大腸癌に先行して腺腫病変が発現しており，腺腫病変より癌が発生している．
- ・ポリープ切除によって，大腸癌死亡を減少させることが臨床研究で示されている[3]．

といった，これまでの病理学的，疫学的な研究から支持されている．1990 年にFearon と Vogelstein が，複数の遺伝子変異によって腸管上皮の腫瘍化が引き

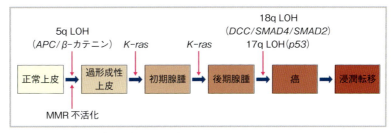

❶ 多段階発癌モデルと遺伝子変化
APC 遺伝子変異，MMR 遺伝子の不活化が大腸癌発生初期に起こり，悪性化には *K-ras* 変異が関連しており，*DCC/SMAD4/SMAD2* 変異，*p53* 変異を経て癌化に至る．
(Lynch JP, et al. The genetic pathogenesis of colorectal cancer. Hematol Oncol Clin North Am 2002；16：775-810[6])より引用)

起こされるとする adenoma-carcinoma sequence に対応する多段階発癌モデルを提唱した[4,5]．Vogelstein モデルによれば，発癌には生殖細胞系列変異または体細胞突然変異が必要であり，複数の遺伝子変異の蓄積が腫瘍の生物学的な特徴を決定づけるとしている．すなわち，正常上皮が dysplastic aberrant crypt foci に進展する際に，第 5 染色体長腕でのヘテロ接合性の喪失（loss of heterozygosity：LOH）や MMR（mismatch repair）遺伝子の不活化が起こり，early adenoma や late adenoma への進展には *K-ras* 変異が関連している．さらに第 18 番染色体長腕での LOH や第 17 番染色体長腕での LOH が生じることが癌化の原因となる[6]（❶）．こういった点変異に加えて，DNA メチル化異常や，遺伝子の再構成，増幅，過剰発現，欠失などが癌の形成に関連している．

serrated polyp pathway による発癌

- 近年の研究により，大腸の鋸歯状構造を有するポリープから大腸癌が発生する経路（serrated polyp pathway）が，前述の adenoma-carcinoma sequence とは別に存在することが明らかになっている[7]．WHO 分類によれば，鋸歯状病変は過形成性ポリープ（hyperplastic polyp：HP），鋸歯状腺腫（traditional serrated adenoma：TSA），sessile serrated adenoma/polyp（SSA/P：広基性鋸歯状腺腫/ポリープ）に大きく大別される．HP はさらに microvesicular variant（MVHP），goblet cell rich variant（GRVHP），mucin poor variant（MPVHP）に亜分類される[8]．TSA の分子異常として，① *K-ras* もしくは *BRAF* 変異，② CIMP（CpG island methylation phenotype）を認める．SSA/P は初期変異として *BRAF* 変異を認め，CIMP が高度になると増殖能を増し，腺管密度の上昇を認めるようになる．最終的には *MLH1* のメチル化によりマイクロサテライト不安定性（microsatellite instability：MSI）を獲得し，発癌に至ると考えられている．SSA/P は右側結腸に好発し，やや女性に多く，担癌率は 3％と報告されている[9]．

家族性大腸腺腫症（FAP）による発癌

- FAP は，*APC* 遺伝子の生殖細胞系列変異を原因とし，大腸の多発性腺腫を主

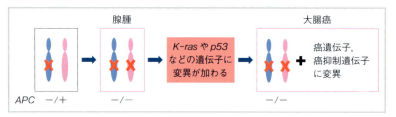

❷ 家族性大腸腺腫症における癌化のメカニズム
家族性大腸腺腫症患者ではすべての細胞でAPC遺伝子の片方の対立遺伝子に突然変異を有している．何らかの理由で，もう片方の健常対立遺伝子の不活化（2nd hit）が起こると腺腫病変が発生する．癌化にはさらなる遺伝子変異が必要である．
APC＋：野生株，APC－：変異株
（大腸癌研究会編．遺伝性大腸癌診療ガイドライン．2016年版．金原出版；2016[10]より抜粋）

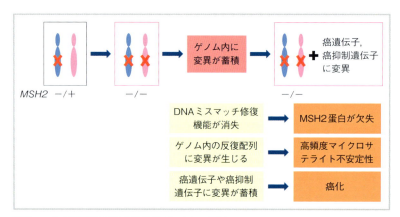

❸ Lynch症候群における癌化のメカニズム
Lynch症候群ではミスマッチ修復遺伝子（図ではMSH2）の片方のアレルに生殖細胞系列変異があり，もう一方のアレルに後天的異常が加わるとミスマッチ修復機構が損なわれる．
MSH2＋：野生株，MSH2－：変異株
（大腸癌研究会編．遺伝性大腸癌診療ガイドライン．2016年版．金原出版；2016[10]より抜粋）

徴とする常染色体優性遺伝性の症候群である．APC遺伝子は第5番染色体長腕に位置し，FAPにおいてはAPC遺伝子の欠失，挿入といったさまざまな異常が認められる．APC変異を伴うFAP患者の最大30％が明らかな家族歴を有さず，新生発端者の可能性もあるため注意が必要である[10]．FAP患者ではAPC遺伝子の2つのアレルのうち，一方は生殖細胞系列変異により不活化されており（1st hit），もう一方の健常対立遺伝子も突然変異やDNAメチル化異常により不活化される（2nd hit）ことで腺腫が発生する．APCの機能が低下することで β-カテニン量が増加し，その標的遺伝子が活性化することで腫瘍形成が促進され，さらに発癌に関連する遺伝子の変異を受け癌化すると考えられている（❷）[10]．

Lynch症候群による発癌

- Lynch症候群は，ミスマッチ修復遺伝子の生殖細胞系列変異を原因とする常染色体優性遺伝性疾患である．40〜60歳の間の比較的若年者に好発し，多発性

★1

MMR遺伝子変異を認め
ないにもかかわらず，
*MSH2*遺伝子のプロ
モーター領域のhyper-
methylationが認められ
る．これは*MSH2*遺伝
子の上流に位置する
*EPCAM/TACSTD1*遺
伝子の3′末端側の欠損
によることが報告され
た[13,14]．

（同時性，異時性）の大腸癌および子宮内膜癌，卵巣癌，胃癌，小腸癌，胆道癌，膵癌，腎盂・尿管癌，脳腫瘍，皮膚腫瘍など多彩な悪性腫瘍が発生する．ミスマッチ修復遺伝子の変異が原因であり，*MSH2*と*MLH1*の変異が全体の約90%とされ，残りの変異が*MSH6*と*PMS2*である[11]．細胞が分裂する際にDNAの複製が起きるが，この複製に際して塩基のミスマッチが生じることがあり，ミスマッチ修復機構によってこれを修復している．しかし，上記のミスマッチ修復遺伝子の変異により，DNA修復機構が不十分となり，ゲノム全体を通してDNAエラーが蓄積する，すなわちマイクロサテライト不安定性（MSI）が引き起こされる．Lynch症候群ではミスマッチ修復機構に関与している上記いずれかの遺伝子の片方のアレルに生殖細胞系列変異があり，もう一方の健常アレルに後天的異常が加わると，ミスマッチ修復機構が損なわれる．それによって腫瘍制御システムやDNA損傷修復反応，アポトーシスなどにかかわる遺伝子に変異が誘発され，最終的に癌化すると考えられている[10]（❸）．

● また，近年，*EPCAM*（epithelial cell adhesion molecule）遺伝子の生殖細胞系列欠失による*MSH2*のエピジェネティックな不活化が，Lynch症候群の発癌の新たな分子機構として注目されている[12]★1．

（山内康平，岩切龍一）

● **参考文献**

1) がん研究振興財団．がんの統計'15．2016．
2) Tuohy TM, et al. Risk of colorectal cancer and adenomas in the families of patients with adenomas：a population-based study in Utah. Cancer 2014；120：35-42.
3) Zauber AG, et al. Colonoscopic polypectomy and long-term prevention of colorectal-cancer deaths. N Engl J Med 2012；366：687-96.
4) Fearon ER, Vogelstein B. A genetic model for colorectal tumorigenesis. Cell 1990；61：759-67.
5) Vogelstein B, et al. Genetic alterations during colorectal-tumor development. N Engl J Med 1988；319：525-32.
6) Lynch JP, Hoops TC. The genetic pathogenesis of colorectal cancer. Hematol Oncol Clin North Am 2002；16：775-810.
7) Huang CS, et al. Hyperplastic polyps, serrated adenomas, and the serrated polyp neoplasia pathway. Am J Gastroenterol 2004；99：2242-55.
8) Snover D, et al. WHO Classification of Tumours Pathology and Genetics of Tumours of the Digestive System. 4th edition Springer-Verlag；2010.
9) Lash RH, et al. Sessile serrated adenomas：prevalence of dysplasia and carcinoma in 2139 patients. J Clin Pathol 2010；63：681-6.
10) 大腸癌研究会編．遺伝性大腸癌診療ガイドライン．2016年版．金原出版；2016．
11) Boland CR, Goel A. Microsatellite instability in colorectal cancer. Gastroenterology 2010；138：2073-87.
12) Ligtenberg MJ, et al. EPCAM deletion carriers constitute a unique subgroup of Lynch syndrome patients. Fam Cancer 2013；12：169-74.
13) Kovacs ME, et al. Deletions removing the last exon of TACSTD1 constitute a distinct class of mutations predisposing to Lynch syndrome. Hum Mutat 2009；30：197-203.
14) Ligtenberg MJ, et al. Heritable somatic methylation and inactivation of MSH2 in families with Lynch syndrome due to deletion of the 3'exons of TACSTD1. Nat Genet 2009；41：112-7.

▶病態生理

炎症性腸疾患における発癌メカニズム

1. 炎症性腸疾患（潰瘍性大腸炎，Crohn病）における腸管粘膜の炎症が発癌の発生母地となり，炎症からdysplasiaを経て発癌する（dysplasia-carcinoma sequence）．
2. 炎症に伴い，非腫瘍部の段階ですでにTP53変異やMSI，CpGアイランドのメチル化，マイクロRNAの変化などが早期に生じ発癌に寄与する．
3. 潰瘍性大腸炎では，罹患期間が長いほど，また炎症範囲が広いほど発癌リスクが上がる．
4. 潰瘍性大腸炎合併大腸癌の予後は，StageⅢで散発性大腸癌より悪い．
5. 発癌高リスク群に対する適切な内視鏡サーベイランスが，病変の早期発見と早期治療のために重要である．

大腸癌の発癌メカニズム
▶p.39

　潰瘍性大腸炎とCrohn病に代表される炎症性腸疾患（inflammatory bowel disease：IBD）は若年発症が特徴であり，腸管粘膜の炎症とそれに伴う種々の慢性炎症性変化を背景に，大腸癌の発癌リスクが経過に伴い高くなることが知られている[1]．発癌リスクは炎症範囲が広範囲で，罹患期間が長いほど高くなると報告されており，癌の早期発見のために高リスク群に対する適切なサーベイランスが望まれる．本項では炎症性腸疾患，特に潰瘍性大腸炎とCrohn病における発癌メカニズム，特に大腸癌についてその病態やリスクなどを概説する．

炎症性発癌

- 潰瘍性大腸炎やCrohn病といった炎症性腸疾患は，主に若年で発症し腸管の慢性炎症性変化を伴う疾患である．潰瘍性大腸炎は，主に大腸の粘膜を傷害してびらんや潰瘍を形成するびまん性非特異的炎症性疾患である．一方，Crohn病は，小腸や大腸を中心に浮腫や潰瘍，狭窄，瘻孔などを生じる肉芽腫性炎症性疾患である．ともに粘膜の慢性炎症性変化を背景に，高率に大腸癌を発症することが知られている[1]．
- 炎症性発癌のメカニズムとして，炎症に伴う酸化ストレスなどにより非腫瘍粘膜のDNAへの損傷が生じ，発癌遺伝子の活性化や発癌抑制遺伝子の抑制などを通してfield effectが蓄積し，前癌病変であるdysplasiaを経て発癌に至るdysplasia-carcinoma sequenceが提唱されている[2]．これは，粘膜の慢性炎症に伴い，TP53変異やマイクロサテライト不安定性（microsatellite instability：MSI）やCpGアイランドのメチル化，マイクロRNAの変化など多くの変化が早期に生じ，dysplasiaを生じ，low-grade dysplasiaからhigh-grade dysplasiaを経て発癌に至ると考える発癌モデルである（❶）．散発性大腸癌が，APC遺伝子の変異やKRAS変異が早期に生じ，腺腫を経て発癌する（adenoma-carcinoma sequence）と考えられているのに対し，炎症性発癌において

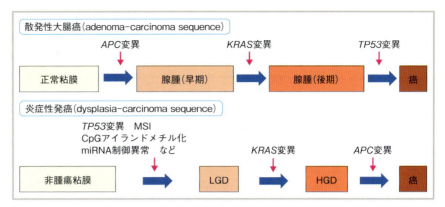

❶ adenoma-carcinoma sequence と dysplasia-carcinoma sequence の比較
LGD：low-grade dysplasia，HGD：high-grade dysplasia，MSI：microsatellite instability，miRNA：micro RNA

★1
大腸癌におけるゲノム解析で，散発性大腸癌と炎症性腸疾患における大腸癌における APC 変異は 81％ vs 13％（p＝0.0001），KRAS 変異が 43％ vs 20％（p＝0.016）であり，ともに炎症性腸疾患において有意に低値だった[4]．

★2
散発性大腸癌と比較し，炎症性腸疾患における大腸癌にてマイクロRNA214 が有意に過剰発現しており，AKT リン酸化や NF-κB の活性化を通して炎症性発癌に関与していることが示された[5]．

は早期に TP53 変異が生じ，APC 遺伝子変異や KRAS 変異の寄与は少ないという違いがある[3]★1．散発性大腸癌と比較し，炎症性発癌においてマイクロRNA が異常発現し発癌に関与しているという報告もある★2．

- これら非腫瘍部における早期の分子遺伝学的変化を，今後，発癌のバイオマーカーとして確認することが可能になれば，炎症性発癌の高リスク群の選別が可能になり，より効果的なサーベイランスを行うことができると期待される．

発癌リスク

- 潰瘍性大腸炎では，罹患範囲が広がると発癌リスクが上がることが知られており，直腸炎型では 1.7 倍，左側大腸炎型では 2.8 倍，全大腸炎型では 14.8 倍と報告され，全大腸炎型の発癌リスクが高いと考えられている[6]．また，罹患年数によっても発癌リスクが上がることが知られており，メタアナリシスでは累積発癌率は 10 年で 2％，20 年で 8％，30 年で 18％とも報告されている[7]．

予後

- 潰瘍性大腸炎合併大腸癌では，Stage Ⅲ症例で一般の大腸癌より予後が不良であることが知られている（5 年生存率 43.3％ vs 57.4％，p＝0.032）[8]．潰瘍性大腸炎における大腸癌には粘液癌や印環細胞癌の割合が多く，腫瘍の進行が散発性大腸癌と比較し速い可能性も考えられる．また，潰瘍性大腸炎に伴う dysplasia や大腸癌は，散発性大腸癌と比較し，平坦で境界不明瞭な形態を呈することが多く，通常の内視鏡観察では視認困難な場合も少なくない．そのため，病変の早期発見が困難なことも多い．

サーベイランス

● 前述のように，潰瘍性大腸炎において全大腸炎型の症例や罹患期間の長い症例は特に大腸癌発癌の高リスク群と考えられるため，当院においては 7 年以上の罹患歴を有する全大腸炎型および左側大腸炎型の症例には，1 年に 1 回の下部消化管内視鏡検査によるサーベイランスを原則としている．また，通常内視鏡のみでは視認困難な病変に対して，インジゴカルミンを用いた色素内視鏡などによるサーベイランス法も，病変の早期発見により効果的である．

● 今後は，炎症性腸疾患における発癌の分子遺伝学的背景をより明らかにし，前癌状態の非腫瘍粘膜から発癌高リスク群を選別し，適切な内視鏡サーベイランスによって病変の早期発見と早期治療につなげることが，さらなる治療成績の向上につながるものと考えられる．

（品川貴秀，畑　啓介，渡邉聡明）

◉ 参考文献

1) Beaugerie L, Itzkowitz SH. Cancers complicating inflammatory bowel disease. N Engl J Med 2015；327：1441-52.

2) Watanabe T, et al. Gene expression signature and the prediction of ulcerative colitis-associated colorectal cancer by DNA microarray. Clin Cancer Res 2007；13（2 Pt 1）：415-20.

3) Umetani N, et al. Genetic alterations in ulcerative colitis-associated neoplasia focusing on APC, K-ras gene and microsatellite instability. Jpn J Cancer Res 1999；90：1081-7.

4) Robles AI, et al. Whole-exome sequencing analyses of inflammatory bowel disease-associated colorectal cancers. Gastroenterology 2016；150：931-43.

5) Polytarchou C, et al. MicroRNA214 is associated with progression of ulcerative colitis, and inhibition reduces development of colitis and colitis-associated cancer in mice. Gastroenterology 2015；149：981-92.

6) Ekbom A, et al. Ulcerative colitis and colorectal cancer. A population-based study. N Engl J Med 1990；323：1228-33.

7) Eaden JA, et al. The risk of colorectal cancer in ulcerative colitis：a meta-analysis. Gut 2001；48：526-35.

8) Watanabe T, et al. Ulcerative colitis-associated colorectal cancer shows a poorer survival than sporadic colorectal cancer：a nationwide Japanese study. Inflamm Bowel Dis 2011；17：802-8.

Ⅰ章 下部消化管疾患総論

▶ 病態生理

大腸憩室疾患の病態

Point

❶ 生活習慣，食生活の欧米化に伴い，大腸憩室炎，大腸憩室出血などの大腸憩室疾患は増加している．

❷ 従来，わが国では右側型大腸憩室炎の割合が高かったが，穿孔や膿瘍形成などの重症化をきたしやすい左側型大腸憩室炎が近年増加している．

❸ 下部消化管出血の原因としては憩室出血の頻度が最も高く，低用量アスピリン製剤を含む非ステロイド性抗炎症薬（NSAIDs）の使用増加がこの一因となっている．

　　大腸憩室とは，大腸壁の一部が漿膜側に向かって囊状に突出した状態をいう．このほとんどは後天性の仮性憩室で，大腸粘膜が固有筋層の抵抗の小さい血管貫通部から壁外に脱出・陥入し，腸管周囲の脂肪組織に接する構造をとっている．成因として，腸管内圧の亢進と腸管壁の脆弱性が関与すると考えられている．欧米型の低残渣食では糞便量が減少するため肛門側への蠕動運動が亢進し，その結果，腸管内圧が上昇する．この影響を受けやすいのがＳ状結腸や右側結腸で，さらに結腸ひもの両脇は血管が漿膜下から大腸壁を貫く部位であるため壁構造が脆弱となり，憩室が好発する．

　　大腸憩室の発生頻度は近年増加傾向にあり，40歳までは20％程度であるが，70歳代では40％以上とも報告されている[1]．憩室の個数も加齢によって増加する傾向にある．従来，わが国では盲腸から上行結腸を中心とした右側結腸に発生する右側型が多く，欧米ではＳ状結腸を中心とした左側型が多かったが，近年の食生活の欧米化に伴い，わが国でも左側型が増え，特に高齢者では両側型が増加している．

　　大腸憩室は，通常，無症状であるが，便秘，下痢，腹部膨満感，腹痛などの腸管の機能異常に関する非特異的症状を起こすことがある．大腸憩室に合併する疾患を総称して大腸憩室疾患と呼び，大腸憩室の増加に伴い，大腸憩室疾患も増加している．その代表的なものとしては，憩室炎と憩室出血があげられ（❶）[2]，本項ではこれらの病態について概説する．

治療フローチャート▶
p.279

■■ 大腸憩室炎

病態

● 大腸憩室炎は憩室に発生する非特異的炎症性疾患であり，欧米では大腸憩室症の10〜30％に認められ，大腸憩室の合併症としては最も頻度の高い疾患である[3]．わが国における大腸憩室炎の合併率は10％程度までとされているが[4]，生活習慣や食生活の欧米化に伴い増加傾向にある．

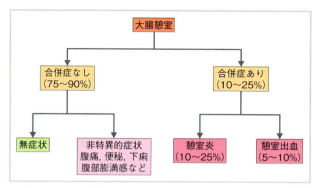

❶ 大腸憩室の自然経過
大腸憩室患者の多くは，合併症なく無症状のままで一生を終えるとされている．一部は合併症がなくても，腹痛，便秘，下痢，腹部膨満感などの非特異的症状を呈するが，この頻度は不明である．大腸憩室患者の10～25%に合併症を認め，憩室炎と憩室出血がその代表的なものである．

- 原因としては，細菌やウイルスの感染，異物，アレルギー，循環障害による虚血などがあげられるが，これらが複合して関与することもあると考えられており，その発症メカニズムは十分に判明していない．いずれにしても，憩室内に糞便や残渣物が貯留し，粘液分泌などにより憩室内圧が高まることが憩室炎の病態形成に関与していることが多い[5]．
- 組織学的には基本的に急性化膿性炎症の像を示し，好中球を中心とした炎症細胞浸潤が認められる．
- 憩室炎の多くは憩室の先端部に発生し，ここに形成された潰瘍により炎症は容易に漿膜下層に波及し，最終的には穿孔をきたす．比較的高頻度に膿瘍を形成するが，そのほとんどは軽症から中等症であり，軽症穿孔例では周囲の脂肪組織に取り囲まれ，限局した膿瘍形成にとどまる．この炎症が周囲臓器へ広がった場合には瘻孔形成や閉塞をきたすことがある．また，周囲臓器に接していない場合は，腹腔内へ遊離穿孔を生じ，腹膜炎をきたす．
- これまでは盲腸や上行結腸に発生する右側型大腸憩室炎が大半であったが，近年，欧米と同様にＳ状結腸を中心とする左側型大腸憩室炎が増えている．左側型大腸憩室炎は右側型に比し，膿瘍形成や穿孔などによる重症例が多い．これはＳ状結腸が結腸のなかで最も細いため腸管内圧が上昇しやすく，腸管の阻血状態が生じやすいためとされている[6]．

症状

- ほぼ全例に腹痛を認める．腹痛は初期には間欠的であることが多いが，時間とともに持続的なものへと移行する．腹痛の範囲も初期には限局しているが，炎症が腹膜まで波及した場合には反跳痛などの腹膜刺激症状を伴うものとなり，発熱などもみられる．
- 膀胱付近に炎症が波及すると，排尿困難や頻尿などの泌尿器科的症状を訴えることもある．

診断・治療フローチャート ▶p.280

大腸憩室出血

病態

● 下部消化管出血の原因として最も頻度が高い疾患が大腸憩室出血であり，大腸憩室例の約5〜10%に合併するといわれている．わが国では憩室炎と同様，憩室出血も右側結腸に多い[7]．

● 大腸憩室出血症例の増加は，大腸憩室自体の発生頻度が増加しているだけでなく，脳血管障害や循環器疾患，整形外科疾患などに対する低用量アスピリン製剤を含む非ステロイド性抗炎症薬（NSAIDs）の使用量が増加していることも一因となっている．

● 原因には，憩室の特徴的な解剖学的構造が寄与している．大腸憩室は結腸ひもの両脇の血管貫通部に好発し，この部位の動脈が腸管内圧の上昇や糞石などの機械的刺激により損傷を受け，血管内膜の肥厚や中膜の菲薄化をきたす．これらの変化により動脈が部分的に脆弱化し，腸管内腔へ出血する．危険因子としては，高血圧症，抗血小板薬などがあげられている[8]．

症状

● 大腸憩室炎が腹痛などの腹部症状を伴うことに反し，憩室出血では一般に前駆症状なく突然の血便（鮮血便）で発症する．出血は少量であることが多い．

● 憩室出血の既往をもつ再発症例が多い．

● 憩室炎が合併することがまれにある．

（木村雅子，六車直樹，高山哲治）

● 参考文献

1）芳野純治ほか．大腸憩室疾患の病態・病理．胃と腸 2012；47：1063-71.

2）Parra-Blanco A. Colonic diverticular disease：pathophysiology and clinical picture. Digestion 2006；73（Suppl 1）：47-57.

3）Gennaro AR, Rosemond GP. Colonic diverticular and hemorrhage. Dis Colon Rectum 1973；16：409-15.

4）井上幹夫．大腸憩室疾患の疫学と臨床．日本大腸肛門病会誌 1992；45：904-13.

5）江頭由太郎ほか．大腸憩室疾患の病理．胃と腸 2012；47：1072-82.

6）鳥越敏明ほか．非外傷性大腸穿孔35例の臨床的検討．日本臨床外科医学会雑誌 1991；52：2421-7.

7）眞部紀明ほか．大腸憩室疾患の疫学．胃と腸 2012；47：1053-62.

8）Niikura R, et al. Recurrence of colonic diverticular bleeding and associated risk factors. Colorectal Dis 2012；14：302-5.

I章 下部消化管疾患総論

▶病態生理

急性腸管虚血の病態

❶ 腸粘膜は代謝率が高く，多くの血液を必要とする臓器であるため，血流低下が起きると重篤な傷害を受ける．
❷ 腸管は外界と接している臓器であり，上皮バリア機能が障害されると体外物質や細菌などが短時間で腸管壁内へと侵入し，病状が急速に悪化する．
❸ 腸間膜動脈閉塞症は，血栓や塞栓により急激に血流障害をきたすため，突然の腹部激痛で発症し，嘔気，嘔吐を伴う．
❹ 腸間膜静脈血栓症は，静脈の血栓形成によって徐々に血行障害が進行するため，軽度の腹痛や嘔気，嘔吐で発症する．
❺ 非閉塞性腸間膜虚血は，器質的な閉塞を認めず，血管攣縮による血行障害が原因とされ，緩徐な経過をたどり診断時には重症化している場合が多い．
❻ いずれのタイプでも死亡率は50％以上と高い．本症を疑った場合は，積極的に造影CT検査や血管造影を行い，早期診断に努めることが救命につながる．

　急性腸管虚血症は，腸管の血流障害に起因する疾患の総称であり，その頻度は入院患者の0.003〜0.1％，急性腸管虚血は急性腹症の約1％を占め，死亡率は50％以上と高い[1,2]．救命には早期診断が非常に重要である．腸間膜動脈閉塞では発症早期から強い腹痛が出現するが，腹部診察所見では筋性防御などの腹膜炎徴候に乏しい．静脈閉塞や非閉塞性腸間膜虚血では明らかな腹痛を認めない場合も少なくない．血液検査でも特異的な異常はない．多くの場合，腹部造影CTや血管造影で確定診断が可能であるが，試験開腹術が必要な場合もある．治療としては主に壊死腸管の切除が行われるが，発症早期では血行再建術（IVR〈interventional radiology〉）が行われる場合もある．

病態生理

- 腸粘膜は代謝率が高いため多くの血液を必要とする．一般に腸管は心拍出量の約1/4が供給されるといわれている．したがって，何らかの原因で血流低下が起きると腸管組織は重篤な障害を受けることが多い．
- 腸管は上皮を境界として外界と接している臓器であり，管腔内には多くの体外物質や腸内細菌が存在する．腸管虚血により上皮バリア機能が障害されると，これらの体外物質や細菌などが短時間で大量に腸管壁内へと侵入する．
- 体外物質や細菌が侵入すると，血管作動性メディエーターが放出され，心筋抑制，全身性炎症反応症候群，多臓器不全となる．メディエーターの放出は完全梗塞に至る以前から発生しうる．
- 虚血による梗塞が進むと腸管壊死をきたし救命困難になる場合が多い[★1]．

★1
本症は死亡率が高く，救命しえても短腸症候群や廃用症候群などの合併症をきたしやすい．また，治療後も腸管壊死の再発や消化管狭窄などをきたす可能性もある．治療前から予後や術後のQOL低下に関して十分なインフォームドコンセントが必要である．

❶ 急性腸管虚血症の分類

	腸間膜動脈閉塞症	腸間膜静脈血栓症	非閉塞性腸間膜虚血
腸管虚血症の中の頻度	50%以上	約25%	約20%
臨床症状	腹部激痛 嘔吐・嘔気 下痢・下血 発熱 ショック 下肢しびれ感（塞栓症の場合）	腹痛 嘔気・嘔吐 下痢・下血 食欲不振	腹痛 嘔気・嘔吐 腹部膨満感 下痢・下血 食欲不振 発熱
他覚所見	腹部圧痛	乏しい	しばしば腹部圧痛
基礎疾患	心疾患 高血圧 動脈硬化 腹部大動脈瘤	血液凝固異常 外傷・開腹術による腸管癒着 悪性腫瘍などによる圧排 門脈圧亢進症 大腸憩室炎	心疾患 高血圧 糖尿病 動脈硬化 脳血管障害 ジギタリス中毒 熱傷 人工透析

● 本症は，血管の閉塞に起因する腸間膜動脈閉塞症および腸間膜静脈血栓症と，非閉塞性腸間膜虚血に分類され，それぞれ虚血腸管の部位や臨床経過に特徴がある（❶）[3].

発生機序別の臨床所見

腸間膜動脈閉塞症

● 腸間膜動脈閉塞症（mesenteric arterial〈artery〉occlusion）は，何らかの原因で腸間膜動脈が閉塞し，支配領域の腸管に血行障害が生じたものと定義される．血栓による動脈閉塞（塞栓症）と動脈硬化をベースにした血栓症がある．

● 基礎疾患として，高血圧，心房細動などの不整脈，冠動脈疾患，心弁膜症などを認め，高齢者に多い[4].

● 腸管虚血症のなかで50%以上を占める．

● いずれも，突然の激しい腹痛で発症する．腹痛は腹部全体にわたり持続性，進行性である．時間が経つと腸管浮腫による閉塞症状が出現し，嘔気，嘔吐を伴う．発症初期は筋性防御や反跳痛はほとんど認めない．経過とともに腸管虚血が進行すると，このような腹膜刺激症状が出現する．

● 症状発現後10〜12時間後に腸管壊死が起こる．腸管壊死を回避できる頻度は発症後12時間以内で100%，12〜24時間で56%，24時間以上で18%と報告されている[5].腸管壊死が進むと大量の腸管切除が必要となり，救命困難な場合が多い．

● 血液検査では，発症早期には白血球の上昇をみる場合もあるが，特異的な異常は認めない．代謝性アシドーシスの出現は病状の悪化を反映する★2.

● 腹部単純X線検査では，小腸ガス像の出現や拡張した腸管ガス像を認める場合

★2
ALP（アルカリホスファターゼ），LDH（乳酸脱水素酵素），CPK（クレアチンホスホキナーゼ）の上昇，炎症反応などの血液検査の異常は，腸管壊死の出現などの病状の悪化を示唆するものである．

があるが特異的な所見はなく，主に他疾患の除外診断に有用である．

- 腹部造影CT検査では，動脈血栓による陰影欠損とその末梢側腸管の造影不良が認められる．腸管壊死をきたすと腸管壁は菲薄化し，腸管気腫や門脈ガス，腹水を認める場合がある．
- 超音波検査では，動脈血栓による閉塞所見，腸管壁の肥厚や浮腫，腸蠕動の消失が認められる．腸管壊死をきたすと腸管気腫や腹水を認める場合がある．しかし，これらの異常所見がなくとも本症を否定できない．
- 血管造影検査では，選択的腸間膜動脈造影にて閉塞を証明すれば診断は確実である．診断が困難な場合は試験開腹が行われる[★3]．

腸間膜静脈血栓症

- 腸間膜静脈血栓症（mesenteric venous thrombosis）は，何らかの原因で血栓が形成され腸間膜静脈が閉塞し，血液のうっ滞が生じて腸管障害などをきたす疾患と定義される．
- 基礎疾患として血液凝固線溶系の異常，門脈圧亢進症，大腸憩室炎などの炎症性疾患，開腹手術後などを認める場合が多い[★4]．
- 腸管虚血症のなかの約25％を占める．
- 多くは軽度の腹痛にて発症し，嘔気，嘔吐を伴うこともある．腸管虚血が進むと腹痛が増強し吐・下血をきたす．筋性防御，反跳痛などの腹膜刺激症状も出現する．数日から10日間にわたって徐々に症状が進行する場合も少なくない．
- 血液検査では白血球増加，CRP陽性などの炎症所見，LDH上昇などを認めることもあるが特異的な異常はない．腹部単純X線検査では，初期には異常所見はなく，徐々にイレウス様の鏡面像や小腸ガス像が出現する．
- 腹部造影CT検査では，門脈や腸間膜静脈およびその分枝の拡張，静脈内血栓による陰影欠損，腸管の広範囲にわたる壁肥厚が認められる．腸間膜の濃度上昇，腹水が出現する場合もある．
- 超音波検査で腸間膜静脈に血栓が認められれば本症の可能性が高い．また，腸管壁の肥厚，腸間膜の層状描出，腹水が認められる場合もある．
- 血管造影検査で，選択的上腸間膜動脈造影にて静脈相の欠如，静脈内血栓像を認めれば診断はほぼ確実である．
- 大腸内視鏡検査で，びまん性の浮腫状粘膜を認める場合がある．病態を悪化させる可能性があり，適応の有無は慎重に判断する必要がある[★5]．

非閉塞性腸間膜虚血[6)]

- 非閉塞性腸間膜虚血（non-occlusive mesenteric ischemia：NOMI）は，腸間膜動静脈に器質的な閉塞が認められない腸管の血行障害と定義される．
- 主に血管の攣縮が原因とされ，非連続的に腸管の虚血性変化や壊死が認められる[★6]．
- 基礎疾患として，心疾患（不整脈，冠動脈疾患，心弁膜症など），高血圧，動脈硬化症，糖尿病，脳血管障害を認め，高齢者に多い．

★3
血管造影検査からIVRへ，あるいは試験開腹から腸管切除へと，検査に引き続いて治療へ移行する場合がある．したがって，このような検査は治療への迅速な移行が可能な施設で行われるべきである．

★4
血液凝固線溶系の異常としてはプロテインCやプロテインS欠損症，アンチトロンビンIII欠損症，抗カルジオリピン抗体の存在などがあげられる．

★5
急性腸管虚血症の内視鏡所見は，びまん性に広がる暗赤色調の浮腫状粘膜が特徴的であり，虚血性腸炎で認められる縦走，帯状の潰瘍は認められない場合が多い．

★6
虚血性腸炎は一般に下腸間膜動脈領域に好発し，可逆性，一過性の虚血性変化である．非閉塞性腸間膜虚血と虚血性腸炎の病因の異同については一定の見解がなく，今後の検討課題とされる（文献6を参照）．

- 腸管虚血症のなかで20%前後を占める[7].
- 心不全，ショックなどの低灌流状態，ジギタリス製剤やカテコールアミンの高濃度投与による腸間膜動脈血流の減少，人工透析などが成因に関係する.
- 初期には腹痛を訴える場合が多いが腹痛の強さや場所，性質はさまざまである. また，約1/4の症例では腹痛を伴わず，腹部膨満感や下痢，下血，嘔気，嘔吐などの症状で発症する.
- 多くは緩慢な経過をたどるが，虚血が進展し腸管壊死をきたすと急激に腹膜刺激症状が出現する. 発症初期に特異的な症候はなく重症化してから診断されるため，一般に予後不良である. 早期発見例では血管拡張薬による治療が行われる.
- 血液検査では特異的な異常はない.
- 腹部単純X線検査でも特異的な所見はなく，腸管壊死をきたすと鏡面像や腸管拡張像を認めることがある.
- 腹部血管造影検査が最も有用である. 上腸間膜動脈起始部の狭小化，不整像，アーケードの攣縮，腸管壁内血管の造影不良，大動脈への逆流などの異常所見が特徴的である.
- 腹部造影CT検査（MDCT）でも血管造影と同様の特徴的所見を認めることがある.
- 超音波検査やMRI検査による診断は困難である.
- 診断が困難な例では診断的腹腔鏡検査を行う場合もある.
- 内視鏡検査では暗赤色調の粘膜，びまん性浮腫や潰瘍を認める場合もあるが，特徴的な所見はない. 他疾患との鑑別に用いる場合がある.

（藤谷幹浩）

● 参考文献

1) 古川　顕ほか. 血栓，塞栓を原因として発症する腸管虚血—上腸間膜動脈閉塞症と門脈・上腸間膜静脈血栓症. 血栓と循環 2007；15：280-5.
2) 佐藤寿雄ほか. 急性腸間膜血管閉塞症について. 外科 1975；37：1137-43.
3) Marston A. Vascular disease of the gut. Edward Arnold；1986. p.64-83.
4) Sitges-Serra A, et al. Mesenteric infarction；an analysis of 83 patients with prognostic studies in 44 cases undergoing a massive small-bowel resection. Br J Surg 1988；75：544-8.
5) Lobo Martínez E, et al. Embolectomy in mesenteric ischemia. Rev Esp Enferm Dig 1993；83：351-4.
6) 鈴木修司ほか. 委員会報告—日本腹部救急医学会プロジェクト委員会NOMIワーキンググループ. 非閉塞性腸管虚血（non-occlusive mesenteric ischemia：NOMI）の診断と治療. 日本腹部救急医学会雑誌 2015；35：177-85.
7) Mishima Y. Acute mesenteric ischemia. Jpn J Surg 1988；18：615-9.

▶病態生理

腸管感染症の病態

1. 腸管感染症は，市中感染下痢症，旅行者下痢症，院内・施設内感染症，抗菌薬関連下痢症，日和見感染症，性感染症などに分類される．
2. 腸管感染症における下痢は，非炎症性下痢と炎症性下痢に大別される．
3. 下痢は消化管における水分の吸収低下や分泌亢進によって生じ，さまざまなイオン輸送機構，水輸送蛋白，タイトジャンクション機能の障害，腸管の炎症，吸収面積の減少など多くの要因がかかわっている．

病原体と感染経路

- 腸管感染症（enteric infection）の病原体は，細菌，真菌，ウイルス，寄生虫，原虫などさまざまであるが，その多くを細菌性とウイルス性が占める．
- 衛生環境や生活習慣を反映して，時代や地域で変化する．先進国ではウイルス性が急性下痢症の30～40%を占める．発展途上国においてはコレラ菌，腸管毒素原性大腸菌（enterotoxigenic Escherichia coli：ETEC），腸管病原性大腸菌（enteropathogenic Escherichia coli：EPEC）などの細菌，原虫，寄生虫が感染性下痢症の大半を占める．
- 腸管感染症の多くが糞口感染によって成立する．病原体に汚染された食品や水を経口摂取する場合と，患者や無症候性保因者の排泄物を介して感染する場合（ヒト-ヒト感染）がある．
- 糞口感染以外には，飛沫感染による腸結核，直接接触によるクラミジア直腸炎，直腸梅毒などがある．

分類と発生様式

- 市中感染下痢症，旅行者下痢症，院内・施設内感染症，抗菌薬関連下痢症，日和見感染症，性感染症などに分類される[1]．

市中感染性下痢症

- 市中感染性下痢症には食中毒と散発性下痢症が含まれるが，病原体の多くが共通している．細菌性ではカンピロバクター，サルモネラ，腸炎ビブリオ，下痢原性大腸菌が多い．ウイルス性ではノロウイルスとロタウイルスが代表的な病原体である．通年で発生がみられるが，細菌性は夏季に，ウイルス性は冬季に増加する．
- 細菌性食中毒は感染型と毒素型に大別され，毒素型はさらに生体外毒素型，生体内毒素型に，感染型はさらに感染毒素型，感染定着型，感染侵入型に分類さ

れる．毒素型は感染型に比べ潜伏期間が短く，小腸病変主体で大量の水様下痢がみられることが多い．一方，感染型では大腸病変が主体で血便や発熱を伴うことが多い．

● 食中毒の代表的な原因食品は，腸炎ビブリオで魚介類，カンピロバクターで加熱不十分な鶏肉や内臓，牛レバー，サルモネラで鶏卵，牛肉，乳製品，蜂蜜，腸管出血性大腸菌（enterohemorrhagic *Escherichia coli*：EHEC）で，生または加熱不十分な牛肉やレバー，黄色ブドウ球菌でおにぎりや弁当，ノロウイルスでカキなどの二枚貝などである．さらに，EHEC やノロウイルスは感染力が強く，上記の食品と接触したさまざまな食品が感染源になる．

旅行者下痢症

● 旅行者下痢症のほとんどが感染性であり，細菌性が約8割，寄生虫とウイルス性がそれぞれ約1割を占める．病原体としては ETEC，腸管凝集性大腸菌（enteroaggregative *Escherichia coli*：EAEC），カンピロバクターの頻度が高い．輸入感染症として知られる細菌性赤痢，コレラ，腸チフス，パラチフスは，最近では国内感染がみられる．ジアルジアは汚染飲食物からの嚢子の経口摂取によって感染し，栄養体が上部小腸の粘膜表面に接着するが，無症候キャリアも多い．

院内・施設内感染症

● 施設内感染で重要な病原体はクリプトスポリジウム，赤痢アメーバ，ノロウイルス，クロストリジウム・ディフィシル（*Clostridium difficile*：CD），EHEC である．

抗菌薬関連下痢症

● 抗菌薬関連下痢症で最も重要な病原体である CD は，偏性嫌気性グラム陽性有芽胞桿菌で，悪条件下では芽胞を形成し体外環境で長期間生存し感染源となる．近年，欧米で強毒株の拡大とともに難治性の CD 感染症が重大な問題となっている．

日和見感染症

● 高齢者，ヒト免疫不全ウイルス（HIV）感染，さまざまな基礎疾患や薬物療法による易感染宿主では，感染症の重篤化やサイトメガロウイルス（cytomegalovirus：CMV）をはじめとする日和見感染の合併をきたしやすい．HIV 感染者における腸管感染症の病原体として，クリプトスポリジウム，イソスポーラ，赤痢アメーバ，糞線虫，EAEC，非結核性抗酸菌，腸管スピロヘータ，CMV などがあるが，カンピロバクターやサルモネラ感染の遷延化も知られている．潰瘍性大腸炎患者においては，CMV 再活性化が CD とともに重症化，難治化の要因として注目されている．

性感染症

● 性感染症には赤痢アメーバ症，クラミジア直腸炎，直腸梅毒などがある．赤痢アメーバ症は，従来，男性同性愛者での発症が多かったが，最近では性産業従事者を介した異性間感染が増加している．一部は，東南アジアから南アジアなどの流行地における飲食物や水を介しての経口感染である．いずれの場合も経口的に摂取された嚢子が小腸内で脱嚢して栄養体となり，盲腸，直腸などに定着し病変を形成する．一方，クラミジア直腸炎，直腸梅毒では病原体が経肛門的に感染することが多い．

発生様式

● 多くの病原体が人畜共通感染であるが，チフス菌，パラチフス菌，コレラ菌，ノロウイルスはヒトのみに感染し，赤痢菌の自然宿主もヒトとサルのみである．

● 腸結核は，かつて肺結核に続発する割合が高かったが，最近では肺に病変を認めない原発性腸結核が増えている．ジアルジア症，赤痢アメーバ感染症とともに慢性下痢症の原因として重要である．

● 感染成立に必要な個体数は病原体によってさまざまであり，最も少数で感染が成立するのは赤痢菌，EHEC，ジアルジアで $10 \sim 100$ 個程度とされる．チフス菌，サルモネラ・エンテリティディス（*Salmonella* Enteritidis），ノロウイルスは 1,000 個未満，カンピロバクター・ジェジュニ（*Campylobacter jejuni*）では $10^4 \sim 10^6$ 個，コレラ菌，ETEC では $10^5 \sim 10^8$ 個，エルシニア・エンテロコリティカ（*Yersinia enterocolitica*）では 10^9 個とされている．

▌ 症状

● 腸管感染症の症状は，下痢，血便，腹痛，嘔吐，発熱が主であるが，全身症状を伴う場合や無症状の場合もある．

● 腸管感染症における下痢は，非炎症性下痢と炎症性下痢に大別される[2]．

　・ **非炎症性下痢**：エンテロトキシンを産生する病原体（コレラ菌，ETEC，ロタウイルスなど）や粘膜に接着する病原体（ジアルジア，クリプトスポリジウムなど），ノロウイルスなどが原因となる．小腸（特に上部）が主な病変部位である．エンテロトキシンは，細胞傷害や急性炎症反応をきたすことなく上皮細胞の吸収分泌機構を破綻させ，水様下痢をきたす．コレラ菌の産生するコレラ毒素，ETEC の産生する耐熱性と易熱性の2種のエンテロトキシンが代表的である．腹痛，悪心・嘔吐は比較的軽度で，発熱はみられないことが多い．

　・ **炎症性下痢**：サイトトキシンによる宿主細胞からのサイトカイン活性化，炎症性メディエーター放出の結果引き起こされる急性炎症反応によって生じる．回腸終末部から大腸が主な病変部位である．サイトトキシンは細胞傷害をきたす毒素で，一部の赤痢菌と EHEC が産生する志賀毒素，腸炎ビブリオ

の耐熱性溶血毒，CD 毒素などが代表的である．組織侵入性のある病原体（赤痢菌，サルモネラ，カンピロバクター，エルシニア，腸管侵入性大腸菌〈enteroinvasive *Escherichia coli*：EIEC〉，赤痢アメーバなど）は血性または非血性の下痢，腹痛，発熱をきたす．組織侵入性のない病原体（EAEC，EHEC，CD など）では粘膜に接着して病原性を発揮するが，下痢は水様から粘液性，時に血性でさまざまな程度の腹痛がみられ，発熱は軽度である．志賀毒素は溶血性尿毒症症候群の原因ともなる．

- 症状は，病原体の種類や宿主の感受性（遺伝子多型，抗体の有無など）によって規定される．
- 重症の CD 感染症では，イレウスや巨大結腸症をきたすことがある．
- 生イカやサバ摂食によるアニサキス症，生ホタルイカ摂食による旋尾線虫 type X 幼虫移行症では小腸イレウスを発症することが知られている．

宿主側の防御因子

- 経口的に侵入した病原体に対して胃酸が殺菌的に作用し，特にコレラ菌や ETEC に対して有効である．低酸は CD 感染症の危険因子にも含まれている．一方，赤痢菌，EHEC，結核菌，赤痢アメーバ（嚢子）などは胃酸に抵抗性である．
- 小腸では，腸管蠕動や粘液分泌が病原体の付着や侵入に対して抑制的に働く．またパネート細胞は抗菌活性を有するペプチドであるデフェンシンを産生する．
- 大腸では，腸内細菌叢が病原体に対して毒性を有する短鎖脂肪酸などを産生しているが，抗菌薬使用は腸内細菌叢に影響を及ぼし，CD やサルモネラの感染が成立しやすくなる．
- 全身性あるいは局所の免疫機構も感受性に影響する．Toll 様受容体（TLR）は自然免疫に関与し，細菌表面のリポ多糖，リポ蛋白質，鞭毛成分，ウイルス二本鎖 RNA などを感知して活性化されると炎症反応を惹起する．
- ウイルス感染に対してはインターフェロン産生によって感染細胞のアポトーシスを誘導する．

病原体の接着と組織への侵入

- 純粋な毒素型を除き，細菌が病原性を及ぼすためには，さまざまな付着因子を介して腸管表面に接着する必要がある．
- 粘膜表面に接着した状態で毒素を産生する細菌としては，コレラ菌，ETEC，EPEC，EAEC，EHEC，CD などがある．
- 組織侵入性の細菌には赤痢菌，サルモネラ，EIEC，カンピロバクター，エルシニアなどがある．エルシニアは細胞表面のインテグリンを介して細胞内に侵入し（ジッパー機構），サルモネラ，赤痢菌はⅢ型分泌装置によってエフェクターを注入し貪食能のない細胞に貪食を誘発させ細胞内に侵入する（トリガー機

構）．サルモネラ，赤痢菌，EIEC，エルシニアは M 細胞を経由して組織内に侵入する．細菌は小胞体に取り込まれた形で細胞に侵入するが，リソソームと融合し消化されるのを回避する機構を有している．

● 組織侵入性の細菌であっても，増殖の場はさまざまである．赤痢菌，サルモネラ菌，EIEC などは最終的に上皮細胞に侵入し内部で増殖する．チフス菌，パラチフス菌はマクロファージに感染して全身に撒布される．カンピロバクター，エルシニア，赤痢アメーバは細胞外で増殖する．

下痢の発現機序

● 下痢は消化管における水分の吸収低下や分泌亢進によって生じるが，さまざまなイオン輸送機構，水輸送蛋白，タイトジャンクション機能の障害，腸管の炎症，吸収面積の減少など多くの要因がかかわる[3]．

● エンテロトキシンは，上皮細胞内で cAMP，cGMP，細胞内カルシウムのいずれかのメディエーターを増加させることにより下痢をきたす．

● タイトジャンクションはさまざまな蛋白の複合体であるが，多くの病原体による下痢発症に関与している．

● 炎症性下痢を引き起こす病原体は，サイトトキシンの分泌や組織への侵入により腸管の炎症反応を惹起し，上皮細胞の破壊やアポトーシスをきたすことにより下痢をきたす．

● 病原体によるサイトカインやセロトニンなどの神経ペプチドの分泌（CD，ロタウイルス）も下痢の原因となる．

● EPEC，ノロウイルス，ジアルジアは，小腸上皮における刷子縁の減少や微絨毛の消失により吸収面積を減少させることで下痢をきたすと考えられている．

（清水誠治）

● 参考文献

1) 大川清孝，清水誠治編．感染性腸炎 A to Z．第 2 版．医学書院；2012.
2) Navaneethan U, Giannella RA. Mechanisms of infectious diarrhea. Nat Clin Pract Gastroenterol Hepatol 2008；5：637-47.
3) Hodges K, Gill R. Infectious diarrhea：Cellular and molecular mechanisms. Gut Microbes 2010；1：4-21.

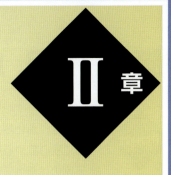

Ⅱ章

検査・診断

腹痛，下痢，血便の鑑別診断の進め方

❶ 腹痛は，消化器疾患だけでなく，泌尿器・婦人科臓器疾患でも出現することがあり，さらに狭心症や心筋梗塞などの循環器疾患が腹痛を主訴に発症することもある．

❷ 下痢の診療は，海外渡航歴，誘因となる食物摂取歴，薬剤の服用状況，基礎疾患の聴取などの問診が大切である．

❸ 血便の診療も，便の色と量の聴取と既往歴や薬物内服歴，食品の摂取歴，大腸ポリープ切除歴などの問診が最も重要である．

❹ 大量の血便の場合は，輸液や輸血によりバイタルサインを安定させた後に，速やかに緊急内視鏡を施行する．

腹痛

- 腹痛（abdominal pain）は消化器疾患にみられる最も一般的な症状であるが，泌尿器・婦人科臓器疾患でも出現することがあり，また狭心症や心筋梗塞が腹痛を主訴に発症することもあり，大血管を含めた胸腔内臓器が原因のこともある．

急性腹症の診療アルゴリズム▶p.287

- 腹痛の診察についてのフローチャートを❶に示す．まずはバイタルサインをチェックして，緊急手術を要するような急性腹症の可能性を除外する．特に問診が重要であり，腹痛の発症状況，性質や部位，歩行，体動などの増悪・寛解因子，随伴症状などを効率よく迅速に聴取する（❷）．

腹痛の分類（❸）

- 腹痛は発生メカニズムから内臓痛，体性痛，関連痛の3種類に分けられるが，この3種類の痛みが複雑に組み合わさっていることが多い．急性腹症を起こす疾患では内臓痛で発症し，進行して腹膜に炎症が及ぶと体性痛を生じて病変の

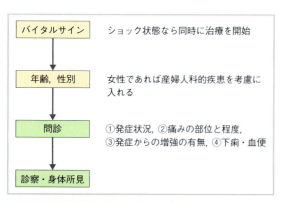

❶ 腹痛患者診療のフローチャート

❷ 腹痛の問診のポイント

O（Onset）	発症状況
P（provocative/palliative）	増悪・寛解因子
Q（quality/quantity）	症状の性質
R（region/radiation）	場所・放散の有無
S（severity/associated symptom）	程度，随伴症状
T（time course）	時間経過，日内変動

❸ 腹痛の分類

	内臓痛	体性痛	関連痛
機序	消化管筋層や漿膜の神経が刺激される	炎症部位の漿膜の神経が刺激される	内臓からの痛み刺激が脊髄で皮膚からの神経を刺激する
特徴	局在がはっきりしない 悪心，冷や汗などを伴う	局在がはっきりしている 動くと痛い	内臓ごとに発生部位が違う
例	腸炎，腸閉塞，大腸内視鏡時	虫垂炎	胆嚢炎での右肩甲骨付近の痛み

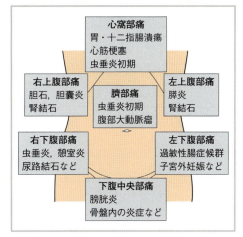

❹ 腹痛の部位

局在が判明するようになる．

腹痛の部位（❹）

- 心窩部痛，右上腹部痛，左上腹部痛，下腹中央部痛，右下腹部痛，左下腹部痛，臍部痛，腹部全体の腹痛に分ける．一般に，内臓痛は鈍く，局在がはっきりしないこともあるが，一方，体性痛は腹膜の炎症に伴い部位がはっきりしている．❹のように，腹痛の部位により疾患を絞り込むことができる．

腹部触診

- 腹部触診は，浅い触診と深い触診に分けることができる．浅い触診は，軽い腹膜刺激症状や浅在性腫瘤をスクリーニングする手法で1cm以上手が沈まないように行う．深い触診は，腹腔内腫瘤の検索のために行い，腹直筋の深部まで届くように診察する[1]．

TOPICS 急性虫垂炎による腹痛の経過

腹痛をきたす代表的な疾患である急性虫垂炎は，上記の3種類の腹痛の経過により経験することができる．

最初は心窩部痛から始まることが多いがこれは関連痛で，その後，右下腹部に移動すると虫垂を中心とした炎症に伴うもので内臓痛と考える．さらに，腫大した虫垂の炎症が周囲に及んだ場合は腹膜炎をきたして激しい腹痛を認めるが，これは体性痛である．腹膜刺激症状である体性痛の診察には，かかと落とし試験も有効である．このように，病期と炎症の程度により痛みの性状が異なっている．

II章 検査・診断

初診時評価
脱水の有無，罹患期間，発熱・血便の有無

↓

水分摂取，補液などの対症療法 （OS-1 などの経口補水液が推奨）

病歴聴取：食物摂取歴，海外渡航歴，薬剤服用歴など

糞便検査：細菌培養検査，CD トキシンなど

感染性 ／ 非感染性

感染性 → 細菌性 ／ ウイルス性

細菌性・ウイルス性 → 症状が強ければ培養の結果を待たず抗菌薬投与も検討する

非感染性 → 薬剤性腸炎，炎症性腸疾患，大腸癌

上記が否定されると

機能性腸疾患

赤字は急性腸炎の分類

❺ 下痢患者診療のフローチャートと鑑別疾患
CD：クロストリジウム・ディフィシル

下痢

下痢とは

- 下痢（diarrhea）は，便の水分量（正常で 70〜80％）の増加した状態をいう．水分量により泥状便（80〜90％）や水様便（90％以上）となり，一般に便回数の増加を伴うことが多い．

下痢の分類と診断 ❺

- まずは経過から急性下痢（1〜2 週間以内）と慢性下痢（4 週間以上持続）に分類する．急性下痢は「前日までは普通便で元気だった」という病歴で，突然発症して来院することが多い．このように発症時期がはっきりしている場合は，原因としては感染症の可能性が高く，まず問診では海外渡航歴の有無を聴取する．

- 次に誘因となる食物摂取歴，集団発生の有無を確認するが，特に食物摂取については「生物を食べましたか？」というような聞き方ではなく，たとえばカンピロバクター腸炎を鑑別する場合は「この 1 週間で焼き鳥を食べましたか？」などのように具体的な食品名を出して問診するのがよい．

- さらに抗菌薬，下剤の服薬状況，その他薬剤の服用状況（プロトンポンプ阻害

アドバイス

細菌性あるいは原虫の感染が流行している場合は，細菌学的証明がなくても抗菌薬の先行的投与は理にかなっているが，病原性大腸菌からの溶血性尿毒症症候群の発生が一部の抗菌薬の先行的投与を行っている人でより多くなっていることが問題となっており，安易に抗菌薬を投与すべきではない．急性感染性腸炎の大半は，1 週間程度で自然治癒する自己限定性の疾患であることを知っておくべきである[2]．

腹痛，下痢，血便の鑑別診断の進め方

薬），基礎疾患（糖尿病，高血圧，甲状腺疾患），精神的ストレスの有無を確認する[3-5]．

- 急性下痢としては，前述のように感染性腸炎（ウイルス性，細菌性），薬剤性腸炎（急性出血性大腸炎，クロストリジウム・ディフィシル（*Clostridium difficile*：CD）関連下痢症〈CDAD〉）などが鑑別診断にあがり，糞便検査が重要である．有用な検査としては便潜血，便中白血球，細菌培養検査，CDトキシンなどがあげられる．
- 慢性下痢としては，潰瘍性大腸炎やCrohn病などの炎症性腸疾患や過敏性腸症候群，大腸癌，薬剤性（下剤乱用，CDAD，顕微鏡的大腸炎〈microscopic colitis〉）があげられる．薬剤性大腸炎では，ランソプラゾールをはじめとしたプロトンポンプ阻害薬や非ステロイド性抗炎症薬（NSAIDs）を服用中にみられる顕微鏡的大腸炎が注目されて，上皮下に膠原線維の増生が特徴的である．ほかには，アルコール大量飲酒者にみられる吸収不良症を合併した慢性膵炎も鑑別にあげられる．
- また，患者の年齢も鑑別診断において重要である．高齢者では大腸癌，若年では潰瘍性大腸炎やCrohn病などの炎症性腸疾患や過敏性腸症候群などがあげられる．過敏性腸症候群は，機能性胃腸症とならんで消化器外来の約半数を占めるといわれている機能性胃腸障害（functional gastrointestinal disorders：FGIDs）に分類されるが，器質的疾患を除外することが必要である．

- 大腸癌による遠位大腸の狭窄では，便柱狭小化や通過障害により液状便のみが排泄されるため，下痢を認める場合もある．病変が肛門側に近いほど赤色調の顕出血となるが，停滞時間が長い場合には，S状結腸癌であっても黒色調となることもある．

> **コツ**
> 急性下痢に対しては，原因検索もさることながら，脱水の補正などの対症療法が重要である．特に経口補水液であるOS-1（オーエスワン）は，100 mLあたり115 mgのナトリウムを含んでおり，脱水の補正に有効である．

血便

血便（下血）の定義

- 下部消化管出血は，出血の色調により血便と下血に分けられる．血便は英語のhematocheziaに相当する訳語で，鮮血または栗色の便が肛門から排泄されることを指す．一方，下血はmelenaの訳語であり，変性した血液によって着色された黒い便を肛門から排泄することを意味し，典型的なものはタール便である．血便は下部消化管出血を示唆するが，上部消化管出血でも短時間で出血量が多ければmelenaではなく，hematocheziaをきたすことがある．一方，下血は上部消化管からの出血が一般的であるが，右側大腸からの出血の場合は停滞時間が長いとmelenaとなることがある[6]．

血便患者の初期対応 ❻

- 血便患者の初期対応として最も重要なことは，重症度の判定である．まずは意識レベルやバイタルサインを確認しながら，静脈を確保して，輸液（乳酸リン

63

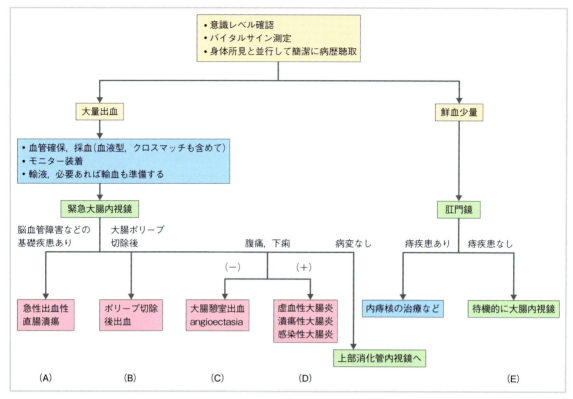

❻ 血便患者診療のフローチャートと鑑別疾患

ゲル液など）を開始する．採血および輸血を手配し，基礎疾患，年齢などにより左右されるが，ヘモグロビン 7 g/dL 程度で輸血を考慮する．同時に基礎疾患や薬物内服歴（抗菌薬，NSAIDs，抗血栓薬），生の魚や肉などの食品の摂取歴，大腸ポリープ切除歴，海外渡航歴などの問診を簡潔に行う．

● 大量の血便の場合は，輸液や輸血によりバイタルサインを安定させた後に，速やかに緊急内視鏡を施行する．下血（暗赤色便）で上部か下部かの判断に迷う場合には，大腸内視鏡の前に胃洗浄，または全身状態良好なら上部消化管内視鏡を施行し，胃内容物を確認しておくとよい[7]．

鑑別診断（❻）[6,8]

- ❻（A）：脳血管障害などの基礎疾患があり，長期に仰臥位，寝たきりの状態が続いている患者は，急性出血性直腸潰瘍を発症することがある．動脈性に大量に出血することもあり，下部直腸が好発部位のため，前処置なしでの検査でも出血源を同定できる．
- ❻（B）：大腸ポリープ切除後であれば，同部が出血源の可能性がありうる．
- ❻（C）：下痢，腹痛を伴わない場合には大腸憩室出血，angioectasia などの血管病変が鑑別にあがる．全身状態が安定していれば腸管洗浄液による前処置を施行したほうがよいとされているが，当院の大腸憩室出血患者の緊急内視鏡の検討では，最終排便から 18 時間以内の検査では出血部位同定率が高かった[9]★1．

★1
大腸憩室出血の前処置についてはまだ議論の多いところであるが，現段階での当院の腸管前処置法の選択の目安を示しておく．粘血便と腹痛から炎症性腸疾患が疑われる場合は，無処置か浣腸のみで施行する．また，下痢，腹痛を伴わず大腸憩室からの出血が疑われて全身状態が安定している場合は，経口腸管洗浄液を服用させて施行する．

●❻ (D)：下痢，腹痛を伴う場合には，虚血性大腸炎，潰瘍性大腸炎，感染性大腸炎が鑑別にあげられる．基礎疾患や食事，海外渡航歴，抗菌薬服用歴などの問診が鑑別に役立つ．

●❻ (E)：出血が少量で肛門から鮮血を認める場合は，まず肛門鏡を施行して痔疾患を除外してから，待機的に大腸鏡を行う．

（中澤　敦，金井隆典）

◉ 参考文献

1）倉本　秋．腹部診察．倉本　秋編．身体診察と基本手技．基礎臨床技能シリーズ5．メジカルビュー社；2005．p.46-65．

2）Bonis PAL, et al. Approach to the adult with chronic diarrhea in developed countries. In：UpToDate, Post TW（Ed），UpToDate, Waltham MA.

3）Wanke CA. Approach to the adult with acute diarrhea in resource-rich countries. In：UpToDate, Post TW（Ed），UpToDate, Waltham MA.

4）船越信介ほか．急性下痢への診断的アプローチ．medicina 2006；43：1986-8．

5）船越信介．下痢・便秘（その他の便通異常を含む）．上野文昭編．消化器内科必修マニュアル．羊土社；2005．

6）Strate L. Etiology of lower gastrointestinal bleeding in adults. In：UpToDate, Post TW（Ed），UpToDate, Waltham MA.

7）Strate L. Approach to acute lower gastrointestinal bleeding in adults. In：UpToDate, Post TW（Ed），UpToDate, Waltham MA.

8）Strate LL. Lower GI bleeding：epidemiology and diagnosis. Gastroenterol Clin North Am 2005；34：643-64．

9）水城　啓ほか．大腸憩室出血に対する最適な内視鏡的処置法の検討．日消誌　2013；110：1927-33．

便検査

便潜血反応検査

Point
① 便潜血反応検査は，大腸癌検診として，侵襲のない，きわめて有用な検査である．
② 検査結果を解釈するうえで，その限界について十分な理解が必要である．
③ たとえ結果が陰性であったとしても，単に患者を安心させるだけでなく，検診を継続する必要性も理解してもらう必要がある．

適応

- 便潜血反応検査（fecal occult blood test）は，大腸癌検診として施行され，大腸癌死亡率減少が期待できる．
- 開始年齢は米国などでは50歳，わが国の自治体検診は40歳で開始される．
- 米国などでも，リスク因子（大腸癌家族歴など）があれば，それより若い年齢で開始される．
- 有症状（腹痛や貧血など）者の原因検索として行うのであれば，「検診」ではなく，大腸癌を疑うのであれば，便潜血反応検査をスキップして大腸内視鏡検査を行う★1．
- 大腸癌の発病率は年齢が進んでもプラトーにならないことから，年齢だけをもって，大腸癌検診を終了することはできない．
- 鉄欠乏性貧血の原因検索（「小腸出血疑い」など）として施行されることもあるが，その臨床的有用性については今後の評価が待たれる[1]．

検査方法

- かつてはグアヤック（guaiac）法（化学法）が行われていたが，感度が著しく低いため，現在は食事制限も必要ない免疫化学法が主流となってきている．
- 採便回数に関しては，感度，特異度のバランスから2日法が勧められる★2．
- 測定キットを用いた定性的検査法のほかに，定量的検査法も行われ，最新の全自動分析装置を用いれば，1時間で300検体以上の測定を行うことができる．

検査の実際

- 検査を施行する前に，事前に大腸癌のリスクの評価をしておくとよい★3．
- リスク因子として評価すべきは，食習慣（肉食や野菜，果物の摂取不足など），肥満，運動（不足），多量飲酒，喫煙，大腸癌およびポリープの家族歴，糖尿病罹患などがある．
- 検査結果の意味（陽性および陰性）を事前に十分に説明をしておく★4．

★1 大腸癌が疑われる患者で便潜血反応検査が陰性であったとしても，大腸癌の検査後の確率は決して低いものとはならない．

★2 4,611人の健常者を対象とした研究では，大腸癌を対象とした場合の免疫化学法の感度は，1日法・2日法・3日法それぞれ，56%・83%・89%であり，特異度は97%・96%・94%であった[2]．

★3 リスクが高いと判断された場合には，直接，大腸内視鏡検査を勧めてもよい．

★4 2日法を採用したとしても，大腸癌患者の5人に1人は結果が陰性になる．

便検査／便潜血反応検査

★5
1回の検査はもちろんだ
が,「繰り返して行われ
る一連の検査」として,
一括して大腸癌検診とと
らえる.

● 陽性であった場合は大腸内視鏡検査を行う.

● 陰性であったとしても,翌年以降にも繰り返して検査を行う★5.

● 陽性で大腸内視鏡検査を行い,その結果が陰性であった場合,近い将来の大腸癌のリスクはきわめて低いと思われ,今後,便潜血反応検査を行うことの意義は乏しいと思われる.しかし,大腸内視鏡検査も完璧な検査ではないことも知っておきたい.特に前処置が不良であった場合には,注意が必要である.

（長堀正和）

◉ 参考文献

1) Levi Z, et al. Fecal immunochemical test and small bowel lesions detected on capsule endoscopy：results of a prospective study in patients with obscure occult gastrointestinal bleeding. Eur J Gastroenterol Hepatol 2011；23：1024-8.

2) Nakama H, et al. Colonoscopic evaluation of immunochemical fecal occult blood test for detection of colorectal neoplasia. Hepatogastroenterology 1999；46：228-31.

▶便検査

細菌培養検査

❶ 細菌培養検査をオーダーする前に，可能な限り鑑別診断を絞り込む．
❷ 急性下痢の患者全員に便培養検査をオーダーしない．
❸ 入院患者における培養検査はクロストリジウム・ディフィシル感染症を除くと意義は乏しい．

適応

- 細菌培養検査（bacterial culture examination）は，急性の下痢症，特に血便を認める際に適応となる．
- 対象となる感染症として，カンピロバクター（*Campylobacter*）感染症，腸チフスを含むサルモネラ（*Salmonella*）感染症，赤痢菌感染症，腸管出血性大腸菌感染症（O157：H7など）がある．
- 軽度の急性下痢症の多くはウイルス感染症であり，培養検査を行う意義は乏しい．
- 一般的に外来患者が対象となり，3日以上入院している患者に対しては，クロストリジウム・ディフィシル（*Clostridium difficile*：CD）腸炎を除くと陽性率はきわめて低い．
- 追加の培養検査として，チフス菌感染症を疑う場合には，血液培養検査も同時に行う[★1]．
- エルシニア（*Yersinia*）感染症では，慢性の経過をとることも多く，臨床的に疑われる場合には細菌検査室にその旨連絡を入れる[★2]．

★1
便培養検査より陽性率は高い．

★2
通常培地で直接分離ができない場合は，リン酸緩衝液を用いた低温増菌法も行われる．

検体採取

- 糞便のみを採取し，尿や水道水などは混入させない．
- 専用容器に便を採取し，速やかに細菌検査室へ提出する．
- 感度は落ちるが，下痢便で採取が困難な場合は直腸スワブを提出する．
- クロストリジウム・ディフィシル腸炎を疑う場合は，嫌気ポータで検体を採取する．

クロストリジウム・ディフィシル腸炎の診断

- 従来からいわれている「抗菌薬起因性大腸炎」「偽膜性大腸炎」といった病名は，いずれもクロストリジウム・ディフィシル腸炎の臨床像の一部を表しているにすぎない．

便検査／細菌培養検査

下痢患者診療のフローチャートと鑑別疾患 ▶ p.62

● 入院症例での下痢症の鑑別はもちろんのこと，外来患者や抗菌薬使用歴のない患者でも発症しうる．特に，炎症性腸疾患や，免疫抑制治療中の患者，また，担癌患者における下痢症では常に疑う必要がある．

● EIA（enzyme immunoassay：酵素免疫法）を用いた糞便中の毒素 A および B の検出は，検査結果も速やかに得られ，簡便であるが，感度は75％程度と報告されており，決して十分とはいえない．したがって，初回検査が陰性でも，検査を繰り返す必要があると思われる．また，CD 抗原グルタミン酸デヒドロゲナーゼ（glutamic acid dehydrogenase：GDH）の検出も行われているが，毒素非産生株も検出されるため，その解釈に注意が必要である．毒素検出の感度が十分に高くないことから，分離培養法による CD の検出が行われる．ここでも抗原検出法と同様に毒性産生株かどうかは判別できないため，毒素産生性試験を追加する．海外ではリアルタイム PCR（polymerase chain reaction）法を用いた毒素検出法が行われている．この方法は，毒素 B 遺伝子を標的としており，感度，特異度ともに従来の EIA 法を用いた検査よりすぐれている[1,2]．

腸結核の診断

● 便培養検査の陽性率は高くなく，診断には組織学的検査や，生検組織の結核菌 PCR が行われる．

● 大腸内視鏡検査の所見から Crohn 病などとの鑑別が行われることがあるが，決して容易ではない．

（長堀正和）

● 参考文献
1) Peterson LR, Robicsek A. Does my patient have Clostridium difficile infection? Ann Intern Med 2009；151：176-9.
2) Sunkesula VC, et al. Does empirical Clostridium difficile infection（CDI）therapy result in false-negative CDI diagnostic test results? Clin Infect Dis 2013；57：494-500.

血液検査

血液学的検査

Point

① 血液学的検査は，腸疾患の診療において，貧血や栄養状態，炎症反応の評価などに活用される．
② 栄養状態の指標として，血清総蛋白，アルブミン，コレステロールなどを用いるが，rapid turnover protein（短半減期蛋白）は栄養状態をより鋭敏に反映する．
③ 潰瘍性大腸炎やCrohn病の重症度の評価には，血色素量（ヘモグロビン）やヘマトクリット，赤沈などが用いられる．
④ Crohn病などで長期静脈栄養管理を継続している患者では，各種ビタミンやミネラル，微量元素などが欠乏していないか定期的な評価が必要である．

　腸疾患は，炎症性疾患，腫瘍性疾患，腸管の運動異常に伴う疾患などに大別される．腸疾患の診断確定には，内視鏡検査やX線造影検査が必要な場合が多い．なお，血液学的検査（hematologic test）も，腸疾患の診療において重要な情報をもたらす．血液学的検査により，貧血の有無や栄養状態，炎症反応などを把握できることから，原因疾患を推察したり重症度を評価するのに有用なことが多い．また，潰瘍性大腸炎やCrohn病などの炎症性腸疾患では，血液学的検査が重症度の評価や治療効果の判定，再燃の予測などに活用されている．
　本項では，血液学的検査で評価する腸疾患の病態を，貧血，栄養状態，炎症反応などに分けて，評価に用いる指標やその臨床的意義などについて解説する．

貧血の評価

- 貧血を評価する指標として，赤血球数（RBC），血色素量（ヘモグロビン〈Hb〉），ヘマトクリット（Hct）などを用いる．また平均赤血球容積（MCV）や平均赤血球ヘモグロビン濃度（MCHC）の測定により貧血のタイプが診断でき，貧血の原因を推測するのに役立つ．
- 腸疾患のなかで，腫瘍性疾患である進行癌やGIST（gastrointestinal stromal tumor），血管腫，悪性リンパ腫などでは貧血を認める場合が多い．病変部からの慢性的な出血による小球性低色素性貧血の場合が多く，血清鉄値の低下を合併する．
- 急性の炎症性腸疾患のなかで，カンピロバクターや腸管出血性大腸菌などによる細菌感染性腸炎，虚血性大腸炎，抗菌薬起因性出血性大腸炎では，血性下痢を認める場合が多いが，貧血の進行を認めることはまれである．
- 慢性の炎症性腸疾患のなかで，潰瘍性大腸炎は血便を主徴とする．軽症例では，血便を認めても貧血が進行することはないが，重症や劇症例では病変部からの高度の出血により貧血が進行する場合が多く，輸血を要することもある．

❶ 潰瘍性大腸炎の臨床的重症度の分類

	重症	中等症	軽症
1）排便回数	6回以上		4回以下
2）顕血便	（＋＋＋）		（＋）～（－）
3）発熱	37.5℃以上	重症と軽症	（－）
4）頻脈	90/分以上	の中間	（－）
5）貧血	Hb 10 g/dL以下		（－）
6）赤沈	30 mm/h以上		正常

重症は1）および2）の他に全身症状である3）または4）のいずれかを満たし，かつ6項目のうち4項目以上を満たすもの．軽症は6項目すべてを満たすもの．
重症のなかでも特に症状が激しく重篤なものを劇症とし，以下の5項目をすべて満たすものとする．
①重症基準を満たしている．②15回/日以上の血性下痢が続いている．③38℃以上の持続する高熱がある．④10,000/mm³以上の白血球増多がある．⑤強い腹痛がある．
（松井敏幸．潰瘍性大腸炎の診断基準．「難治性炎症性腸管障害に関する調査研究」班〈渡辺班〉．平成24年度分担研究報告書別冊．2013．p.1-3[1]より引用）

★1 **潰瘍性大腸炎の臨床的重症度の分類**
難治性炎症性腸管障害に関する調査研究班では，潰瘍性大腸炎の臨床的重症度を，排便回数，顕血便，発熱，頻脈，貧血，赤沈の6項目から，重症，中等症，軽症に分類している．血液学的検査では，貧血（血色素量）と赤沈が含まれる．なお，劇症の判定指標には，白血球数の増加が含まれる．

- 難治性炎症性腸管障害に関する調査研究班の『潰瘍性大腸炎の診断基準』[1]のなかで，臨床的重症度を分類する指標のなかに貧血が用いられている（❶）[1]★1．重症と判定する貧血程度は，血色素量が10 g/dL以下である．

- Crohn病も慢性の炎症性腸疾患であるが，血便をきたすことは比較的まれである．しかし，重症度が増すと貧血の合併頻度が増加する．Crohn病に合併する貧血では，造血に関係する栄養素の消化吸収障害が原因の場合があり，血清鉄や銅，ビタミンB₁₂，葉酸などが欠乏していないか確認が必要である．

- Crohn病の臨床的活動性の評価に多用されるCrohn病活動指数（Crohn's Disease Activity Index：CDAI）★2には，評価指標のなかにヘマトクリットが含まれている（❷）[2]．

- 非特異性多発性小腸潰瘍症は，病変部からの慢性的な不顕性出血による貧血を主徴とする疾患である．

★2 **CDAI**
Crohn病の臨床的活動指数の1つであるCDAIは，本疾患に対する臨床研究や治験などで，内外ともに最も使用頻度が高い．CDAIが150以下は非活動期，150を超える場合は活動期と判定する．血液学的検査としては，ヘマトクリットが指標の1つとして採用されており，性別により基準値が異なる．

栄養状態の評価

- 栄養状態の指標として，血清総蛋白（TP），アルブミン（Alb），コレステロールなどを用いる．

- プレアルブミンやトランスフェリン（Tf），レチノール結合蛋白などのrapid turnover protein（短半減期蛋白）は，半減期が短いため，直近の栄養状態を鋭敏に反映する．

- 腸疾患のなかで，栄養状態の悪化を認める場合が多いのは，Crohn病などの慢性炎症性疾患である．Crohn病でも，特に広範な小腸病変の合併例や，過去に小腸切除歴がある患者では，低蛋白血症など栄養状態の悪化を認める場合が多い．

- Crohn病では，中心静脈栄養や経腸栄養剤による栄養療法が病状の改善に有効な場合が多いが，早期の効果判定にはrapid turnover proteinの測定が有効である．

Ⅱ章 検査・診断

❷ CDAI（Crohn's Disease Activity Index）による臨床的活動性の評価

X_1	過去1週間の軟便または下痢の回数	×2＝y1
X_2	過去1週間の腹痛 0＝なし，1＝軽度，2＝中等度，3＝高度	×5＝y2
X_3	過去1週間の主観的な一般状態 0＝良好，1＝軽度不良，2＝不良，3＝重症，4＝激症	×7＝y3
X_4	患者が現在もっている下記項目の数 1）関節炎/関節痛　2）虹彩炎/ブドウ膜炎 3）結節性紅斑/壊疽性膿皮症/アフタ性口内炎 4）裂肛，痔瘻または肛門周囲膿瘍 5）その他の瘻孔 6）過去1週間に37.8℃以上の発熱	×20＝y4
X_5	下痢に対してロペミンまたはオピアトの服用 0＝なし，1＝あり	×30＝y5
X_6	腹部腫瘤 0＝なし，2＝疑い，5＝確実にあり	×10＝y6
X_7	ヘマトクリット（Ht） 男（47-Ht），女（42-Ht）	×6＝y7
X_8	体重 $100\left(1-\dfrac{体重}{標準体重}\right)$	×1＝y8

CDAI：y1〜y8 までの合計.
（Best WR, et al. Development of a Crohn's disease activity index. National Cooperative Crohn's Disease Study. Gastroenterology 1976；70：439-44[2]）より引用）

- Crohn 病の診療ガイドライン[3]では，血液学的検査のなかで，炎症反応とともに栄養指標（血清総蛋白やアルブミン，レチノール結合蛋白）も，疾患活動性を反映する場合が多いことが記載されている.
- Crohn 病などで長期静脈栄養管理を継続していたり，短腸症候群の患者では，各種ビタミンやミネラル，亜鉛，セレンなどの微量元素が欠乏していないか，定期的な評価が必要である.
- 非特異性多発性小腸潰瘍症は，貧血とともに血清蛋白やアルブミンの著明な低下を主徴とする.
- 潰瘍性大腸炎の軽症から中等症までの患者では，栄養状態の悪化を認めることはまれである．しかし，重症で，血便や下痢，腹痛が高度になると，貧血とともに栄養状態も悪化し，血清総蛋白やアルブミン，コレステロールなどが低値を示すようになる.
- 潰瘍性大腸炎の重症例で，血清総蛋白やアルブミンが低値を示す症例では，内科的治療に抵抗性で外科手術が必要になる場合が多く，治療効果の予測にも活用されている.

炎症反応の評価

- 炎症反応の評価に用いる血液学的検査の指標として，免疫学的検査であるＣ反

応性蛋白（CRP）とともに，赤血球沈降速度（赤沈；ESR），白血球数（WBC），血小板数などがあげられる．

●炎症反応の評価指標は，いずれも疾患特異性は乏しいが，炎症性腸疾患の重症度の評価や，機能性腸疾患との鑑別に役立つ．

●潰瘍性大腸炎の診断基準[1]のなかで，臨床的重症度を分類する指標の1つに，赤沈が用いられている（❶参照）．また劇症の診断項目の1つに，$10,000/mm^3$以上の白血球増多があげられている．

●白血球分画で好酸球が増加している場合は，好酸球性胃腸炎や寄生虫感染症なども念頭におく必要がある．

●腫瘍性疾患である大腸癌でも，進行度が増すにつれ赤沈などの炎症反応が高値を示す場合が多い．

その他の指標

●炎症性腸疾患で下痢が高度の場合は，血清カリウム，マグネシウムなどの電解質を定期的にモニタリングし，異常を認める場合は輸液などによる補正が必要である．

●高度の下痢などに伴う脱水の評価に用いる血液学的指標として，浸透圧や血中尿素窒素（BUN），クレアチニン（Cr），ヘマトクリットなどがあり，いずれも高値を呈する．

（小林清典）

● 参考文献

1) 松井敏幸．潰瘍性大腸炎の診断基準．「難治性炎症性腸管障害に関する調査研究」班（渡辺班）．平成24年度分担研究報告書別冊．2013．p.1-3.

2) Best WR, et al. Development of a Crohn's disease activity index. National Cooperative Crohn's Disease Study. Gastroenterology 1976；70：439-44.

3) 日本消化器病学会編．クローン病診療ガイドライン．南江堂；2010．p.22.

血液検査

免疫学的検査

Point

❶ 腸疾患の診療に用いる血液免疫学的検査として，C反応性蛋白（CRP）や感染症の免疫血清検査などがあげられる．

❷ CRPは炎症反応を鋭敏に反映するため，潰瘍性大腸炎やCrohn病などの炎症性腸疾患においては，活動性や重症度の評価，治療効果の判定，再燃の予測などに用いられている．

❸ 赤痢アメーバ，病原性大腸菌腸炎O157，エルシニアなどの腸管感染症では，血清抗体価の測定が診断に活用できる．

❹ サイトメガロウイルス（CMV）アンチゲネミア法は，CMV腸炎の診断に有用な検査法である．

　血液検査のなかで，腸疾患の診療に用いる免疫学的検査（immunoassay）として，血清C反応性蛋白（C-reactive protein：CRP）のほかに，感染症の免疫血清検査，膠原病合併例での自己抗体検査などがあげられる．本項では，血清CRPを中心に，腸疾患の診療における免疫学的検査の臨床的意義について，ガイドラインの記載も引用して解説する．

血清C反応性蛋白（CRP）

- CRPは，肺炎双球菌の細胞壁から抽出されたC多糖体と沈降反応を起こす血清蛋白である．
- 急性期蛋白の代表で，炎症の発現とともに血中濃度が急速に増加し，炎症の消退とともに急速に低下する．
- 腸疾患においては，活動性の炎症性疾患で上昇している場合が多いが，疾患特異性は乏しい．なお，大腸癌でも，癌が深部浸潤するほどCRPの陽性率が高くなる[1]．
- 急性腸炎では，発病とともにCRPは上昇し，炎症の鎮静化とともに正常化する．
- 慢性経過をとる炎症性腸疾患である潰瘍性大腸炎やCrohn病では，活動期はCRPの上昇が持続するため，疾患活動性や重症度の評価，治療効果の判定，再燃の予測などに活用されている．

潰瘍性大腸炎

- 難治性炎症性腸管障害に関する調査研究班の診断基準[2]で，臨床的重症度を分類する指標として，炎症反応には赤血球沈降速度（赤沈）が採用されている．しかし，赤沈よりCRPのほうが腸管炎症を鋭敏に反映するため，赤沈の代用

血液検査／免疫学的検査

❶ IOIBD スコア

1. 腹痛
2. 1日6回以上の下痢あるいは粘血便
3. 肛門部病変
4. 瘻孔
5. その他の合併症
6. 腹部腫瘤
7. 体重減少
8. 38℃以上の発熱
9. 腹部圧痛
10. 10 g/dL 以下のヘモグロビン

1項目について1点とする.
寛解：IOIBD スコアが0または1点で赤沈・CRP が正常.
再発：IOIBD スコアが2点以上で赤沈・CRP が高値.
（Myren J, et al. The O. M. G. E. multinational inflammatory bowel disease survey 1976-1982. A further report on 2,657 cases. Scand J Gastroenterol Suppl 1984；95：1-27[4] より引用）

として使用できる.

● 潰瘍性大腸炎の診療ガイドライン[3]では，診断確定へのアプローチとして，全大腸内視鏡検査と同時に，末梢血検査，検尿，血液化学，赤沈（または CRP），腹部 X 線などを行うことが推奨されている.

● 軽症例や直腸炎型で病変範囲が狭い場合は，活動期であっても CRP が上昇しない場合がある.

Crohn 病

● Crohn 病の疾患活動性評価の指標として，血液検査では CRP が最も多用される.

● International Organization for Study of Inflammatory Bowel Disease (IOIBD) スコア[★1]は，簡便に Crohn 病の活動性を評価できる指数であるが，寛解および再燃の判定に，赤沈とともに CRP が用いられる（❶）[4].

● Crohn 病の臨床的活動性の評価に多用される Crohn's Disease Activity Index (CDAI)[5]には，CRP などの炎症反応は含まれていない. しかし，CRP は病勢に一致して変動するため，単独で各種治療法の効果判断基準として利用でき，CDAI と比較し有用とする報告[6]もなされている.

● 再燃をきたす場合は，臨床症状が出現する前に CRP の上昇を認める場合が多く，再燃の予測因子としても活用されている.

★1 IOIBD スコア
Crohn 病の臨床的活動性の評価指標として作成された. CDAI と比較し，簡便に疾患活動性を評価でき，寛解か再発かの判断に，赤沈とともに CRP が使用されている. 難病受給者証の新規申請や更新の際に，提出が義務化されている臨床調査個人票にも本スコアを記入する覧があり，わが国での使用頻度は比較的高い.

CDAI ▶ p.71, 72

免疫血清検査

● 感染性腸炎のなかで，アメーバ赤痢，病原性大腸菌腸炎 O157，エルシニア腸炎などでは，血清抗体価の測定が診断に有用な場合がある.

● アメーバ赤痢での血清アメーバ抗体陽性率は，肝膿瘍合併例で90％以上，腸アメーバのみで85％と報告[7]されている. しかし，既往感染でも陽性になる場合があるため注意が必要である.

II章 検査・診断

● 病原性大腸菌 O157 では，菌体のリン脂質（lipopolysaccharide：LPS）に対する IgM（immunoglobulin M）抗体が発症後数日で上昇するため，O157 LPS 抗体の測定は，便培養陰性例での診断に有用である．

● サイトメガロウイルス（cytomegalovirus：CMV）アンチゲネミア法は，CMV 腸炎の診断に有用な検査法である．モノクローナル抗体（C7-HRP, C10/C11）を用いて，多核白血球の核内に検出される CMV 抗原を認識する方法で，ウイルス血症の程度を診断できる．

┃ その他

● 全身性エリテマトーデス（systemic lupus erythematosus：SLE）や関節リウマチ，強皮症などの膠原病では，下部消化管病変を合併することが多い．血液検査では，自己抗体検査であるリウマトイド因子，抗核抗体，抗 DNA 抗体などを測定することが診断に重要である．

● 結核感染の補助的診断法として，インターフェロン γ 遊離試験（クオンティフェロン® TB と T-スポット® TB）が保険適用になり，腸結核の診断にも活用されている．

● 腸管非 Hodgkin リンパ腫の病勢評価に，可溶性インターロイキン（IL)-2 レセプターの測定が有用である．

（小林清典）

● 参考文献

1) 五十嵐正広ほか．大腸癌の早期発見をめぐって—内科外来の立場から．薬理と治療 1986；14（suppl）：41-6.
2) 松井敏幸．潰瘍性大腸炎の診断基準．「難治性炎症性腸管障害に関する調査研究」班（渡辺班）．平成 24 年度分担研究報告書別冊．2013．p.1-3.
3) 難治性炎症性腸管障害に関する調査研究班プロジェクト研究グループ．エビデンスとコンセンサスを統合した潰瘍性大腸炎の診療ガイドライン．2006．p.10.
4) Myren J, et al. The O. M. G. E. multinational inflammatory bowel disease survey 1976-1982. A further report on 2,657 cases. Scand J Gastroenterol Suppl 1984；95：1-27.
5) Best WR, et al. Development of a Crohn's disease activity index. National Cooperative Crohn's Disease Study. Gastroenterology 1976；70：439-44.
6) Hibi T, et al. C-reactive protein is an indicator of serum infliximab level in predicting loss of response in patients with Crohn's disease. J Gastroenterol 2014；49：254-62.
7) Patterson M, et al. Serologic testing for amoebiasis. Gastroenterology 1980；78：136-41.

II章 検査・診断

▶血液検査

腫瘍マーカー（大腸癌）

Point

❶ 大腸癌の腫瘍マーカーとして，血清CEAと血清CA19-9，血清p53抗体が保険適用であるが，CEAが最も汎用されている．

❷ CEAやCA19-9は，早期癌での陽性率が低く，大腸癌のスクリーニングや早期発見には適さない．しかし，診断時から高値を示す症例では，外科手術や化学療法の治療効果判定に活用できる．

❸ 大腸癌の術後再発のサーベイランスに，CEAとCA19-9を術後5年間は定期的に測定することが，わが国のガイドラインで推奨されている．

❹ 大腸癌に対する血清p53抗体の測定意義については，今後さらなる検証が必要である．

　大腸癌に対する腫瘍マーカーとして，血清CEA（carcinoembryonic antigen：癌胎児性抗原），血清CA19-9（carbohydrate antigen 19-9：糖鎖抗原19-9）および血清p53抗体が保険適用であるが，実臨床ではCEAが最も汎用されている．腫瘍マーカーは，大腸内視鏡などの画像診断と比較し感度は高くないが，非侵襲的で簡便に繰り返し測定できる利点があり，定期的なフォローアップに適している．そこでCEAを中心に，大腸癌の診療における腫瘍マーカーの測定意義について解説する．

血清CEA

- CEAは，ヒト大腸癌および胎児組織に見出された糖蛋白質である．
- CEAは，慢性肝障害，肺炎，炎症性腸疾患，糖尿病，喫煙者などでも陽性になることがある．しかし，良性疾患での上昇は，多くはカットオフ値の2倍未満で，2倍以上に上昇する場合は悪性腫瘍の存在を考慮する必要がある．

大腸癌のスクリーニング，進行度の診断

- 大腸癌の進行度とCEAの陽性率には相関性が認められる（❶）[1]．
- Stage 0〜Iでは90％近くが偽陰性になることから，CEAを大腸癌のスクリーニングや早期発見に用いるのは適切ではない．
- Stage Ⅳの肝転移例では，高値を認める場合が多い．CEAが異常高値を示す場合は，遠隔転移を考慮して検索する必要がある．

治療効果のモニタリング

- 大腸癌の治療前にCEAが高値を示した症例では，外科手術や化学療法の治療効果のモニタリングにCEAを活用できる．
- CEAの半減期は約7日で，根治手術が行われれば，術後5週間前後で陰性化

❶ 大腸癌 Stage 別血清腫瘍マーカー陽性率の比較

	CEA			CA19-9		
	陽性	陰性	陽性率（%）	陽性	陰性	陽性率（%）
Stage 0 （n=18）	2	16	11.1	2	16	11.1
Stage I （n=36）	4	32	11.1	3	33	8.3
Stage II （n=60）	31	29	51.7	4	56	6.7
Stage IIIa （n=60）	24	36	40.0	12	48	20.0
Stage IIIb （n=42）	20	22	47.6	14	28	33.3
Stage IV （n=45）	37	8	82.2	24	21	53.3
Total	118	143	45.2	59	202	22.6

大腸癌の Stage 別に CEA および CA19-9 の陽性率を比較すると，Stage 0〜I では陽性率はともに 10%
前後と低率である．しかし，大腸癌の Stage の上昇とともに，両マーカーともに陽性率が高くなる．なお
Stage I〜IVでは，CEA のほうが CA19-9 より陽性率が高い．
（高橋慶一ほか．大腸癌の腫瘍マーカー．Surgery Frontier 2006；13：34-9[1]より引用）

する．術後も CEA の高値が持続する場合は，転移や播種などの存在を考慮す
る必要がある．

●大腸癌の転移例や術後再発例に対する化学療法の効果判定にも，CEA を活用
できる．なお，化学療法により急激な腫瘍壊死が起きると，一過性に CEA が
上昇することがあるため，治療後 2 週間以内に CEA を測定することは推奨さ
れない．

術後再発のサーベイランス

●大腸癌術後に CEA が徐々に上昇する場合は，第一に局所再発を考える．また，
急激に上昇する場合は，肝臓などへの転移再発を考慮すべきである．

●大腸癌術後再発時の CEA 陽性率は 58.7% とされ，特に肝再発で 71.4%，腹膜
再発で 80.0% と高率であったと報告[2]されている．

●『大腸癌治療ガイドライン』[3]では，胸腹 CT や大腸内視鏡などとともに，腫瘍
マーカーである CEA と CA19-9 を，術後 3 年以内は 3 か月おきに，術後 3 年
から 5 年までは 6 か月おきに測定することが推奨されている．

●海外のガイドライン[4,5]でも，根治術後のサーベイランスに，CEA を 3〜5 年間
は定期的に測定することが推奨されている．

血清 CA19-9

●CA19-9 は，ヒト大腸癌培養細胞から作製されたモノクローナル抗体である．

●大腸癌でも，癌の進行度と CA19-9 の陽性率に相関がみられるが，Stage 0〜I
での陽性率は 10% 前後と低率である（❶）[1]．CA19-9 を，大腸癌のスクリーニ
ングや早期発見に用いるのは適切ではない．

●大腸癌での CA19-9 の陽性率は CEA を下回り，CEA より感度が良好とはいえ
ない（❶）[1]．

●大腸癌術前の CA19-9 が，基準値の 3 倍以上の症例では，予後がきわめて不良
であることが報告[1]されている．大腸癌の予後予測因子として，CA19-9 が活

用できる可能性がある.

- 大腸癌の治療前に CA19-9 が高値を示す場合は,治療効果のモニタリングに活用できると考えられる.
- 『大腸癌治療ガイドライン』[3]では,術後再発のサーベイランスに,CEA とともに CA19-9 を術後 5 年までは定期的に測定することが推奨されている.
- 海外のガイドライン[4,5]では,術後再発のサーベイランスに CA19-9 を用いることは,エビデンス不足などを理由に推奨していない.

血清 p53 抗体

- 血清 p53 抗体は,癌細胞由来の蛋白抗原に対して反応性に患者血清中に出現する.したがって,大腸癌の進行度にかかわらず陽性になる可能性がある.
- 大腸癌における血清 p53 抗体の陽性率は 33% 前後と報告[6,7]されており,特に早期段階(Stage 0〜Ⅱ)での陽性率が CEA と比較し高いことから,早期診断における活用が期待されている.
- 血清 p53 抗体は,CEA や CA19-9 などのほかの腫瘍マーカーとの相関性がないことから,大腸癌の診療において,CEA や CA19-9 を補完する腫瘍マーカーとしても期待されている.

(小林清典)

● 参考文献

1) 高橋慶一ほか. 大腸癌の腫瘍マーカー. Surgery Frontier 2006;13:34-9.
2) 横溝　肇ほか. CEA―臨床編. 臨床検査 2015;59:626-31.
3) 大腸癌研究会編. 大腸癌治療ガイドライン　医師用. 2016 年版. 金原出版;2016.
4) Locker GY, et al. ASCO 2006 update of recommendations for the use of tumor markers in gastrointestinal cancer. J Clin Oncol 2006;24:5313-27.
5) Duffy MJ, et al. Tumour markers in colorectal cancer:European Group on Tumour Markers(EGTM) guidelines for clinical use. Eur J Cancer 2007;43:1348-60.
6) 竹田明彦ほか. 大腸癌に対する血清 p53 抗体測定の有用性と臨床的意義. 日本大腸肛門病会誌 2007;60:198-204.
7) Ochiai H, et al. Reevaluation of serum p53 antibody as a tumor marker in colorectal cancer patients. Surg Today 2012;42:164-8.

消化吸収機能検査

Point
1. 栄養障害を疑うときには，機能的な面から疾病をとらえる消化吸収機能検査も考慮する．
2. 栄養素別に想定される障害部位に応じた検査法を選択する．
3. 消化吸収機能検査は，治療方針の決定にも有効となる可能性が高い．
4. ^{13}C を用いた呼気試験は応用範囲が広く，今後，消化吸収機能検査に利用されると予想される．

　各種栄養素の消化・吸収がどの程度障害されているかを機能的な面からとらえる消化吸収機能検査（digestion and absorption test）は，病態を多角的に評価でき，治療方針の決定に有効であるが，臨床の場での認知度は低く十分活用されていない．患者の多くは慢性的に経過し自覚症状に乏しく，初期の段階では消化吸収異常を疑うことが難しい．主な症状としては体重減少，下痢，腹痛，貧血，舌炎，口角炎，皮膚炎，末梢神経障害などがあり，消化吸収障害を疑う契機となる．

脂肪[1-4]

- 脂肪の消化吸収障害は，糖質，蛋白質を加えた三大栄養素のなかで最も障害を受けやすい．脂肪の消化吸収には，膵からのリパーゼ，至適pH，胆汁酸・モノグリセリド・脂肪酸による脂肪のミセル化およびその反応の場である十二指腸が必要であり，いずれかに障害が生じると脂肪の吸収が不十分となる．

糞便中脂肪の染色鏡検

- 米粒大の糞便をスライドグラスにとり，スダンIII（SudanIII）の95％エタノール飽和溶液と36％酢酸の各1滴を加え混和する．軽く熱した後，カバーグラスを載せ鏡検する．オレンジ色の比較的大きな脂肪滴が1視野（×100）に10個以上みられる場合を異常とする．
- スダンIII染色法は膵性脂肪便の場合，検出度が低いとの指摘もあるが，簡便スクリーニングとして有用である．

糞便中脂肪の定量

- 常食摂取（約50 gの脂肪含有）時の糞便を3日連続採取し，糞便中の脂肪量をvan de Kamer法で測定する．1日糞便中の脂肪が5 g以上のときは消化吸収障害があると判定するが，消化障害か吸収障害かの判定は困難である．

膵外分泌機能検査

- 現在保険診療で実施可能な検査はBT-PABA（N-benzoyl-L-tyrosyl-p-aminobenzoic acid）試験のみである．『慢性膵炎診療ガイドライン 2015（改訂第 2 版)』によれば，「異常低値を複数回認めれば慢性膵炎の診断に有用であり，用いることを推奨する」とあるが，エビデンスの質は低い[5]．

- BT-PABA は，水に不溶であり，消化管からまったく吸収されないが，膵から分泌される α-キモトリプシンで分解され，分解産物である PABA（パラアミノ安息香酸）は小腸から吸収され，尿中に排泄される PABA の測定により，膵外分泌機能を推定できる．

- BT-PABA 500 mg 含有の PFD（pancreatic function diagnostant）1 アンプルを 200 mL の水とともに服用し，1 時間後，さらに利尿のためコップ 1 杯の水を飲用する．開始後，6 時間の全尿量を測定する．

  尿中 PABA 排泄率（%）＝尿中 PABA 濃度（μg/mL）×尿量（mL）×100/169.5（mg）×10^3（服用した PABA 量）

- 正常範囲は 73.4% 以上で，慢性膵炎，膵癌，消化管手術後の消化障害の診断に有用である．

糖質[1-3)]

- 小腸の上皮細胞の内腔側には刷子縁膜があり，栄養素が最初に腸粘膜と接する．刷子縁膜には糖質と蛋白質の分解酵素とその担体があり，栄養素は膜消化を受けるが，この酵素が欠損あるいは低下する場合，消化吸収障害が起る．

乳糖負荷試験

- 乳糖 20 g を 10% 溶液として飲用後，経時的（0・30・60・120 分）に血糖値を測定する．血糖の上昇が 10 mg/dL 以下の場合に異常と判定する．グルコース 10 g とガラクトース 10 g を併用投与し血糖の上昇を確認し，単糖類の吸収障害を除外しておく必要がある．ガランターゼ®（ラクターゼ製剤）3 g を乳糖 20 g と併用投与し，血糖値の上昇が 10 mg/dL 以上に改善されることを確認する．

D-キシロース吸収試験

- 単糖であるキシロースは，経口投与により消化されることなく空腸で吸収され，約 60% が体内で代謝され，残り 40% が代謝されずに尿中に排泄される．排泄量は腎機能が正常の場合，血中濃度に比例し，本試験の結果は小腸の機能的吸収面積を示すと考えられる．

- blind loop syndrome（盲係蹄症候群）では，細菌の異常増殖によりキシロースが分解されるので異常低値となることがある．また，スプルー，アミロイドーシス，小腸切除後，Crohn 病などでも低値となる．

- 早朝空腹時に排尿後，D-キシロース 25 g を水 250 mL に溶かして飲む．2 時間後，250 mL 以上の水を飲み，十分な尿量を確保する．D-キシロース溶液を服用後，5 時間まで全尿を集める．患者が下痢や腹痛を訴えている場合には，D-キシロース 5 g 法が勧められる．正常排泄量は 25 g 法では 5〜8 g（20〜32%），

> ### TOPICS 蛋白漏出の検査
>
> - **99mTc ヒト血清アルブミンシンチグラフィ**
>
>   血清アルブミンを用いたテクネチウム（Tc）による経時的シンチグラフィが，蛋白漏出の可能性と漏出部位を類推するのに有効である．
>
> - **α-アンチトリプシン試験**
>
>   肝臓で合成される糖蛋白であるα_1-アンチトリプシン（α_1-antitrypsin：α_1-AT）は，一度腸管内に出た後は腸内酵素によって消化されず，抗原性をもったまま糞便に排出される．ただし，pH 3以下の酸性環境では分解されるので，Ménétrier病のように胃からの漏出を疑う場合には，プロトンポンプ阻害薬を投与し胃酸分泌を抑制して測定する必要がある．
>
>   検査法は，糞便を3日間採取し，撹拌希釈，遠心分離し，上清5 μL を用いる．同時に採血し，血清5 μL を用いる．濃度測定はα_1-AT抗体を用いたradial immunodiffusion（放射状免疫拡散）法で行い，以下の計算式で算出する．
>
> α_1-AT クリアランス（mL/日）＝糞便量（mL/日）×糞便中α_1-AT 濃度（mg/mL）÷血清α_1-AT 濃度（mg/mL）
>
>   （13 mL/日以上で蛋白漏出）

5 g 法では 1.5 g（30％）以上である．

蛋白質[1-3]

- 蛋白質も糖質同様に刷子縁膜の分解酵素と輸送担体が吸収に重要な役割を果たすが，糖質と異なり腸管腔内には多糖類のペプチド分解酵素が存在し，異なる基質特異性をもつため，どれか1つの酵素欠損が起こっても他の酵素が補うため問題にならない．また，輸送機能についても代償されることから特異的なアミノ酸やペプチドの吸収障害は起こりにくく，蛋白吸収障害は腸管吸収面積が絶対的に低下する状況でのみ生じる．

その他[1-3]

ビタミンB_{12}吸収試験

- ビタミンB_{12}（以下，B_{12}）吸収試験は，回腸の吸収能を反映する．食物中のB_{12}は蛋白と結合しており，胃でペプシンによる分解を受けて遊離型B_{12}となった後，唾液に含まれるR蛋白と結合し，胃酸から保護される．その後，空腸で膵プロテアーゼの働きにより遊離型になったB_{12}は，胃の壁細胞から分泌される内因子と結合し，回腸末端から吸収され，移送蛋白であるトランスコバラミンと結合して全身の臓器に運ばれる．
- ^{57}Coを結合させたB_{12}と内因子を同時投与して評価する方法は，ヒト胃液結合型^{57}CoB_{12}と遊離型^{58}CoB_{12}を同時に投与する二重標識アイソトープ法に改良された．ヒト胃液結合^{57}CoB_{12}カプセルと遊離^{58}CoB_{12}カプセルを同時に経口投与し，血漿や肝臓のB_{12}の結合部位を飽和させるために，2時間以内に多量の非放射性B_{12}を筋注する．B_{12}が飽和状態になっていると，経口投与され

た^{57}CoB$_{12}$と^{58}CoB$_{12}$は腎から尿中に排泄されるので，24時間に排泄される両Coを測定し障害部位を推測する．悪性貧血では^{57}Coが^{58}Coより高値であり，腸管が原因の吸収不良では両値とも低値となる．しかしながら，現在，試薬の入手が困難である．

胆汁酸負荷試験

- 小腸，特に回腸疾患に伴う吸収異常の評価，および blind loop syndrome による腸内細菌異常増殖が原因となる吸収異常との鑑別などに有用である．胆汁酸負荷試験には，内因性胆汁酸負荷試験，ウルソデオキシコール酸（UDCA）負荷試験，炭素同位元素標識胆汁酸による呼気試験などがあるが，一般的に用いられる UDCA 負荷試験について概説する．

- 肝・胆道系の胆汁酸循環が障害されていない場合には，血中胆汁酸濃度を測定することにより，回腸末端部における胆汁酸吸収機能を推測できる．胆汁酸代謝に異常がみられる場合には，経口胆汁酸負荷試験を行う．UDCA 300 mg を経口投与後，経時的（0・30・60・90・120 分）に血清胆汁酸濃度を測定し，負荷後の最高胆汁酸濃度が前値より 10 μmol/L 以上の上昇があることを確認する．

^{13}C 呼気試験

- 今後普及する可能性のある検査として，^{13}C 呼気試験がある[6]．これは^{13}C が炭素（^{12}C）の安定同位体であり，天然存在比率が約 1.1％と少ないため，経口投与した^{13}C 標識化合物が最終的に呼気中に排泄され，呼気中^{13}CO$_2$存在比が変化することを応用した検査法である．投与する^{13}C 標識化合物の種類，試験食，呼気採取のポイントや評価指数を変えることでさまざまな生体機能を調べることが可能である．

- ^{13}C 呼気試験の臨床応用には，胃排出能検査，消化吸収機能検査，膵外分泌能検査，肝代謝能検査，腸内環境の評価などがあり，ヘリコバクター・ピロリ検出用に機器が入手しやすくなった．

（東山正明，穂苅量太）

● 参考文献

1) 中村光男．膵機能検査法への挑戦—膵内外分泌補充療法のために．膵臓 2012；27：1-8.
2) 福田能啓．吸収不良症候群．静脈経腸栄養 2012；27：5-17.
3) 穂苅量太ほか．吸収不良症候群，蛋白漏出性胃腸症．診断と治療 2006；94：823-9.
4) 丹藤雄介ほか．膵炎における膵外分泌機能検査．胆と膵 2014；35：1069-72.
5) 日本消化器病学会編．慢性膵炎診療ガイドライン 2015．改訂第 2 版．南江堂；2015.
6) 中田浩二．新しい診断ツール「13C 呼気試験法」による病態評価とその臨床応用．日本医事新報 2012；4581：48-9.

画像診断

大腸内視鏡検査

Point
1. 大腸内視鏡検査の適応や合併症について説明し，同意を得る．
2. 前処置や鎮痛薬を適切に使用し，患者受容性を高める．
3. 大腸の走行，固定点をイメージし，軸保持短縮による愛護的挿入を心がける．
4. ループ形成時には，抵抗のない方向へよじってゆっくりプル操作を行う．あるいは，フリー感のある部位まで吸引しながら抜去し，トルク，圧迫，体位変換を試みる．
5. 盲点部位を意識して，見逃しのないよう観察する．

★1 **腺腫検出率**
腺腫検出率の標準的指標は，症状のない50歳以上であれば，男性で25％，女性で15％以上，便潜血反応検査（FOBT）陽性であれば，35％以上とされている[1]．

質の高い大腸内視鏡検査（colonoscopy）を施行するには，①技術，②安全性，③患者受容性から考える必要がある．さらに，各項目に関して，客観的指標により絶えず評価して精度管理を行うことが大事であろう．技術に関しては，病変が発見できる，見逃しがない，という観点から，スクリーニング検査の場合は，腺腫検出率が問題にされることが多い[★1]．検出率を高めるためには，盲腸到達率，観察（引き抜き）時間，直腸内反転観察などに留意して，挿入技術，観察技術を高める必要がある．また，技術だけでなく，安全性や患者受容性にも関与する要素として，大腸前処置や麻酔などの前投薬の選択も重要である．大腸内視鏡検査の長所は，他の大腸検査（注腸検査，CTコロノグラフィや大腸カプセル内視鏡など）と異なり，生検はもとより高度な精査（拡大内視鏡や超音波内視鏡），さらに治療（EMR，ESD，止血や減圧など）までも可能なことである．

検査前のチェック事項

適応・禁忌と問診

- 適応は，臨床所見（腹痛，血便，腹部腫瘤など）や検査所見（貧血，便潜血反応陽性，腫瘍マーカーなど）などから大腸疾患を疑う場合である．
- 禁忌は，腹膜炎や消化管穿孔，全身状態不良（ショックなど）の場合である．重症炎症性腸疾患や腸閉塞では，前処置なしで，できるだけ送気なしで，行うこともある．
- 大腸前処置にあたり，大量の水分を摂取する必要があるため，閉塞や狭窄症状がある場合は，単純X線や腹部CT検査などで，あらかじめ器質性疾患の有無を調べて除外診断する必要がある．
- 合併症や内服薬について，よく聞いておく．特に，抗血栓薬内服患者では，休薬の可否・期間に関して，処方医と相談のうえ，ガイドライン[2]に準ずることが大事である．

画像診断／大腸内視鏡検査

偶発症，患者説明

- 日本消化器内視鏡学会による 2003〜2007 年までの全国調査報告では，大腸内視鏡検査に関する偶発症の頻度は，0.078％で，死亡率は，0.00082％であった．
- 患者や家族には，検査の必要性や適応と起こりうる偶発症，内視鏡以外の代替検査の有無などについて十分な説明を行って，同意を得ることが必要である．

前処置

- 検査日には，検査 4 時間前より，ポリエチレングリコール腸管洗浄液(ニフレック® 2,000 mL，モビプレップ® 1,500 mL）を服用することが多い．
- 女性，80 歳以上の男性など大量内服が困難であることが予想される場合，味覚の点でも服用しやすい，クエン酸マグネシウム希釈液（マグコロール® P 1,800 mL）やリン酸ナトリウム製剤（ビジクリア®，1 回あたり 5 錠を約 200 mL の水やお茶で，15 分ごとに，計 10 回服用する）を使用することもある．
- 頑固な便秘には，検査前日に，センナ葉エキス（アローゼン® 1.0 g）やピコスルファート（ラキソベロン® 10 mL）を投与する．当日であれば，腸管洗浄液の追加服用（1,000 mL）や，内服が困難な場合は，微温湯 500 mL の高圧浣腸を行う場合がある．

前投薬

- 条件としては，①覚醒が早い，②副作用が少ない（呼吸・循環器系の抑制が少ない），③安全域が広い，④拮抗薬がある，などで，検査前よりモニタリングを開始する．
- 鎮痛薬（ペチジン塩酸塩〈オピスタン® 35 mg〉や鎮痙薬（ブチルスコポラミン臭化物〈ブスコパン® 20 mg〉あるいはグルカゴン〈グルカゴン® G 1 mg〉）を使う．時には，鎮静薬（フルニトラゼパム〈サイレース® 0.2〜0.5 mg〉やミダゾラム〈ドルミカム® 2.5〜5 mg〉）を併用することがある．

スコープの選択

- 軟らかい（細径）スコープは苦痛が少なく，より安全であるが，ループができやすい．腹部手術の既往のある人，体格の細い小さな女性，高齢者，憩室が多い人に使用する．
- 硬いスコープは，腸管のたわみの影響が少ないものの，彎曲半径が大きく，屈曲部で加重がかかり，苦痛の原因となる．
- 硬度可変式の内視鏡であれば，硬度 0 は，やせ型，手術などによる高度癒着例，硬度 1〜2 は，一般的な体型，硬度 3 は，高度肥満，S 状結腸や横行結腸が大きくたわんでいる例で有用であることが多い．

85

❶ 軸保持短縮による基本的な挿入法
"赤玉"状態でプッシュしないことが基本．直腸は左ひねりで挿入し，RSは右ひねりで越える．S状結腸が伸びないよう，早めの圧迫を行い，主に右ひねりでS状結腸を通過し，SDJを越えたら，体外にできたねじれを解除する（フリー感と挿入長の確認）．軸保持短縮ができていれば，肛門縁から30 cmのスコープ長でSDJに達する．横行結腸中央部を左ひねり（9時方向）で越えた後，吸引しながら，ゆっくりと右に（2時方向）ひねりながらプル操作すると，paradoxical movementで肝彎が近づく．右ひねり（2時方向）で肝彎を越えて盲腸に達する．土管状の腸管の場合，できるだけ脱気して，少しトルクをかけてプッシュすると，遠位腸管の伸びを防ぐことが可能である．
RS：直腸S状部，SDJ：S状結腸下行結腸境界部

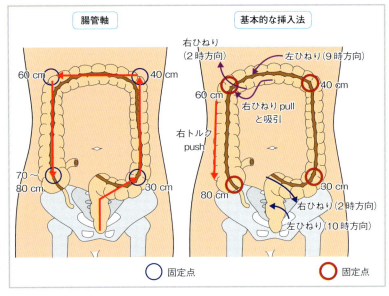

挿入時のチェック事項

詳細は，成書[3,4]や，講習会への参加を推奨したい．

基本的な挿入法（軸保持短縮法）❶

- 大腸の解剖，走行，固定点を熟知し，絶えずスコープ先端の位置を把握し，ループができないような挿入を心がける．
- 持ち方は，左手母指で上下アングル，第3指で左右アングルを操作し，右手は先端から30 cmの位置でスコープを把持して，手首の回転でトルクをかけて挿入する．
- 軸保持短縮を心がけるには，挿入長とスコープのフリー感を絶えず確認し，右手の回転＝トルク（安定したところで，ねじれ解除）と左手の微妙なアップダウンアングルを協調させ，吸引による相対的挿入を利用する．
- 以下のテクニックを駆使する．
  ① hooking the fold：屈曲部の粘膜ひだを越え，空気を吸引しながらスコープを引き戻し，角度を鈍角にした後，プッシュして進む．
  ② right turn shortening：右ひねりでプル操作して，S状結腸などを背側に押さえ込んで，たわみをとる．
  ③ jiggling：スコープを細かく前後に動かして，直線化する．

ループと解除の方法

- できるだけ小さいループで挿入するが，ループができた場合の解除は，フリーな感覚が得られるところまで抜去するのが基本である．時計軸（反時計軸）にトルクを加える場合，抵抗があれば，抵抗のない方向へのねじりと引き抜き操作へ変更する．

体位変換

- 空気は高位にある腸管へ移動し，腸内容物は低位へ移動すること，空気の移動により高位にある腸管は拡張し，低位にある腸管は虚脱することを利用する．
- 一般に，直腸では，左側臥位，RS（rectosigmoid junction：直腸S状部）を越えれば仰臥位（あるいは，左側臥位のまま）とすることが多い．SDJ（sigmoid-descending colon junction：S状結腸下行結腸境界部），脾彎曲部（ステッキ現象）で挿入困難となった場合や横行結腸遠位でたわむ場合は，右側臥位にすると改善することがある．肝彎曲部では，左側臥位（さらに腹臥位）を試みる．

圧迫，深呼吸

- できるだけスコープが直線化されている状態で圧迫する．被験者に深呼吸をさせて，腹筋の緊張を緩めてもらうことが重要となる．
- SDJ，肝・脾彎曲部では，スコープ先端の屈曲部を手前によせて鈍化し挿入する（指先でやや軽めの圧迫）．深部大腸挿入時のS状結腸のブロックのためには，伸展するスコープ中間部をブロックする（手のひらでやや強めの圧迫）．

抜去時のチェック事項

観察時の注意

- 観察が一番肝心であり，まず発見するためには，色調の変化，血管網の途絶，ひだの変形，隆起・陥凹などに注意する．
- 評価・観察のためには，病変の境界・大きさ，色調，表面性状，陥凹の有無，病変周囲粘膜の性状を調べ，適宜，色素散布を行い，腫瘍性病変の精査のためには，NBI（narrow band imaging）拡大やpit診断を行う．
- 撮影は遠景・近接像，空気量を変化させて，病変の伸展性を調べて行う．
- 盲点となる部分は，盲腸，回盲弁の裏側，肝彎曲，脾彎曲の内側，強い屈曲部の内側，SDJ，肛門部周辺，半月ひだの裏側であることを意識する．透明キャップの使用が観察に有用である．
- 癒着例，スパスムの強い症例，腸管過長症では短縮されていた腸管が観察時に伸びて再挿入困難となりやすい．

TOPICS　超拡大内視鏡―エンドサイトスコピーシステム（endocytoscopy system：ECS）

　生体内での細胞や核の観察が可能な超拡大内視鏡が開発され，臨床研究として使用されている．このシステムでは，大腸の対象領域をメチレンブルーで染色し，内視鏡先端のレンズを接触して観察することが多い．プローブタイプを用いた1,125倍の拡大観察では，核異型の診断により，癌と腺腫の鑑別も可能であると報告された[5]．また，筆者らは，潰瘍性大腸炎では，陰窩間の距離などから求めたスコアが，Mattsの病理組織学的グレードと高く相関することを報告した[6]．

生検の注意

● 腫瘍性病変を発見し，内視鏡治療の適応と考える場合，盲目的な生検はしない．不用意な生検により，粘膜下層に線維化を生じ，内視鏡治療が困難になるためである．

（柏木和弘，緒方晴彦）

◉ 参考文献

1）Pullens HJ. Siersema PD. Quality indicators for colonoscopy：Current insights and caveats. World J Gastrointest Endosc 2014；6：571-83.
2）藤本一眞ほか．抗血栓薬服用者に対する消化器内視鏡診療ガイドライン．日本消化器内視鏡学会雑誌 2012；54：2073-102.
3）岩男　泰，寺井　毅．イラストレイテッド大腸内視鏡 図解 挿入法マニュアル—基本と応用の A to Z．ベクトル・コア：2003．p.1-195.
4）工藤進英．大腸内視鏡挿入法—軸保持短縮法のすべて．第2版．医学書院；2012．p.1-149.
5）Sasajima K, et al. Real-time in vivo virtual histology of colorectal lesions when using the endocytoscopy system. Gastrointest Endosc 2006；63：1010-7.
6）Bessho R, et al. Correlation between endocytoscopy and conventional histopathology in microstructural features of ulcerative colitis. J Gastroenterol 2011；46：1197-202.

II章 検査・診断

▶ 画像診断

小腸カプセル内視鏡検査

Point

① 小腸カプセル内視鏡は，苦痛なく容易に小腸全域の内視鏡観察ができるため，出血を含む小腸病変のスクリーニングにきわめて有用な検査法である．

② ENDOCAPSULE EC-S10 と PillCam® SB 3 が保険適用であるが，その適用対象が異なる．

③ 腸閉塞症状を呈している場合は禁忌である．

④ 消化管の狭窄を有する場合や，狭窄または狭小化が疑われる場合は，パテンシーカプセルを用いて消化管の開通性を評価する．

⑤ 偶発症として，カプセル内視鏡が 2 週間以上体内にとどまる，もしくは内視鏡的，外科的に回収しなければ体外排泄が望めない状態になる滞留（retention）がある．

⑥ 通過速度の速い十二指腸・上部空腸，術後再建腸管の病変や憩室などは，見落とす可能性がある．

⑦ 大きな小腸腫瘍は偽陰性になることがあり，初期検査としては CT，MRI や小腸造影が勧められる．

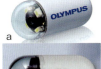

❶ 小腸カプセル内視鏡
  a：ENDOCAPSULE EC-S10（オリンパスメディカルシステムズ）
  b：PillCam® SB 3（コヴィディエンジャパン・日本メドトロニック）

小腸カプセル内視鏡（small bowel capsule endoscopy）は，使い捨ての小さなカプセル型内視鏡（❶）を患者が自ら飲み込むだけで，小腸を中心とする消化管内部の画像を侵襲なく撮影することができる．小腸カプセル内視鏡が映し出す画像をリアルタイムに表示することができ，撮影された画像は無線で体外の記録装置に送信されて保存される．記録装置に転送された画像は，ワークステーションにダウンロードした後，専用のソフトウェアによってビデオ画像あるいは静止画像として読影する．

2016 年 12 月に，『小腸内視鏡診療ガイドライン』[1]が発刊された．これは日本消化器内視鏡学会が中心となり日本消化器病学会，日本消化管学会，日本カプセル内視鏡学会の協力のもと，小腸カプセル内視鏡とバルーン内視鏡に絞って作成された指針である．小腸カプセル内視鏡検査を行う際には，このガイドラインを参照することが望ましい．

小腸カプセル内視鏡と保険適用対象

- 2016 年 4 月現在，ENDOCAPSULE EC-S10（オリンパスメディカルシステムズ）[2]（❶a）と PillCam® SB 3（コヴィディエンジャパン・日本メドトロニック）[3]（❶b）の 2 機種が保険適用になっている．

ENDOCAPSULE EC-S10

- 寸法 26×11 mm，質量 3.8 g で，1 秒に 2 枚（フレームレート固定）の画像を

89

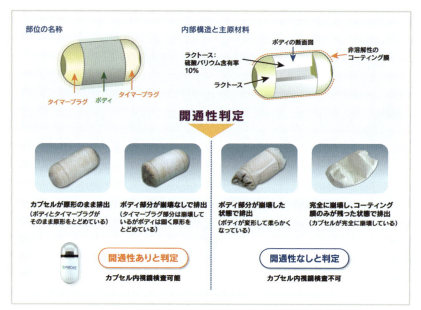

❷ パテンシーカプセルの構造と消化管開通性判定
（コヴィディエンジャパンパンフレットより抜粋）

撮影する．
- 保険適用対象（患者）は，「上部および下部消化管検査（内視鏡検査を含む）を行っても原因が特定できない消化管出血を伴う患者」である[2]．

PillCam® SB 3 とパテンシーカプセル

- PillCam® SB 3 は，寸法 26.2×11.4 mm，質量 3.0 g で，adaptive frame rate（AFR，フレームレート調整機能）作動時は，1秒に2枚または6枚の画像を撮影する[3]．
- パテンシーカプセルは，寸法 26×11 mm，質量 3.3 g で，小腸カプセル内視鏡とほぼ同じ大きさ，形をしている（❷）．
- パテンシーカプセルの登録名称は「ギブンパテンシーカプセル内視鏡」であるが，硫酸バリウムを含有するラクトースを主原材料とする嚥下可能な崩壊性カプセルであり，画像を撮影する機能はない[4]．消化管の狭窄を有する患者，狭窄または狭小化が疑われる患者に対して，小腸カプセル内視鏡を使用する前に消化管の適切な開通性を評価するために使用するが，ENDOCAPSULE との併用は認められていない[4]．
- PillCam® SB 3 の適用対象選択のフローチャートを❸に示す．
- パテンシーカプセル[★1]を用いた消化管開通性判定の概要を❷に示す．
- 保険適用対象（患者）は，以下の通りである[3,4]．
  ①小腸疾患が既知または疑われる患者（消化管の狭窄または狭小化を有する，または疑われる場合には，パテンシーカプセルを使用する）．
  ②原因不明の消化管出血を伴う患者に使用する場合は，上部および下部消化管

★1 パテンシーカプセル
日本で保険適用になっているパテンシーカプセルは，海外で使用されているAgile™ Patency Capsule に内包されている radio frequency identification（RFID）タグを除いた日本独自のものである[1]．パテンシーカプセルには硫酸バリウムが内包されているため，バリウムアレルギーのある患者には用いることができない[4]．

小児および高齢者の使用に対する注意喚起

　小腸カプセル内視鏡を「18歳未満の患者」や「22歳から84歳までの範囲を超える年齢層の患者」に使用することについて，これまで妊婦と同様に注意喚起がなされていた．しかし，日本小児栄養消化器肝臓学会からの要望を受けて，医薬品医療機器総合機構（Pharmaceuticals and Medical Devices Agency：PMDA）で検討した結果，カプセル内視鏡を嚥下することができた患者において，年齢による滞留などの不具合発生に差異は認められないことが判明し，2014年12月9日付の薬食機参発1209第4号，薬食安発1209第5号により，小腸カプセル内視鏡にかかわる使用上の注意が改訂された．

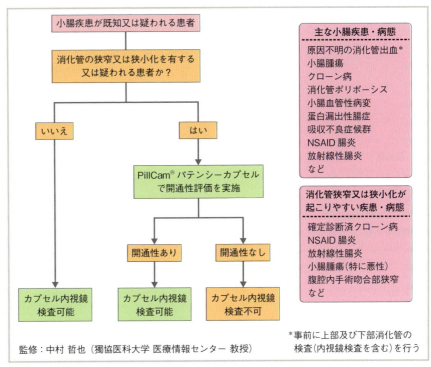

❸ PillCam® SB 3 カプセル適用対象フローチャート
（コヴィディエンジャパンパンフレットより引用）

　　の検査（内視鏡検査を含む）を行ってから実施すること．
　③次の患者への使用には注意すること［安全性が確認されていないため］．
　　妊婦，小児および高齢者の使用に対する注意喚起については**TOPICS**参照．

検査の実際[1]

検査前の準備

①患者に対して，検査前に絶食するように指示する（目安として8時間以上）．

II章 検査・診断

TOPICS **日本カプセル内視鏡学会（JACE）認定制度**

カプセル内視鏡は，他の消化管内視鏡と異なり，カプセル内視鏡が消化管を通過した際に撮影した画像を，専用のソフトウェアを用いて動画あるいは静止画として見ながら解釈し，診断につなげる必要がある．この作業を「読影」というが，カプセル内視鏡の読影経験やトレーニングの有無などによりその質に差が出る．そこで，日本カプセル内視鏡学会（The Japanese Association for Capsule Endoscopy：JACE）では，2012年7月から医師を対象とした認定制度を，2014年からはコメディカルスタッフを対象とした読影支援技師認定制度を開始し，カプセル内視鏡における読影の質の向上を図っている[5]．

検査当日

①問診：消化管症状の有無，排便回数，便の性状，前日の夕食終了時間など．
②患者のバイタルサイン（血圧，脈拍，体温など）の測定．
③ワークステーションの準備（患者情報の入力など）．
④センサアレイ（アンテナユニット）を患者の体表の所定位置に取り付ける．
⑤記録装置をポーチに入れ，ベルトなどで患者に装着後，患者にカプセルを嚥下させる[★2]．
　カプセル内視鏡嚥下2時間後，飲水可．4時間後，軽食可．
　モニターでカプセルが大腸に到達したのを確認後，記録装置やセンサアレイ（アンテナユニット）を取り外す．
⑥記録装置からワークステーションへデータを転送する．

検査後

①ワークステーションにインストールされた専用の読影ソフトウェアを用いて検査画像を効率よく読影し，報告書の作成およびデータ管理を行う．
　日本カプセル内視鏡学会（JACE）認定制度については **TOPICS** 参照．
②カプセル排出の確認および回収を行う．
③検査結果説明と必要な追加検査(バルーン内視鏡など)や治療の指示を行う．

★2　前処置
小腸カプセル内視鏡検査の前処置として，ジメチコン製剤，ポリエチレングリコール電解質溶液，腸管蠕動促進薬などの有効性が報告されているが，現在のところ決まったものはない[1]．なお，添付文書には，「カプセル内視鏡投与前にジメチコン製剤を使用することができる」と記載されている[2,3]．

‖ 偶発症[1]

● カプセル内視鏡に特徴的な偶発症が滞留（retention）であり，カプセル内視鏡が2週間以上体内にとどまる，もしくは内視鏡的，外科的に回収されなければ体外排泄が望めない状態と定義されている．

● 滞留が発生しても，多くの場合，腸閉塞など緊急対応を要する状態には陥らないが，自然排出されない場合には，バルーン内視鏡あるいは外科手術による回収が試みられる．

● まれに，気管への誤嚥も報告されており，嚥下障害を有する患者にカプセル内視鏡検査を試みる場合には，上部消化管内視鏡補助による施行を考慮する．

（中村哲也，寺野　彰）

●参考文献

1) 山本博徳ほか．小腸内視鏡診療ガイドライン．日本消化器内視鏡学会雑誌 2015；57：2687-720.

2) ENDOCAPSULE 小腸用カプセル内視鏡 OLYMPUS EC-S10 添付文書．2015 年 1 月 15 日（第 4 版）．オリンパスメディカルシステムズ．

3) PillCam SB 3 カプセル内視鏡システム添付文書．2016 年 4 月改訂（第 6 版）．コヴィディエンジャパン．

4) ギブンパテンシーカプセル内視鏡添付文書．2016 年 2 月改訂（第 8 版）．コヴィディエンジャパン．

5) 渡部宏嗣ほか．JACE 認定制度と e ラーニングについて．日本カプセル内視鏡学会（JACE）アトラス作成委員会監・編．動画でわかるカプセル内視鏡テキスト．コンパス出版局；2014．p.103-7.

▶画像診断

小腸バルーン内視鏡検査

❶ 小腸バルーン内視鏡（BAE）には，ダブルバルーン小腸内視鏡（DBE）とシングルバルーン小腸内視鏡（SBE）がある．
❷ 挿入原理を理解し，効率のよい深部挿入と，偶発症の予防を心がける．
❸ 症候や疾患に応じて挿入ルートを決定し，内視鏡やフードの種類を使い分ける必要がある．

MEMO
主な禁忌例
- ラテックスアレルギー（ラテックス性バルーンを使用する場合）
- 急性腹症，消化管穿孔，イレウスが解除されていない症例
- 心肺機能の高度低下例
- 高度な出血傾向
- 腸管の脆弱性が予想される症例（腸管吻合術の直後，化学療法の直後，Ehlers-Danlos症候群）
- 全身状態が不良で有用性よりも危険性が上回る症例

小腸バルーン内視鏡（BAE）の登場と原理[1]

- ダブルバルーン小腸内視鏡（double balloon enteroscopy：DBE）は，2001年に初めて報告され，2003年にフジノン（現 富士フイルム）から発売されて小腸疾患の診療を大きく進歩させた（❶a）．
- シングルバルーン小腸内視鏡（single balloon enteroscopy：SBE）は，2007年にオリンパスから発売されて，小腸バルーン内視鏡（balloon-assisted enteroscopy：BAE）のよりいっそうの普及に役立っている（❶b）．
- オーバーチューブの先端バルーンが腸管を内側から把持することで，腸管の無駄な伸展が抑制され，内視鏡先端に正確な操作が伝わるようになる．
- さらに，腸管を把持したまま引くことで，オーバーチューブ上に腸管を畳み込んで短縮することができるため，内視鏡の有効長を大きく超える長さの腸管にも挿入できる（❷）[2]．
- 内視鏡を操作する術者とオーバーチューブを操作・把持する助手の2人で行うことが多いが，手技上の工夫や補助具の使用により術者1人のみで行う方法もある．

前処置と鎮静

- 前処置は，挿入ルートに応じて行われる．経口ルートでは前夜からの絶食のみで可能であり，経肛門ルートでは下部消化管内視鏡に準じて下剤や腸管洗浄剤を使用する．

❶ ダブルバルーン小腸内視鏡（DBE）の外観（a）とシングルバルーン小腸内視鏡（SBE）の外観（b）
（富士フイルム〈a〉，オリンパス〈b〉ホームページより引用）

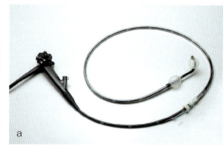
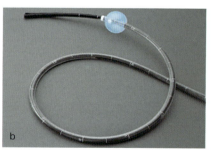

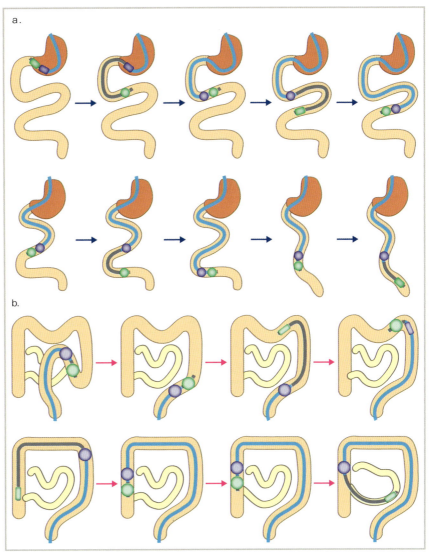

❷ 経口ルートの模式図（a）と経肛門ルートの模式図（b）
（山本博徳ほか編．ダブルバルーン内視鏡―理論と実際．南江堂；2005．p37, 39[2)]の図を元に筆者作成）

- Crohn病や腸管癒着例では腸管洗浄が不良になりやすいので，当施設では前夜にも半量（約1L）の腸管洗浄剤を内服させることが多い．
- 上部・下部消化管内視鏡検査よりも径が太く検査時間が長くなるため，意識下鎮静で検査することが多い．

挿入手技

①オーバーチューブを内視鏡の手前側に引き寄せた状態で，術者が内視鏡本体を持って挿入を開始する．
②最大限に内視鏡を挿入してからオーバーチューブを進める．このとき内視鏡が抜けてこないように，DBEでは内視鏡先端バルーンを拡張させて腸管を把持

し，SBE ではアングル操作により内視鏡先端を腸管に引っかけるようにする．

③オーバーチューブの先端バルーンを拡張して腸管を把持した状態で全体を引き，腸管を短縮させると同時に，解除できるループは解除して挿入形状をシンプルにする．

④DBE であれば内視鏡先端バルーンを収縮させ，SBE であれば内視鏡アングルを解除して，内視鏡をさらに奥に挿入していく．

⑤上記の操作を繰り返し行って，深部小腸に挿入していく．

小腸バルーン内視鏡（BAE）で用いられる手技

●BAE では，以下の手技が用いられている．

・粘膜生検．

・止血術：クリップ，アルゴンプラズマ凝固法（argon plasma coagulation：APC）など．APC では腸管壁損傷を避けるために生理食塩水の粘膜下局注を併用する場合もある（❸a，b）．

・ポリープ切除術：ポリペクトミー，内視鏡的粘膜切除術（endoscopic mucosal resection：EMR）など（❸c）．

・狭窄に対するバルーン拡張術（❸d，e）．

・腸管異物の回収（❸f，g，h）．

・選択的腸管造影：ガストログラフィンなどの水溶性造影剤を水で 1/2 希釈して使用している．送気を最小限にし，内視鏡先端バルーンを膨らませて行うと（DBE の場合），より深部まで造影（充盈像）ができるため，狭窄やポリープの評価に有用である．

・マーキング：点墨，クリップなど．後者は一時的となることが多い．

深部挿入のためのコツ

●内視鏡の挿入形状が同心円状になるように心がける．途中で逆回転になると効率が低下する．

●送気は最小限とする．吸収されやすい炭酸ガス送気が有用である．

●屈曲や癒着部では内視鏡を押すだけではステッキ状態になりやすく，トルクやアングル操作が有効な場合がある．

●内視鏡を前後左右に小刻みに振ることで（ジグリング），形状を整えるとともに，オーバーチューブとの摩擦を少なくし，手先の動きが直接内視鏡先端に届くようにさせる．

●オーバーチューブの先端の位置で挿入効率が変化するため，効率のよい場所は何度も利用する．

フードの種類と選択

●通常観察では先端長 1 mm のフード DH-14EN（富士フイルム）などを用いる．

●止血術やポリープ切除術では，内部スペースが広く視野確保に有利でクリップ

画像診断／小腸バルーン内視鏡検査

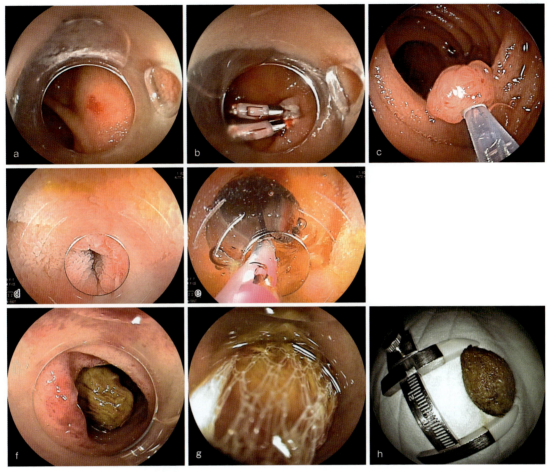

❸ 小腸バルーン内視鏡の症例画像
a，b：80歳代女性，OGIB（obscure gastrointestinal bleeding：原因不明消化管出血）．十二指腸水平部に斑状発赤（type 1b）を認め（a），クリップ止血術を施行した（b）．
c：20歳代男性，家族性腺腫性ポリポーシス（FAP）で大腸全摘術後．十二指腸～空腸の腺腫性ポリープに対してコールドポリペクトミーを施行した．
d，e：30歳代男性，小腸型Crohn病による多発狭窄．回盲弁から120 cmの中部空腸に内径6 mm，長径5 mmの狭窄を認め（d），12 mmまでバルーン拡張を施行し通過可能となった（e）．
f～h：70歳代女性，子宮癌の手術・放射線治療後の繰り返すイレウス．回盲弁から10 cmに狭窄を認めバルーン拡張を行って通過したところ異物を認めた（f）．ネットで回収したところ（g），梅干しの種（24×15 mm大）であった（h）．

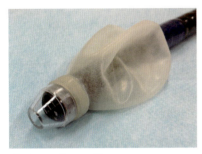

❹ キャストフード
軽度の狭窄であればブジー効果で通過でき，目盛りがついているため狭窄の内径を測定できる．

を収納できる先端長4 mmのディスポーザブル先端アタッチメント D-201-10704（オリンパスメディカルシステムズ）などを用いる．

● 小腸狭窄が存在する場合には，先端が細径で狭窄径を測定できるキャストフード（トップ）が有用である（❹）．

小腸バルーン内視鏡（BAE）の有効性と偶発症

● わが国の多施設前向き研究によると，検査目的を達成した割合

97

II章 検査・診断

TOPICS 検査の記録

　当施設では内視鏡挿入長の計測のために，ストロークごとに挿入長を推計して記録し，合計することで総挿入長としている．これをもとに病変の存在部位を記録する（**1**）．

　病変の位置と腸間膜との関係は診断のポイントとなる．内視鏡が同心円状に挿入されている場合は，視野の12時方向が腸間膜付着側であることが多い．また，Peyer板が腸間膜付着の対側にあることも参考になる．

1 ダブルバルーン小腸内視鏡（DBE）検査中記録用紙
ストロークごとに挿入長を推計して記録し，合計することで総挿入長とする．病変部位などを記録しておくと再検時に参考になる．

は82.5％，全小腸観察を達成した割合は70.8％であった[3]．

● 偶発症は穿孔，出血，誤嚥性肺炎，感染，粘膜損傷といった上部・下部消化管内視鏡と同様のものが起こりうる．

● BAE特有の偶発症として，経口ルートでの急性膵炎があり（発症率0.3～0.5％），多くが膵体尾部主体の膵炎であることから，十二指腸や膵臓に対する物理的負荷が原因と推測されている．予防策として，十二指腸部の過度な直線化や長時間の検査（およそ2時間以上）を避けるようにする．

● 治療内視鏡やCrohn病症例では，穿孔の危険性が高くなる．後者は全層性の病変であることや炎症に伴う腸間膜の短縮によって内視鏡挿入時の力が偏ることによると思われる．

（永山　学，山本博徳）

◉ 参考文献

1) 山本博徳ほか．小腸内視鏡診療ガイドライン．日本消化器内視鏡学会雑誌 2015；57：2685-720.

2) 山本博徳ほか編．ダブルバルーン内視鏡—理論と実際．南江堂；2005.

3) Yamamoto H, et al. Double-balloon endoscopy is safe and effective for the diagnosis and treatment of small-bowel disorders：prospective multicenter study carried out by expert and non-expert endoscopists in Japan. Dig Endosc 2015；27：331-7.

II章 検査・診断

▶ 画像診断

消化管造影検査

Point
1. 小腸および注腸造影検査は，炎症性疾患や腫瘍性疾患に幅広く有用な検査法である．
2. 消化管造影検査は，病変の局在や分布などの客観的評価が可能である．
3. 二重造影法を用いることにより粘膜面の詳細な評価が可能である．
4. 内視鏡が通過できない腸管狭窄を有する場合でも深部腸管の評価が可能である．
5. 消化管造影検査では，粘膜面への良好な造影剤付着，適切な空気量の変化を心がけ，情報量の多い画像撮影を心がける．

検査実施方法

小腸X線造影検査

- 小腸X線造影検査には経口法と経管法があり，経管法はゾンデ法小腸造影検査と逆行性回腸造影検査に分類される（❶）[1-3]．

経口法（経口小腸造影検査）

- 本法は，経口的に飲用した造影剤の進み具合に応じて間欠的にX線透視下に病変評価を行い，適宜X線撮影を加える検査法である．検査実施に際しては，円滑な検査の進行と不必要なX線被曝回避に留意する[★1]．
- 病変評価を行う場合，腸索の走行に沿った丹念な用手圧迫と十分な腸索分離が重要であり，病変描出能に直結する．腸索分離を行いながら[★2]，圧迫法で病変の有無を評価する．

★1 経口法のコツ
症例に応じたバリウム濃度・投与量の調整，待ち時間での適切な飲水や歩行運動の追加を行う．

★2 腸索分離のコツ
痩身な体型の患者では，骨盤内小腸の腸索分離が困難なことがあるが，体位変換や腹部圧迫，頭低位や腹式呼吸を駆使する．

❶ 小腸X線造影検査の比較

		経口法	経管法	
		経口小腸造影検査	ゾンデ法小腸造影検査	逆行性回腸造影検査
造影剤*	濃度（w/v%）	70～100	50～70	50～100
	量（mL）	200～250	200～300	100～250
空気量（mL）		なし	600～900	200～500
利点		・簡便，低侵襲 ・小腸索の分離が容易	・広範な病変の描出が可能 ・小病変の描出能が高い	・骨盤腔内の病変描出が可能 ・内視鏡が通過しない狭窄口側の評価が可能
欠点		・小病変の描出能が低い ・被検者の条件に左右されやすい	・ゾンデ挿入による侵襲 ・描出能が検査医の技量に左右される	・内視鏡挿入による苦痛，侵襲 ・手技が煩雑 ・造影範囲が狭い

＊：造影剤は通常，硫酸バリウム製剤を用いる．

●X線撮影は異なる角度からの複数枚撮影を心がける. 下部〜終末回腸は, 背臥位のみならず腹臥位撮影も行う.

経管法（ゾンデ法小腸造影検査）

●逆流防止バルーン付きのゾンデを Treitz 靱帯近傍まで挿入する[★3].

●造影剤をゾンデから注入する. 腹式呼吸と用手圧迫を加え, バリウムの進行を促進させながら透視下にて観察する. 病変があれば充満像, 圧迫像を適宜撮影する.

●回腸末端まで造影剤が到達してから空気注入を開始する. 体位変換を行いながら可能な限り二重造影になるよう努める. 終末回腸まで二重造影が得られたら鎮痙薬を静注し, 手早く二重造影像を撮影する[★4].

経管法（逆行性回腸造影検査）

●本検査法は手順が煩雑であり, 近年ではバルーン内視鏡後に小腸X線造影用ゾンデを用いて簡便に造影する方法[4]も考案され, 実施する機会はかなり少なくなった. よって, 以下に手順のみ記載する.

①内視鏡で終末回腸まで観察した後に下行結腸までスライディングチューブを挿入し, 鉗子口からガイドワイヤーを回腸末端まで挿入する.

②内視鏡を抜去し, ガイドワイヤーに沿ってバルーンチューブを終末回腸まで挿入する.

③終末回腸に留置した前方バルーンと, 上行結腸に留置した後方バルーンを膨らませ固定する.

④スライディングチューブを抜去し, 腹臥位頭低位にして造影剤を注入する.

⑤体位変換を用いて可能な限り口側まで造影剤を移動させた後に鎮痙薬を静注し, 空気を注入して手早く二重造影像を撮影する.

注腸 X 線造影検査

●本検査法における適切な前処置は, 病変描出能に直結するため重要である. 検査前日の食事変更と Brown 変法または等張腸管洗浄液を用いて前処置を行う[★5].

●腹臥位頭低位にして経肛門的に挿入したチューブから造影剤（通常 70〜110 w/v%の硫酸バリウム製剤）を 200〜400 mL 注入する. その後, 体位変換と空気注入により深部大腸まで造影剤を到達させる.

●二重造影像の撮影に際しては, 繰り返し体位変換を行い, 粘膜面への造影剤付着を向上させるよう努める. 空気量も適宜追加しながら適切な二重造影像を撮影する[★6].

★3 ゾンデ挿入のコツ
ゾンデ挿入に際して, 胃穹窿部へ反転する場合には患者を半立位右側臥位とし, 深呼吸させながら挿入するとスムーズにいく場合がある. 幽門輪部, 十二指腸球後部以降のゾンデ挿入では, 深呼吸と用手圧迫を適宜組み合わせ, むやみに押し込まない.

★4 撮影のコツ
病変部の撮影では, 枕やバスタオルなどを適宜利用し, 小腸索の重なりをはずして二重造影像を撮影する.

★5 前処置の注意点
前処置が不十分な場合, 当日の追加前処置としてグリセリン浣腸液を用いると, 直腸粘膜への造影剤付着が不良となるため行うべきではない.

★6 撮影のコツ
腫瘍性病変の撮影では, 圧迫法や薄層法を用いて表面の凹凸や隆起の高さを表す, 側面像の撮影では送気により十分に腸管壁を伸展させるなどに留意する.

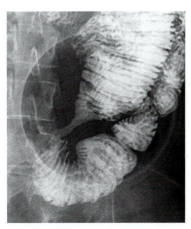 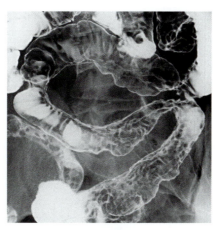 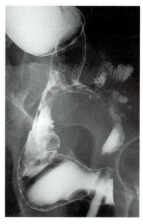

❷ 経口小腸造影検査
虚血性小腸炎でみられた口側空腸の拡張を伴う管状狭窄．

❸ ゾンデ法小腸造影検査
腸間膜付着側優位にみられる Crohn 病の縦走潰瘍．

❹ 注腸 X 線造影検査
Crohn 病症例．直腸 S 状結腸吻合部口側より小腸および腟への瘻孔形成を認める．

画像診断における注意点

炎症性疾患

- X 線造影検査は，小腸，大腸いずれにおいても病変範囲や分布といった病変全体像の把握に有用である．
- X 線造影検査における腸管浮腫は，Kerckring 皺襞やハウストラの幅，あるいは母指圧痕像の有無などで判定する．びまん性浮腫か限局性浮腫かについても評価する．
- 狭窄病変では，狭窄の程度のみならず狭窄長も評価可能である（❷）．小腸では，腸管狭窄を伴いやすい．口側腸管拡張の有無の判定や浮腫性狭窄と線維性狭窄の鑑別も必要である．
- 圧迫法でも粘膜病変の評価は可能であるが，二重造影法では詳細な粘膜病変の評価が可能となる．潰瘍性病変を認める場合，病変部位に加えて，潰瘍の形態，大きさ，深さを評価する．多発性のびらんや潰瘍性病変を認める場合，縦走あるいは輪状といった配列の規則性，腸間膜付着側あるいは対側優位といった偏在性にも着目することは炎症性疾患の鑑別診断に有用である（❸）．
- X 線造影検査では，隣接する腸管や他臓器への瘻孔形成の有無の評価にも有用である（❹）．

腫瘍性疾患

- X 線造影検査では，腫瘍性病変の大きさや全体像の評価，腫瘍内部の石灰化の有無，あるいは隣接する腸管や他臓器への影響なども評価できる．
- 上皮性腫瘍と非上皮性腫瘍の鑑別では，病変部の立ち上がりや粘膜面の性状に

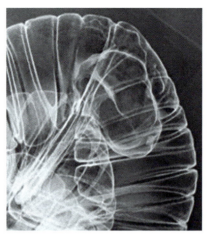

❺ ゾンデ法小腸造影検査
空腸 GIST 例．中心に線状バリウム斑を伴った立ち上がりの明瞭な隆起性病変であるが，隆起表面の粘膜模様は正常粘膜と同様であり，粘膜下腫瘍と判断できる．

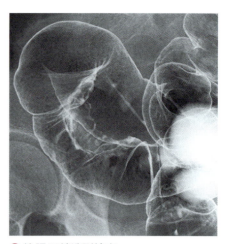

❻ 注腸 X 線造影検査
S状結腸に台形状変形を伴う2型進行癌を認める．

着目する（❺）．
- 潰瘍形成を伴う腫瘍性病変では，潰瘍の形態や大きさ，深さの評価が鑑別診断に有用である．
- 圧迫法や異なる空気量で撮影した二重造影法は，腫瘍の硬さの判定に有用である．
- 上皮性悪性腫瘍では，腫瘍に向かう皺襞集中の有無や，十分に空気伸展させた病変側面像での硬化所見の有無（❻）の判定が深達度診断に有用である．

（江﨑幹宏）

● 参考文献
1) 八尾恒良ほか．診断のための諸検査法―X 線検査法．八尾恒良，飯田三雄編．小腸疾患の臨床．医学書院；2004．p.13-32.
2) 江﨑幹宏．消化管造影検査．渡辺　守総編集．現場のエキスパートが教える 実践！IBD 診療．医学出版；2014．p.48-51.
3) 松嶋　祐，平井郁仁．小腸透視．渡辺　守総編集，大塚和朗編．これで納得！画像で見ぬく消化器疾患 vol.3 小腸．医学出版；2014．p.38-41.
4) 頼岡　誠ほか．小腸内視鏡検査後の小腸 X 線造影用ゾンデ（福大筑紫式）の考案とその使用成績．胃と腸 2011；46：500-6.

画像診断

CT

Point

❶ CT 検査は，簡便かつ被検者の負担も少なく，腹部全体が一度のスキャンで観察できるため，急性腹症や消化管出血のスクリーニングに有用である．
❷ 近年開発されたマルチスライス CT では，血管造影や仮想画像を含む三次元画像により詳細な消化管病変の診断が可能である．
❸ CT エンテログラフィは，炎症性腸疾患，腫瘍性病変や消化管出血の小腸の画像診断に有用である．
❹ CT コロノグラフィは大腸癌のスクリーニングにおいて，内視鏡と同等の有効性を有している．
❺ CT では原理上 X 線被曝は避けられないため，適応を厳密に検討し，短期間の反復使用を避け，低線量 CT を用いるなど被曝量の低減化を心がける．

　消化管病変の診断の中心が，バリウムによる X 線造影検査から内視鏡検査となって久しい．一方，超音波，CT や MRI などは，肝・胆・膵を含む実質性臓器の診断に主に用いられるが，消化管疾患の悪性腫瘍の転移や他臓器への浸潤の評価にも使用されてきた．機器の進歩により，CT の時間分解能と空間分解能が大幅に改善され，三次元画像の任意断面を用いた詳細な画像解析が可能になるとともに，仮想内視鏡像などの新たな画像解析も可能となり，近年では消化管病変も CT による画像診断の対象になっている．

腸疾患診療における腹部・骨盤部 CT の役割

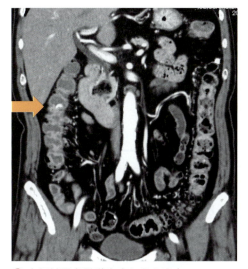

❶ **上行結腸多発憩室症からの出血**
冠状断面像の上行結腸に出血が認められる（➡）．

● 近年開発されたマルチスライス CT（multidetector-row computed tomography：MDCT）では，蠕動がある消化管も鮮明に描出するとともに，1 回の息止めで腹部全体のスキャンが可能なことから，急性出血や消化管出血のスクリーニングに有効である（❶）．
● 急性腹症の原因は，ヘルニア，虫垂炎，憩室炎や腸炎などの炎症，腸管虚血，腸閉塞，消化管穿孔などの消化管病変に加えて，肝・胆・膵疾患や大動脈解離，尿管結石などの泌尿器科疾患や婦人科疾患など，多岐にわたるため，腹部全体をスクリーニングする方法として腹部超音波検査や CT が適応となる．特に高齢者では，身体的所見や血液生化学検査所見が病態を必ずしも反映していないことから，早期診断に CT 検査が有用である[1,2]．

★1
非閉塞性腸間膜虚血（non-occlusive mesenteric ischemia：NOMI）では，血管の閉塞像は認められないが，造影CTのMPR（multiplanar reconstruction）像により，血管の狭小化，不整や攣縮像の観察が診断に有用とされる[5]．

★2
経口造影剤を直接服用させる方法をCTエンテログラフィ（enterography）と称し，経管的に腸管内に注入する方法をCTエンテロクリーシス（enteroclysis）という．

★3
CTEで通常使用される中性経口造影剤は，水と同じCT値をもち，等張性な液体が適当と考えられている．海外ではVoLumen®（硫酸バリウム0.1% w/v含有，E-Z-EM社，イタリア）が専用造影剤として販売されている．

MEMO
海外では腸管病変と腸管外病変が同時に評価可能なCTやMRIなどの"横断的"画像診断法がCrohn病の基本的画像診断法として位置づけられている．

- 単純CTでは，尿管結石や総胆管結石症，血管壁の石灰化（特に石灰化を伴う），憩室炎や虫垂炎のほか，腹腔内遊離ガスの存在に注意する．遊離ガスの検出には，MDCTによる任意方向の多断面再構成画像による診断が有用である．
- 非閉塞性腸間膜虚血（NOMI）[★1]などの腸管虚血や動脈塞栓症・血栓症などの血管性病変だけではなく，虫垂炎などの炎症病変の診断にも造影CTの撮像が有効な場合が多い[3]．絞扼性腸閉塞による血流評価は緊急手術の適応の判断に，造影CTは必須である．腸管壁内血腫の診断は，単純CT画像との比較で診断が容易になる[4]．

CTによる特殊な腸管検査法

CTエンテログラフィ（CTE）[★2]

- CTエンテログラフィ（computed tomographic enterography：CTE）は，水と同じCT値をもつ等張液（中性経口造影剤）[★3]を被検者に服用させて腸管を適度に拡張し造影CTを行う小腸検査法である[6]．
- CTEでは，経口造影剤により腸管が適度に拡張し，経静脈的に造影された腸管壁が腸管内の造影剤とコントラストがつくことで，腸管壁の状態を詳細に観察することが可能となる．
- 特にCrohn病では，腸管病変が"飛び石"状に非連続性に分布し，腸間膜脂肪織濃度の上昇やリンパ節腫脹などとともに，腸管癒着や瘻孔形成，腹腔内膿瘍などの腸管外に病変を併発するため，欧米ではCTやMRIなどの"横断的"画像診断法が基本的診断方法として位置づけられている（❷，❸）．
- CTEでは，内視鏡が通過不可能な腸管狭窄の存在診断ができるだけでなく，狭窄部位の観察により急性浮腫性狭窄か慢性線維性狭窄の鑑別がある程度可能で

❷ Crohn病のCT画像の特徴
①非連続性の病変の存在
②腸管壁の肥厚（3 mm<）
③腸管壁の層状化（target sign）
④腸管壁の炎症部位の造影効果の増強
⑤腸間膜脂肪織濃度の上昇
⑥腸間膜の直細血管の拡張（comb sign）
⑦腸間膜付着側の直線化（縦走潰瘍）
⑧腸間膜付着側の帯状の脂肪組織（creeping fat）
⑨腸管癒着，狭窄，囊腫様変形
⑩リンパ節腫脹
⑪腹腔内膿瘍
⑫肛門周囲膿瘍

上記のうち，③，④，⑥は特に急性炎症で認められる．

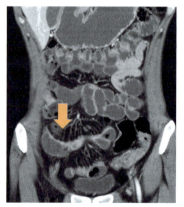

❸ Crohn病の小腸病変（CTエンテログラフィ）
腸間膜付着側は線状化し（縦走潰瘍），腸間膜血管は拡張しcomb signを示している（→）．

画像診断／CT

> **MEMO**
> 最近ではCTによる被曝を回避するため、CTEと同様に経口造影剤を服用させてMRIを行うMRエンテログラフィ（magnetic resonance enterography：MRE）や腹部超音波検査（transabdominal ultrasonography：TAUS）がCrohn病診断に推奨されている。

> **MEMO**
> 欧米ではCTEで使用する専用の経口等張造影剤が市販されているが、内視鏡の前処置として用いられる腸管洗浄剤でも代用可能である。総量1.3～1.8Lを4分割して検査の約1時間前から服用させ、撮影直前に蠕動抑制目的で鎮痙薬を投与する。経静脈造影剤を投与60秒前後で撮影すると腸管壁が適度に造影される。

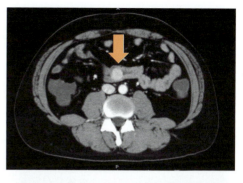

❹ 空腸のGIST（CTエンテログラフィ）
Treitz靱帯から約20 cm肛門側の空腸に、軽度に造影される20 mm大の腫瘤を認める。

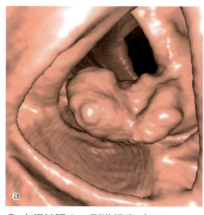
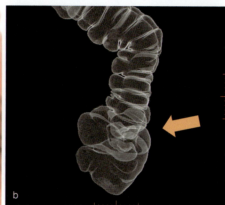

❺ 上行結腸の2型進行癌（CTコロノグラフィ）
a：virtual endoscopy像．b：仮想注腸像（air image/air enema）

あり，治療法の選択に有用な情報を得られる．
- CTEでは，Crohn病のような炎症病変だけではなく，小腸癌，リンパ腫や消化管間質腫瘍（gastrointestinal stromal tumor：GIST）などの腫瘍性病変のほか，憩室や血管性・潰瘍性病変からの消化管出血も観察可能である（❹）．

CTコロノグラフィ（CTC）

- CTコロノグラフィ（computed tomographic colonography：CTC）は，直腸に留置した専用チューブを用いCTC用の炭酸ガス注入器により大腸を適度に拡張させ，16列以上のMDCTで撮像後に，専用ワークステーションにより，断面像であるMPR（multiplanar reconstruction）像，仮想注腸像（air image：AI/air enema：AE），仮想内視鏡像（virtual endoscopy：VE）と大腸の粘膜面全体を俯瞰できる展開像などの特徴的な三次元画像により診断する方法である★4 7)（❺）．

> ★4
> CTCでは，前処置として低残渣食や腸管洗浄剤の服用を行うが，その際に少量の造影剤を同時に服用させ（fecal tagging），画像のデジタル処理により腸管内の残渣を消去し前処置を簡略化することが可能である（electrical cleansing）．

- CTCはポリープなどの隆起性病変の検出にすぐれ，6 mm以上の病変では大腸内視鏡検査と同等以上の検出率であることが報告されている[8]．
- CTCによる病変スクリーニングとして，展開像で粘膜面を俯瞰する方法，あるいはVE像で直腸～盲腸まで往復し粘膜面を観察するfly-through法に続き，AI/AE像で位置や腸管の変形を確認し，MPR像で病変の性状や深達度を診断する3Dドミナントの読影法が主流である★5（❺）．

> ★5
> 読影の際に，CTCのワークステーションに搭載されているCAD（computer-aided diagnosis）を用いることが，ポリープなどの病変の検出に有用と報告されている．

105

II章 検査・診断

- CTCでは，腸管を炭酸ガスで拡張させるため，重症潰瘍性大腸炎や憩室炎などでは穿孔などの腸管損傷が懸念されるため通常は行わない．

医療被曝

- CTは原理上，X線被曝は避けられない検査法である．CTの医療被曝による発癌が懸念されており，特に幼児や若年者に検査を行う場合は，適応を厳密に検討し，短期間の反復使用を避けるとともに，施行に際しては低線量CTを用いるなどの被曝量の低減化を心がけるべきである[9]．

（竹内　健）

◉参考文献

1) Siewer B, et al. Impact of CT on diagnosis and management of acute abdomen in patients initially treated without surgery. AJR Am J Roentgenol 1997；168：173-8.
2) Millet I, et al. Journal club：Acute abdominal pain in elderly patients：effect of radiologist awareness of clinicobiologic information on CT accuracy. AJR Am J Roentgenol 2013；201：1171-8.
3) Tamburrini S, et al. Acute appendicitis：diagnostic value of nonenhanced CT with selective use of contrast in routine clinical settings. Eur Radiol 2007；17：2055-61.
4) Furukawa A, et al. CT diagnosis of acute mesenteric ischemia from various causes. AJR Am J Roentgenol 2009；192：408-16.
5) Woodhams R, et al. Usefulness of multidetector-row CT（MDCT）for the diagnosis of non-occlusive mesenteric ischemia（NOMI）：assessment of morphology and diameter of the superior mesenteric artery（SMA）on multi-planar reconstructed（MPR）images. Eur J Radiol 2010；76：96-102.
6) 竹内　健ほか．クローン病診療におけるCTによる画像診断の実際―CT enterography. 日消誌 2015；112：1244-50.
7) 竹内　健ほか．大腸三次元CT―炎症性腸疾患を中心に．胃と腸 2016；51：891-8.
8) Laghi A, et al. Colorectal cancer screening：the role of CT colonography. World J Gastroenterol 2010；16：3987-94.
9) Berrington de González A, Darby S. Risk of cancer from diagnostic X-rays：estimates for the UK and 14 other countries. Lancet 2004；363：345-51.

Ⅱ章 検査・診断

▶ **画像診断**

MRI

Point

❶ MRI は，骨盤内や管腔外，さらに管腔を液体で拡張させることにより腸管壁の情報が得られる．

❷ 被曝がないため繰り返して施行することが可能である．

❸ 強い磁界のなかで施行するため，刺青のある例や体内に金属がある場合には使用できない．

❹ 複数のシークエンスを組み合わせて撮像するため，CT に比し時間がかかる．

❺ 連続撮影によるシネ MRI では動的評価も可能である．

　病像の正確な評価は，治療方針を立てるうえで非常に重要である．特に炎症性腸疾患は，慢性に経過するため，病状をモニターして治療法を選択していく必要がある．また，重篤な小腸病変があっても，必ずしも臨床症状に反映されない．そこで，腹腔内など壁外についても評価が可能な横断的画像診断として CT や MRI が施行される．また，MRI は骨盤内のように骨の多い部位でも，CT に比べアーチファクトが小さく肛門病変の評価に有用である．さらに，腸管内を液体で満たして拡張させて撮像する MR エンテログラフィ/エンテロクリーシス（magnetic resonance enterography/enteroclysis：MRE）により腸管壁全層の評価が可能である．

適応と禁忌

適応と利点

● MRI は，腸管外の情報が得られることと，内視鏡到達が困難な小腸の検査に有用である．

● 被曝がないため繰り返しての検査が可能であり，炎症性腸疾患，特に小腸や肛門に病変が多い Crohn 病の経過観察に有用である．

● 組織分解能が高いため，脂肪腫や小腸癌，カルチノイド，悪性リンパ腫，GIST（gastrointestinal stromal tumor）の評価にも有用である．

● 動的診断が可能である．

注意点と禁忌

● CT と異なり，撮影方法が複雑で多種のシークエンスを用いるため撮像時間がかかる．

● CT と比べ，空間分解能に劣る．

● 禁忌として，主に以下のものがある．

TOPICS

シネ MRE
連続撮影により得られた像をシネ表示し動的な評価ができ，これから蠕動運動が評価できる．高度の炎症や癒着があると蠕動は抑制される．

MEMO

Crohn 病の診断に対する欧州のガイドラインでは，MRE は CT エンテログラフィ/エンテロクリーシスと並んで最も正確なものとされ，被曝の点から MRE が推奨されている[1]．

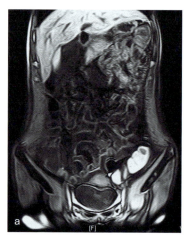
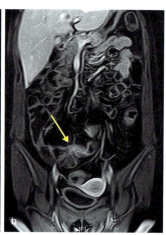

❶ MRエンテログラフィ像
a：正常 Quick 3Ds 像.
b：小腸型 Crohn 病の Quick 3Ds 像. 回腸の狭窄，回腸-回腸瘻が認められる.

TOPICS
拡散強調画像
水分子の拡散運動から得られる拡散強調画像が，炎症の検出に有用との報告がある．これは前処置や造影剤が不要で，腎障害例やガドリニウムアレルギー例にも撮像可能である．また，線維化の有無の検出にも有用であり，Crohn 病での線維性狭窄と炎症性狭窄との鑑別に有用である可能性がある.

- 体内に金属のある被験者．カプセル内視鏡が体内に残存していると撮像できない．
- 刺青のある被験者．
- ガドリニウムアレルギーのある被験者．
- 閉所恐怖症のある被験者．

撮影方法

- 腸管壁や管腔の十分な評価には，腸管内を液体で充満して拡張させて撮像する．拡張には，非吸収性で T1 強調画像で低信号となり T2 強調画像で高信号となる二相性拡張剤のポリエチレングリコール（PEG）液が主に使用されている[2]．
- 撮像法はシークエンスと呼ばれ，メーカーにより名称は異なるが，ほぼ同様の設定である[3]．撮像は，T2 強調画像，T1 強調画像を基本にする（❶）．

MR エンテログラフィ/エンテロクリーシス（MRE）

- 拡張剤の投与方法から，経口的に拡張剤を投与する MR エンテログラフィと，空腸にゾンデを挿入し，そこから拡張剤を注入する MR エンテロクリーシスに分類される．
- MR エンテロクリーシスは，小腸を十分に拡張できるが，苦痛があり，透視下でのゾンデ挿入では被曝する．
- MR エンテログラフィは，近位小腸の拡張が不十分となりがちであるが，Crohn 病で病変が多い遠位小腸の拡張は MR エンテロクリーシスと同等であり，臨床情報という点では差がないため，頻用されつつある．
- 1～1.5 L の拡張剤を投与して 30～60 分後に撮像する[★1]．
- 経静脈投与造影剤であるガドリニウム製剤は，活動性炎症や瘻孔，膿瘍の検出に有用である．ただし，腎障害がある場合は使用できない．

★1
検査前夜にポリエチレングリコール（PEG）やクエン酸マグネシウム服用を併用することがある[4]．

❷ MRE/MRC による Crohn 病の活動性スコア

MaRIA[6]＝1.5×壁厚（mm）＋0.02×relative contrast enhancement（RCE）＋5×浮腫＋10×潰瘍
CDAS[7]＝1.79＋1.34×粘膜厚（mm）＋0.94×粘膜 T2 スコア

（Rimola J, et al. Magnetic resonance for assessment of disease activity and severity in ileocolonic Crohn's disease. Gut 2009；58：1113-20[6]，Steward MJ, et al. Non-perforating small bowel Crohn's disease assessed by MRI enterography：derivation and histopathological validation of an MR-based activity index. Eur J Radiol 2012；81：2080-8[7]より引用）

❸ Lémann index（MRI/CT によるものを抜粋）

	臓器	部位数	部位	グレード1	グレード2	グレード3
狭窄性病変	上部	2	胃/十二指腸	壁厚＜3 mm または口側拡張のない増強効果	壁厚≧3 mm または口側拡張のない壁の層状変化	口側拡張のある狭窄
	小腸	20	20 cm ごとに評価	壁厚＜3 mm または口側拡張のない増強効果	壁厚≧3 mm または口側拡張のない壁の層状変化	口側拡張のある狭窄
	大腸	6	各部位	壁厚＜3 mm または口側拡張のない増強効果	壁厚≧3 mm または口側拡張のない壁の層状変化または管腔の 50%未満	口側拡張のある狭窄または管腔の 50%以上
穿孔性病変	上部	2	胃/十二指腸	─	深い穿孔性潰瘍	蜂窩織炎または瘻孔
	小腸	20	20 cm ごとに評価	─	深い穿孔性潰瘍	蜂窩織炎または瘻孔
	大腸	6	各部位	─	穿孔性潰瘍	蜂窩織炎または瘻孔
	肛門	1	肛門	単純瘻孔	分岐瘻孔，多発瘻孔1 cm 以上の膿瘍	顕著な肛門または肛門周囲の化膿馬蹄形膿瘍または挙上筋に至るまたは超える瘻孔

（Pariente B, et al. Development of the Lémann index to assess digestive tract damage in patients with Crohn's disease. Gastroenterology 2015；148：52-63. e3[8]より引用）

❹ MRE/MRC による潰瘍性大腸炎の活動性スコア

MRC-S＝[RCE（＞100%）＝1]＋[浮腫（有）＝1]＋[リンパ節（有）＝1]＋[comb サイン（有）＝1]

（Ordás I, et al. Diagnostic accuracy of magnetic resonance colonography for the evaluation of disease activity and severity in ulcerative colitis：a prospective study. Gut 2013；62：1566-72[9]より引用）

MR コロノグラフィ

- 1〜2 L の大腸洗浄液を内服し，さらに直腸から微温水を注腸して大腸管腔を拡張させて撮像する[5].

MRI の評価

- Crohn 病の炎症の活動性の評価法として，Magnetic Resonance Index of Activity（MaRIA）[6]や，Crohn's Disease Activity Score（CDAS）[7]などがある（❷）．これらは，壁の肥厚や造影効果などから計算する.
- Crohn 病の腸管損傷の評価法として Lémann index がある（❸）[8]．これは，外科的介入，狭窄，瘻孔について，上部消化管と大腸では MR/CT または内視鏡により，小腸では，MR で評価する[★2].
- 潰瘍性大腸炎の評価には，A segmental simplified magnetic resonance colonography（MRC-S）がある（❹）[9]．relative contrast enhancement（RCE），

★2
MRE では，口側拡張を伴わない場合や狭窄長が短い場合では，狭窄の検出が難しい.

浮腫，リンパ節腫脹，comb sign の有無を合計し，2点以上を重症とする．

（大塚和朗）

● **参考文献**

1）Van Assche G, et al. The second European evidence-based Consensus on the diagnosis and management of Crohn's disease : Definitions and diagnosis. J Crohns Colitis 2010 ; 4 : 7-27.

2）Amzallag-Bellenger E, et al. Effectiveness of MR enterography for the assessment of small-bowel diseases beyond Crohn disease. Radiographics 2012 ; 32 : 1423-44.

3）藤井俊光, 渡辺 守. クローン病画像モダリティーとしての MRI. 日消誌 2015 ; 112 : 1251-8.

4）Hyun SB, et al. Magnetic resonance enterocolonography is useful for simultaneous evaluation of small and large intestinal lesions in Crohn's disease. Inflamm Bowel Dis 2011 ; 17 : 1063-72.

5）Rimola J, et al. Colonic Crohn's disease : value of magnetic resonance colonography for detection and quantification of disease activity. Abdom Imaging 2010 ; 35 : 422-7.

6）Rimola J, et al. Magnetic resonance for assessment of disease activity and severity in ileocolonic Crohn's disease. Gut 2009 ; 58 : 1113-20.

7）Steward MJ, et al. Non-perforating small bowel Crohn's disease assessed by MRI enterography : derivation and histopathological validation of an MR-based activity index. Eur J Radiol 2012 ; 81 : 2080-8.

8）Pariente B, et al. Development of the Lémann index to assess digestive tract damage in patients with Crohn's disease. Gastroenterology 2015 ; 148 : 52-63. e3.

9）Ordás I, et al. Diagnostic accuracy of magnetic resonance colonography for the evaluation of disease activity and severity in ulcerative colitis : a prospective study. Gut 2013 ; 62 : 1566-72.

II章 検査・診断

▶ 画像診断

PET

Point

① 腫瘍診断に関する PET 検査は，わが国の保険診療では^{18}F-フルオロデオキシグルコース（FDG）を用いる PET 検査が行われる．
② PET は空間分解能では劣るが，高いコントラストをもつので病変の指摘に有用性を発揮する．しかし，PET 単独では解剖学的情報に乏しく，集積部位や範囲を評価できない．PET 装置の大半は，CT を同軸に配置した PET/CT 装置である．
③ 原発巣病変の進展範囲，微小な肝転移検索など，目的によっては，PET よりほかの診断モダリティのほうがすぐれるため，必要に応じて造影 CT や MRI などを併用し相補的に扱われることで有用性をより発揮する．
④ PET は局所再発の有無，リンパ節転移，遠隔転移の有無の評価に有用である．

　PET（positron emission tomography：ポジトロン断層撮影法）は，核医学的な画像診断法である．2002 年に^{18}F-フルオロデオキシグルコース（FDG）を用いた PET に健康保険が適用され，当初から大腸癌も適用疾患となっている[1]．後に PET と X 線 CT を組み合わせた PET/CT 装置が登場し，現在では臨床で用いられる PET 検査のほぼ大半が PET/CT 装置となり，悪性腫瘍の診療に欠かせない検査である．

PET の原理と特徴

- ポジトロン核種から出た陽電子（＝ポジトロン）が，近傍の電子と結合し消滅する．その際に放出される一対（2 本）の消滅放射線（ガンマ線）を，リング状に配置された検出器で収集し画像化を行う．
- 放射線が体内から出てくる際の減弱を補正できる（減弱補正）ため，一般的な核医学検査に比べ，感度と定量性が高い．減弱補正を行うことで後述の SUV（standardized uptake value）を測定できる．
- SUV は，単位体重あたりの投与量に対する集積の比であり，半定量的な数値である．

$$SUV = \frac{病変の放射能濃度（Bq/mL）}{放射能投与量（Bq）/体重（g）} \times 相互校正係数$$

- SUV は，測定上あるいは生体側の要因に起因する揺らぎや誤差を含む相対的な数値であるため，多施設共同研究などでは扱いに注意を要する．
- **PET の利点**：コントラストと定量性の高い画像が得られ，放射線被曝が少なく，身体の広範囲を容易に撮像でき，アレルギーもきわめて少ない．
- **PET の欠点**：空間分解能が低く，解剖学的情報が不足しており，PET 単独では異常集積が身体のどの部位に対応するかわかりづらい．

II章 検査・診断

用いられる PET 装置

- PET 装置と X 線 CT を同軸に配置し，両者の利点と欠点を補うために開発されたのが，PET/CT 装置である．
- PET と CT の両方を同じ体位で撮像できるため，位置ずれが少ない PET と CT の画像が容易に得られる．PET での異常集積がどの部位に対応するか判断しやすい．
- PET/CT の CT は，減弱補正と形態情報の提供の 2 つの役割を担う．
- 呼吸や腸管蠕動に伴う PET と CT の多少の位置ずれも観察される．専用ないし相応のビュワーを用い，それも考慮しながら読影を行う．
- 近年，PET/MR 装置が登場し，わが国にも導入され 2012（平成 24）年 2 月に薬事承認されている[2]．PET と MRI 同時収集が可能な機種も多い点でも期待され，わが国では一部の施設に導入されているが，いまだ一般的ではない．
- MRI の特性上，ガドキセト酸ナトリウム（EOB・プリモビスト®）を併用すれば肝転移の指摘は CT よりも診断能は高くなる．ただし，MRI による肺小結節やすりガラス影の検出は容易ではない．微小な肺転移検出に関しては，PET/MR に加えて別途 CT 専用装置による撮像が必要となる症例も発生するものと考えられる[3]．

用いられる PET 薬剤と注意点

- 臨床の PET 検査には，ブドウ糖の類似物質である ^{18}F-フルオロデオキシグルコース（FDG）★1 が用いられる．
- 約 110 分と比較的半減期が長い ^{18}F で標識されている．
- 大腸癌をはじめ，躯幹部原発の腫瘍用 PET 薬剤で保険適用されているのは，FDG のみである．
- 静脈内に投与された FDG は，グルコーストランスポーターにより細胞内に取り込まれ，ヘキソキナーゼによりリン酸化され細胞内にとどまる．癌組織は多くの正常組織よりもグルコーストランスポーターの発現，ヘキソキナーゼ活性が高く，正常組織よりも FDG 集積が高くなる．

★1
FDG は 2005 年秋から商用供給され，サイクロトロンをもたない施設でも PET 検査を行え，FDG-PET 検査を受ける機会が増している．

TOPICS 保険適用に関する注意点

　FDG-PET 検査の腫瘍に関する保険適用疾患は，早期胃癌を除くすべての悪性腫瘍で「他の検査，画像診断により病期診断，転移，再発の診断が確定できない患者に使用する」となっている．良性・悪性の鑑別や，化学療法や放射線療法などの治療効果判定の目的では PET 検査を保険で行えないことに注意する．

　たとえば，①便潜血が陽性だったので，大腸癌を含む消化管腫瘍の検出を依頼，②腫瘍マーカーの上昇があり潜在する悪性腫瘍検索を希望，③○○症候群（病）では悪性腫瘍合併の頻度が高いので検索希望などの検査目的では，健康保険で PET を行うことはできない．

112

画像診断／PET

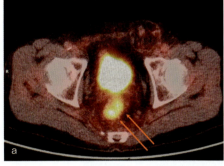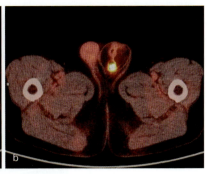

❶ 直腸癌の病期診断目的のPET
a：直腸癌（→）に高集積（SUVmax＝10.2）を認める．
b：鼠径ヘルニアのため陰嚢内へ脱出したS状結腸内にも原発巣よりも強い集積を認め，精査にて腺腫であることが確認された（SUVmax＝12.6）．

MEMO
海外では，神経内分泌腫瘍などを対象とする^{68}Ga-DOTA-TOC, ^{68}Ga-DOTA-TATEなどを用いるPETが臨床で行われている．2016年に保険収載されたSPECT製剤^{111}In-オクトレオチドに比し画質がすぐれるが，わが国では現時点では保険収載されていない．

- FDG-PETの前処置として，5〜6時間以上の絶食が特に重要である．検査前には糖分を含む点滴も不可である．補液を要する場合，静注6時間以上前から生理食塩水か乳酸加リンゲル液に変更する．
- FDGは，活動性の炎症巣内の炎症細胞，良性の腺腫にも集積亢進するので，偽陽性の原因となる．良性腺腫内に腺癌を伴うこともあり指摘には意義があると思われるが，偽陽性の原因となり総合的な評価が必要である（❶）．
- 炎症性腸疾患では，その炎症の活動性に応じて集積亢進を示す．びまん性の集積亢進を示す場合が多いが，腫瘍性病変の検出が困難となり注意を要する．
- FDGは，脳や心筋，結腸をはじめ，消化管に種々の程度で生理的に集積する．淡いびまん性集積ならば判断しやすいが，局所的に強ければ腫瘍性集積との鑑別が困難である．静注約2時間後から遅延像撮像でまったく消失すれば生理的集積と判断しやすい．

病期診断

- 大腸癌原発巣の評価に関して，内視鏡検査や造影透視検査など，他の検査にとって代わるものではない．下部消化管内視鏡などで結腸病変が発見され，生検にて悪性の診断が行われ，リンパ節転移，遠隔転移検出の目的でPET検査を依頼されることが多い．
- 術前診断としてのリンパ節転移診断能に関して，PETはCTに比し格段にすぐれた診断能を示すわけではないが，CTやMRIだけでは評価困難な病変の評価にFDG-PET/CTを追加すると，下部直腸において診断能が向上したとする報告がある[4]．
- 『画像診断ガイドライン』では，転移の検索にはCTを推奨する．PETは行うよう勧めるだけの根拠が明確でない．直腸癌の局所浸潤の評価にはMRI（および経直腸超音波）を推奨する（『画像診断ガイドライン』[5]：推奨グレードC1），とされている．

再発診断

- 大腸癌術後には，FDG-PET/CTによる全身検索では有用な診療情報が得られ

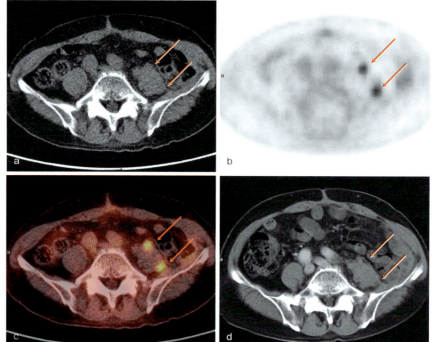

❷ 下行結腸癌，直腸S状部癌（術後3か月）の再発診断目的のPET検査

左大腰筋に接した集積亢進（a：単純CT，b：PET，c：PET-CT融合像）を認め，その後の経過から播種と診断された．造影CTでも異常を指摘できない（d）．

ることが多い．大腸癌では転移巣，再発巣を早期に発見し治療を行うことで予後の改善が期待されるためである．

- 姑息的な化学療法単独に比べて，切除可能な肝転移の治癒切除では，5年生存率で約40％，10年生存率が25％と従来よりもよい成績が報告されている[6]．
- 術後で解剖学的な構造が変化していると，CTやMRIなど形態学的画像のみでは再発診断を行いづらい．術後性の瘢痕と再発巣の鑑別が難しい場合にFDG集積をあわせて評価することで，正しく判断しやすい（❷）．
- 大腸癌の術後の経過観察として，十分な根拠はないが，症例によってはMRI，PET/CTも有用であり施行することを考えてもよい（『画像診断ガイドライン』[5]：推奨グレードC1）とされている．

（坂本 攝）

◉ 参考文献

1) FDG PET, PET/CT 診療ガイドライン 2012. 核医学 2012；49：391-401.
2) FDG PET/MRI 診療ガイドライン 2012 Ver 1.0.
http://www.radiology.jp/content/files/1101.pdf
3) Spick C, et al. ^{18}F-FDG PET/CT and PET/MRI Perform Equally Well in Cancer: Evidence from Studies on More Than 2,300 Patients. J Nucl Med 2016；57：420-30.
4) Gearhart SL, et al. Improved staging with pretreatment positron emission tomography/computed tomography in low rectal cancer. Ann Surg Oncol 2006；13：397-404.
5) 日本医学放射線学会編．画像診断ガイドライン．2016年版．金原出版；2016.
6) Choti MA, et al. Trends in long-term survival following liver resection for hepatic colorectal metastases. Ann Surg 2002；235：759-66.

II章 検査・診断

▶病理診断

大腸癌

Point

① 日本において病理診断における組織分類は,『大腸癌取扱い規約』もしくは WHO 分類を用いてなされている.
② 日本における病期分類は,『大腸癌取扱い規約』もしくは UICC TNM 分類に基づいて行われている.
③『大腸癌取扱い規約』において,生検組織の病理診断は Group 1～5 に分類される.
④『大腸癌取扱い規約』は,WHO 分類や UICC TNM 分類と異なる点がある.
⑤ 上記の違いを把握しておくことで,日常臨床における診断や治療,サーベイランスを円滑に行うことができる.
⑥ 診断困難例や特殊型腫瘍においては,病理医にコンタクトをとることで,円滑な臨床判断につなげることができる.

UICC (Union for International Cancer Control)

ICD (International Classification of Diseases：国際疾病分類)

　患者から切除・生検された検体は,適切な検体処理,固定,切り出し,包埋,薄切,染色を行うことで,病理診断が可能となる.標準化された病理診断を行うためには,標準的な規約や分類が必要不可欠である.日本においては,1962年の『胃癌取扱い規約』をはじめとして,各臓器の規約が整備され,組織分類や病期分類の標準化に貢献してきた.現在では,27種類の悪性腫瘍取扱い規約が出版されている.そのうち,『大腸癌取扱い規約』は,1977年から大腸癌研究会を中心として出版されており,現在,第8版となっている[1].一方,国際的な病期分類は,1968年 UICC TNM 分類の初版が出版され,発展しており,現在,第7版が使用されている[2].ヒト腫瘍の国際的な組織分類の標準化も,WHOを中心として1967年から出版され,現在,第4版となっている[3].これら背景の違いから,『大腸癌取扱い規約』,UICC TNM 分類,WHO ブルーブックは必然的に違う部分が存在する.日本の院内がん登録においては,UICC TNM 分類と WHO ブルーブックに準拠する ICD コードが用いられるため,これらの情報も重要であるが,『大腸癌取扱い規約』は,国際的な分類ではカバーされない情報の収集が可能で,切り出し法が記載されているなど,利点も多数存在する.つまり,三者の記載内容と違いを把握することで病理診断の詳細が理解でき,治療やサーベイランスを適切に行うことも可能にすると考える（❶）.

　近年の『大腸癌取扱い規約』は,独立性を維持しつつ,WHO ブルーブックや UICC TNM に可及的に翻訳可能な規約となっている.また,日本病理学会癌取扱い規約委員会において,統一癌取扱い規約の作成が試みられており,医療従事者のみならず,一般の人も情報が入手しやすく,利用しやすい規約作成が試みられている.

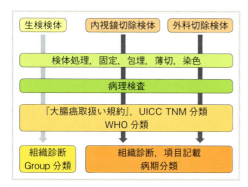

❶ 病理診断過程のフローチャート
患者から切除・生検された検体は，適切な固定，包埋，薄切，染色を行うことで，病理診断が可能となる．標準化された病理診断を行うためには標準的な規約や分類が必要不可欠であり，日本においては，『大腸癌取扱い規約』，UICC TNM 分類，WHO 分類が用いられている．それらを用いて組織診断，項目記載，病期分類，Group 分類などの情報が臨床に提供される．

★1 **Group 分類**
Group X：上皮成分が採取されていない標本，挫滅や熱凝固など．
Group 1：正常粘膜および過形成性病変．
Group 2：腫瘍性か非腫瘍性か判断が困難な病変．
Group 3：良性腫瘍．
Group 4：癌を疑うが確信できない症例．
Group 5：癌．

大腸癌の組織分類

- 『大腸癌取扱い規約』において上皮性腫瘍は，良性上皮性腫瘍，悪性上皮性腫瘍，内分泌細胞腫瘍，腫瘍様病変，遺伝性腫瘍と消化管ポリポーシスに分類される．
- 一方，WHO 分類において上皮性腫瘍は，premalignant lesions, carcinoma, neuroendocrine neoplasm に分類されている．
- 良性上皮性腫瘍と premalignant lesions，悪性上皮性腫瘍と carcinoma，内分泌細胞腫瘍と neuroendocrine neoplasm は，ほぼ互換性を有する基準である．一方で，WHO 分類で premalignant lesion に含まれる serrated lesions は，『大腸癌取扱い規約』では腫瘍様病変に分類されている．
- 粘膜固有層内に限局する病変には，腺腫と非浸潤癌，浸潤癌が存在しうる．日本の病理医は，浸潤が認められなくても細胞および構造異型が強い場合は非浸潤癌を積極的に判定する一方で，海外の病理医は浸潤を目安に癌の判定を行う傾向がある．そのため，早期病変や生検検体の診断に不一致が生じることがある．粘膜固有層内に限局する病変の判定の認識を海外の病理医と共有するには Vienna 分類が有用である[4]．
- 生検組織診断において，『大腸癌取扱い規約』は歴史的に Group 分類[★1] を用いている．
- 次に内分泌系腫瘍については，WHO 分類の neuroendocrine neoplasm における neuroendocrine tumor（NET, G1, G2）は『大腸癌取扱い規約』でカルチノイドにほぼ分類され，neuroendocrine carcinoma（NEC）は内分泌細胞癌にほぼ分類される．一方，WHO 分類は核分裂像と Ki-67 分類のみで分類するが，『大腸癌取扱い規約』は組織像も含めて分類するため，完全には一致しない．また，WHO 分類における mixed adenoneuroendocrine carcinoma に該当する基準は『大腸癌取扱い規約』に存在しないが，由来を重視していることから，多くは内分泌細胞癌に分類することが妥当と考える．

病理診断における病期分類

- 『大腸癌取扱い規約』，UICC TNM 分類，いずれにおいても腫瘍の病期は原発腫瘍（T），リンパ節転移（N），遠隔転移（M）から評価される．治療前の臨床病期分類は TNM もしくは cTNM および Stage で表記され，術後の病期は組織学的検索から pTNM および pStage で表記される．
  - 原発腫瘍（T）：大腸癌においては深達度で決まり，『大腸癌取扱い規約』，UICC TNM 分類いずれにおいても，粘膜固有層内に限局する場合は pTis，粘膜下層は pT1，固有筋層までは pT2，漿膜下層への浸潤が pT3，漿膜面へ

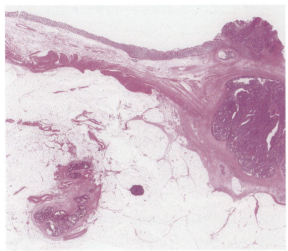
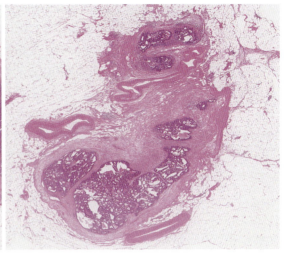

❷ tumor deposit リンパ節構造のない壁外非連続性癌進展病巣（EX）
原発巣から5 mm以上離れている癌巣を tumor deposit リンパ節構造のない壁外非連続性癌進展病巣（EX）と定義している．EXには，脈管侵襲や神経周囲侵襲を伴う病変とそれ以外の病変があるが，いずれもリンパ節転移として取り扱う．

EX：extramural cancer deposits without lymph node structure

の露出がpT4a，他臓器浸潤はpT4bとなっている．両者の違いとして，『大腸癌取扱い規約』は脈管侵襲を深達度に含めるが，UICC TNM分類は深達度に含めずに分類するため，両者の判定が異なる場合がある．

- **リンパ節転移（N）**：N1，N2は，『大腸癌取扱い規約』，UICC TNM分類いずれにおいても個数で分類され，所属リンパ節転移が1～3個の場合はN1，4個以上の場合はN2に分類される．『大腸癌取扱い規約』は，主リンパ節や下部直腸癌における側方リンパ節転移を重要視してきた歴史があり，現在においてもそれらの転移が認められた場合はN3に別に分類している．tumor deposit リンパ節構造のない壁外非連続性癌進展病巣（EX）は，リンパ節転移として扱う（❷）．UICC TNM分類は，N1がN1a（転移リンパ節が1個），N1b（転移リンパ節が2～3個），N1c（EX陽性）の3段階に分類され，N2はN2a（転移リンパ節が4～6個），N2b（転移リンパ節が7個以上）の2段階に分類されている．

- **遠隔転移（M）**：遠隔転移の有無で0，1に分類される．pMの評価には組織学的検索が必要であるが，pStageにおけるMの評価はcMを使用することが可能である．

● 上記を統合したStage分類に関して，『大腸癌取扱い規約』，UICC TNM分類いずれもリンパ節転移のない症例はT1，T2がStage Ⅰ，T3，T4はStage Ⅱとなっている．

- UICC TNM分類はさらに，Stage ⅡA（T3N0M0），Stage ⅡB（T4aN0M0），Stage ⅡC（T4bN0M0）に細分類している．リンパ節転移がある症例は，いずれの分類においてもStage Ⅲになる．

- 『大腸癌取扱い規約』では，N1であればStage Ⅲa，N2，3であればStage Ⅲbとなる．

- UICC TNM分類は，Stage ⅢA（T1またはT2N1，T1N2a），ⅢB（T3またはT4N1，T2またはT3N2a，T1またはT2N2b），ⅢC（T4aN2a，T3またはT4aN2b，T4bN1またはN2）に分類されており，細部は異なる．
- いずれの規約においてもM1症例はStage Ⅳであり，転移臓器が1つであればM1a，2つ以上はM1bと分類する．
- 『大腸癌取扱い規約』では，転移先は略語を用いて付記する．
- また，『大腸癌取扱い規約』は結腸，直腸を対象とし，虫垂，肛門管に関しても同様の分類が一般的に行われる．
- UICC TNM分類は，結腸直腸癌，虫垂，肛門管癌それぞれに特化したStage分類を用いて評価する．
- 内分泌系腫瘍に関して，『大腸癌取扱い規約』にはStage分類がない一方，UICC TNM分類は消化管NETに特化したStage分類を有する．『大腸癌取扱い規約』を使用する論理的根拠には乏しい．

『大腸癌取扱い規約』の有用性

- 『大腸癌取扱い規約』は切り出しに関する記載があり，病理報告書に記載するべき項目が列挙されている．これは日本の病理診断における評価法および報告の均てん化に有用であると考えられる．記載するべき項目として，早期病変における浸潤距離や，脈管侵襲の詳細な評価，簇出（budding）（❸）などが明記されており，同一Stage内でのリスクを予測し，可能な対応を行ううえで有用と考えられる．早期病変の治療が進んでいる日本に適した情報の提供が試みられている．

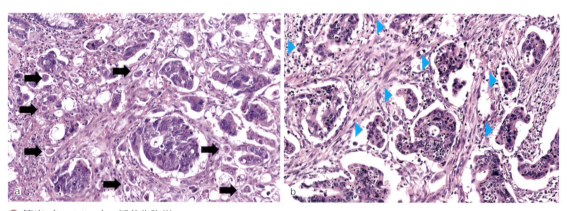

❸ 簇出（budding），低分化胞巣
aの➡は胞巣を構成する細胞が5個未満の簇出（budding）であり，bの▶は胞巣を構成する細胞が5個以上の低分化胞巣である．簇出は，最も高度な領域を選択して20×10倍視野で癌発育先進部を観察し，個数をカウントする．カウント後，Grade 1（0～4個），Grade 2（5～9個），Grade 3（10個以上）に分類する．

★2
診断困難症例や希少癌に遭遇した場合，病理診断コンサルテーションシステムを利用する手段がある．病理診断コンサルテーションシステムには国立がん研究センターがん対策情報センターの病理診断コンサルテーション・サービス（http://ganjoho.jp/med_pro/med_info/consultation01.html）や，日本病理学会コンサルテーションシステム（http://pathology.or.jp/jigyou/consult/consult-guide-2009.html）などがあり，各分野における専門家の意見を求めることができる．

病理医へのコンタクトが必要な場合

● 生検診断においては，Group 2や4に相当するはっきりしない診断が届いた場合は，診断に記載されている所見を十分に把握する必要がある．大きく分けて検体の量や質による場合と，組織像の判定が難しい場合がある．組織像の判定が難しい場合は，病理医にコンタクトをとり，直接意見をもらうと，臨床判断に有用なことがある．

● 次にコンタクトが有効な場合として特殊型の腫瘍があげられる．特殊型には上皮型のみならず，病理医のうちでも専門性が必要な血液系や間葉系などの腫瘍が含まれる．特殊型で病理医が確定診断に至らないなど，難渋していると予測される場合には，コンタクトをとってみるとよい．現在，病理診断コンサルテーションシステムが国立がん研究センターや病理学会にあるため，必要に応じて施設病理医を介してコンサルテーションを依頼することも一手段と考える★2．

● いずれにしても，臨床情報などを十分に共有できるように準備してコンタクトをとると，互いの理解が深まる話し合いができる．

（小嶋基寛，落合淳志）

● 参考文献
1）大腸癌研究会編．大腸癌取扱い規約．第8版．金原出版；2013.
2）Sobin LH, et al. eds. International Union Against Cancer：TNM Classification of Malignant Tumours. 7th edition. Wiley-Blackwell；2009.
3）Bosman FT, et al. eds. WHO Classification of Tumours of the Digestive System. IARC Press；2010.
4）Schlemper RJ, et al. The Vienna classification of gastrointestinal epithelial neoplasia. Gut 2000；47：251-5.

病理診断

炎症性腸疾患

Point

❶ 炎症性腸疾患（IBD）の診療においては，病理診断で確定あるいはある程度鑑別可能なIBDにはどのようなものがあるのかや，それらの病理学的特徴を知っておく必要がある．

❷ IBDの病理診断においては，全身疾患や他臓器の疾患，血液検査所見，患者の治療歴など，患者に関する臨床情報が必須である．

❸ 生検は，各疾患の肉眼像と組織像の対応を理解し，特徴的変化が得られると考えられる部位から採取することが基本である．

❹ 生検診断で確定できない場合や臨床診断との乖離がある場合は，臨床と病理での総合的な議論が必要である．

炎症性腸疾患（inflammatory bowel disease：IBD）は，臨床画像（X線透視，内視鏡検査，超音波検査，CTなど）による罹患部位や病変の形態の把握が最も重要であるが，その経過による変化，さらには全身状態や他臓器の疾患，血液検査所見，患者の治療歴（薬剤投与，放射線照射など）などを総合して診断する必要がある．病理学的診断（特に生検組織診断）からみたIBDは，①組織所見のみでも診断可能，②特定の疾患が示唆可能，③特徴的組織像を示さないの3つに分類される．

ただし，炎症性疾患は，罹患範囲や病勢，時相による組織像の変化により特徴的な組織像を示さない場合があるため，病理組織診断はしばしば困難である．正しい診断がなされるためには，特徴的な肉眼および組織像を覚えるだけでなく，それぞれの疾患の本質的病態に基づいた局所の変化の集積として全体像をとらえることが重要である．また，生検部位が不適当な場合にも特徴的組織像が認められないことがあるので，臨床的にある特定の疾患が疑われる場合は，生検で陰性であっても否定してはいけない．

病理学的診断からみた炎症性腸疾患（IBD）の分類と病理組織学的特徴

病理組織所見のみで診断可能な疾患

- 疾患特異性のある病理組織所見を示す疾患の場合は，生検組織のみでも確定診断可能である．サイトメガロウイルスの核内封入体や原虫（赤痢アメーバ，クリプトスポリジウムなど），スピロヘータ（ブラキスピラ），抗酸菌（結核菌）が検出された場合は，特定の感染症であることが確定される．また，アミロイドーシスや膠原線維性大腸炎（collagenous colitis），リンパ球性大腸炎（lymphocytic colitis）も特徴的な組織像を示す場合は確定できる[1]．

病理診断／炎症性腸疾患

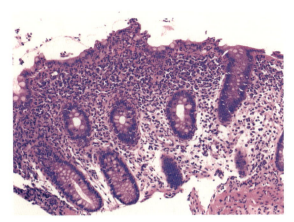

❶ カンピロバクター腸炎の組織像

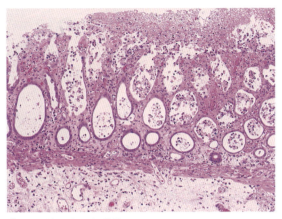

❷ 虚血性腸炎の組織像

特徴的な組織像を示す疾患

- 潰瘍性大腸炎と Crohn 病を合わせて炎症性腸疾患（IBD）と呼ぶが，IBD は特徴的な組織像（後述）を示すので，その組織学的特徴を十分理解しておくと他の炎症性疾患との鑑別診断に生検が有用である．感染性腸炎のうち結核など肉芽腫を形成するものや偽膜性腸炎なども特徴的な組織像を示すが，カンピロバクター腸炎なども活動性が高い場合は IBD の所見（basal plasmacytosis や陰窩のねじれなど）がなく，粘膜表層性の活動性炎症を示すという特徴的な組織像を示す（❶）[1-3]．

- 虚血性腸炎においては，粘膜傷害に引き続き二次的に炎症細胞浸潤を伴うことがあるが，本質的変化は循環不全に伴う粘膜固有層の好酸性化（浮腫）と，上皮の杯細胞減少（上皮傷害）が特徴的である．上皮傷害が高度になると，より特徴的な粘膜壊死「立ち枯れ壊死」を示す（❷）[4]．ただし，虚血性変化をきたす原因は，血栓や血管狭窄・閉塞以外にも膠原病の血管炎やアミロイドーシス，薬剤性（合成ペニシリン），病原性大腸菌などにより引き起こされるので，生検組織において虚血性腸炎と診断された場合は，その原因を解明することが臨床的には重要である．

- ある特定の薬剤でも特徴的組織像を示すことがある．たとえば，非ステロイド性抗炎症薬（NSAIDs）による腸炎は多彩な像を示すが，特に潰瘍型では陰窩上皮のアポトーシス小体の出現が特徴的所見である．もちろん，診断には薬剤使用歴が前提であるが，この所見はその他の疾患でも出現する[★1]ので，臨床的所見なしでは確定診断できない．抗癌剤では，上皮細胞の変性（細胞質の腫大と泡沫状変化）と巨大奇異核の出現が特徴的所見であるが，核所見のみでは癌と誤診される危険性がある[4]．

- 好酸球性腸炎では，著明な好酸球浸潤が診断的には必須であるが，IBD などでも好酸球は目立つことがあり，好中球やリンパ球，形質細胞浸潤が軽度であるにもかかわらず好酸球浸潤が著明な場合には生検のみでも積極的に支持される．

★1
ほかの薬剤や IBD，免疫不全症，自己免疫疾患などでもみられることがある．

特徴的な組織像を示さない疾患

- Behçet病や単純性潰瘍では，潰瘍辺縁は活動性炎症を示すのみで確定診断には生検は有用ではない[3]．ただし，他疾患の除外と潰瘍間の介在粘膜には炎症性変化を認めないことの確認のためには生検の有用性はある．
- 血管炎に関連した疾患は，切除材料では特徴的な組織像を示すが，通常は粘膜内では所見を認めず生検は有用でない場合が多い．ただし，IgA血管炎（Schönlein-Henoch症候群）で粘膜下層が十分採取された場合に，特徴的所見である好中球破砕性血管炎がみられると確定診断に有用である．

炎症性腸疾患（IBD）の病理組織診断

- 潰瘍性大腸炎とCrohn病は，肉眼像も組織像も基本的には異なるが，粘膜内の組織像は少なくとも部分的には類似することがあり，その場合は生検診断において鑑別が困難となる．特に大腸病変においては，Crohn病でもしばしばびまん性炎症を示し，肉眼像も組織像も潰瘍性大腸炎に類似する．
- 潰瘍性大腸炎の粘膜内の組織学的特徴は，密な慢性炎症細胞浸潤が基本であるが，陰窩底部と粘膜筋板間へ形質細胞を伴うリンパ球浸潤（basal plasmacytosis）と陰窩深部の上皮破壊という，粘膜深部での活動性炎症が最も重要な所見である．上皮の破壊が軽度の場合は陰窩炎として上皮内好中球浸潤を示すが，上皮破壊が高度になると陰窩深部への好中球の浸潤・貯留による陰窩膿瘍を形成する．すなわち，陰窩膿瘍は粘膜深部での拡張した陰窩でみられるものが潰瘍性大腸炎の場合の特徴的組織像である．上皮傷害を反映して粘液減少（goblet cell depletion）を伴う．そして，細胞増殖帯である陰窩深部が破壊されているので腺管の減少（粘膜萎縮）が生じ，回復過程では陰窩の形成方向が不規則となるため陰窩のねじれを生じる（❸）[1-3]．
- Crohn病でも粘膜深部での活動性炎症が特徴的像であるので，潰瘍性大腸炎と同様の組織像を示すことがあり[2]，その場合，両者の鑑別が困難なため，この組織像を示す場合をIBDとして包括する．IBDの組織像を示し，非乾酪性類上皮細胞肉芽腫を認めた場合はCrohn病を示唆することができる．また，Crohn病では活動性炎症があるにもかかわらずgoblet cell depletionがみられないことがある点とびまん性活動性炎症がないにもかかわらず陰窩膿瘍が出現することがある点が潰瘍性大腸炎とは異なる．

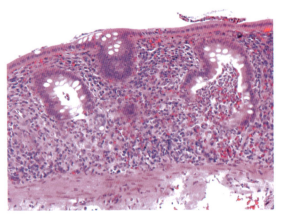

❸ 潰瘍性大腸炎の組織像

炎症性腸疾患 (IBD) の生検病理組織診断手順

- まずは，病理組織所見のみでも診断可能な疾患に相当する特異的な所見がないかを確認する．臨床的に特定の疾患が疑われる場合は，特に注意深く観察し，必要に応じて特殊染色を追加する必要がある[1]．
- 次に，その疾患が活動期（あるいは急性期）であると仮定して，炎症細胞浸潤が主たる病態であるか否かで2分する[2]．すなわち，病変の成り立ちの原因が何であるかで想定される疾患が限定される．
- 活動性の炎症細胞浸潤が著明な場合は，IBDや感染症などの鑑別が必要となる．この場合，先に述べたIBDに特徴的所見があり非乾酪性類上皮細胞肉芽腫が出現していればCrohn病（❹），なければIBD（Crohn病または潰瘍性大腸炎）として臨床所見を加味して鑑別する（❺）．ただし，肉芽腫に関しては，陰窩の破壊に伴うcryptolytic granulomaは潰瘍性大腸炎でも高頻度にみられ，その他の炎症性疾患でさまざまな肉芽腫が出現するので[5]，肉芽腫の評価には十分注意が必要である．一方，IBDでなければ感染症を最も考える．この場合は，特異的な感染症であっても原因となるウイルスや菌体，虫体が検出されない場合も含まれる．

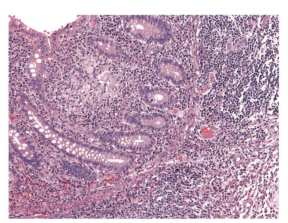

❹ Crohn病の組織像

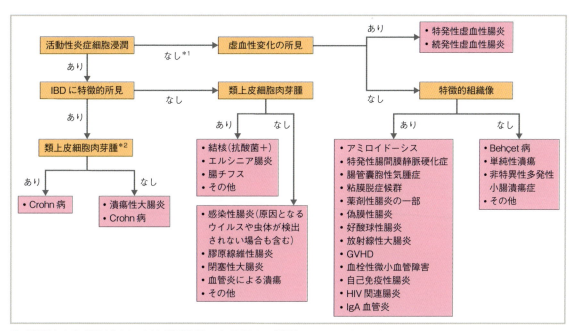

❺ 特異的疾患が除外され病勢が活動性である場合の診断のフローチャート
＊1：粘膜破壊が高度の場合は活動性炎症を認める．
＊2：肉芽腫の組織像，特にcryptolytic granulomaに注意する．
IBD：炎症性腸疾患，GVHD：移植片対宿主病，HIV：ヒト免疫不全ウイルス，IgA：免疫グロブリンA

II章 検査・診断

● 活動性炎症細胞浸潤がない場合，特徴的所見（間質の好酸性化や立ち枯れ壊死像など）が認められる場合は虚血性腸炎であることは容易に診断可能である．虚血性変化がない場合は，静脈硬化症や粘膜脱症候群，薬剤性腸炎（NSAIDs や抗癌剤）などは特徴的組織像を示すことから，それらの特徴を十分理解しておけば診断可能である[4]．そして，特徴的な組織像がない場合は生検組織では鑑別診断不可能である．なお，ここで「活動性炎症細胞浸潤がない場合」とは疾患の本質的な像としての所見であり，上皮破壊よりびらんや潰瘍を伴うと二次的に活動性炎症がみられるので，その判定には注意が必要である．また，感染症に関しては他の炎症性疾患と併存することがあることも念頭においておく必要がある．

おわりに

本項では，IBD の病態をもとにした分類と，それぞれの特徴および診断手順を解説したが，**❺** のフローチャートはあくまでも基本的な考え方を示しているもので，実際の病理診断においては各疾患の中間的な像を示す場合や典型的または特徴的な所見を示さない場合もあるので，症例ごとにその病態を考えながら診断する必要がある．そして，病理組織所見のみでも積極的に特定の疾患を示唆することが可能な場合もあるが，確定診断においては最終的には臨床像との整合性を確認することが最も重要である．

（八尾隆史）

● **参考文献**

1) 田中政則．大腸の炎症性疾患―生検診断のアルゴリズム．病理と臨床 2008；26：781-94.
2) 八尾隆史．IBD 診断における病理診断の位置づけ．渡辺　守総編集．現場のエキスパートが教える実践！IBD 診療．医学出版；2014．p.68-71.
3) 八尾隆史，飯原久仁子．炎症性腸疾患の病理診断．胃と腸 2013；48：601-10.
4) 八尾隆史．小腸・大腸―虚血性腸炎，薬剤性腸炎．胃と腸 2016；51：960-7.
5) 池田圭祐，岩下明徳．大腸炎症性疾患の病理診断―肉芽腫の鑑別を中心に．病理と臨床 2008；26：795-802.

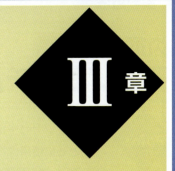

治療法総論

Ⅲ章 治療法総論

▶ **薬物療法**

炎症性腸疾患
アミノサリチル酸製剤，副腎皮質ステロイド

Point

❶ 5-アミノサリチル酸（5-ASA）製剤は，炎症性腸疾患での基本薬で，寛解導入・寛解維持ともに使用される．

❷ 5-ASA は，粘膜内の濃度が高いほど効果は高く，工夫された経口剤や，坐剤や注腸剤などがある．

❸ 局所製剤は，主として遠位大腸の炎症に用いられるが，全大腸炎型や左側大腸炎型でも症状の改善につながる．

❹ 副腎皮質ステロイドは，炎症性腸疾患での活動期治療の中心である．

❺ 副腎皮質ステロイドは，寛解維持を目的としての投与を行うべきではない．

5-アミノサリチル酸（5-ASA）製剤

● 5-アミノサリチル酸（5-aminosalicylic acid：5-ASA）製剤は，炎症性腸疾患での基本薬となっている．寛解導入・寛解維持ともに有用であり，腸粘膜局所で直接抗炎症作用を示すと考えられている．したがって，粘膜内の濃度が高いほど効果は高く，経口剤では，病変局所粘膜にいかに効率よく 5-ASA を到達させるかの工夫がされ，坐剤や注腸剤なども開発されている．副作用も少なく安全な薬剤であり，アレルギーのないほとんどの患者に投与される．

MMX（multi matrix system）

● わが国で，保険適用のある 5-ASA 製剤として，サラゾスルファピリジン（SASP）とメサラジンがある．SASP は，スルファサラジン（SP）と 5-ASA がアゾ結合により結合した薬剤で，大腸の腸内細菌叢により分解されて効力を発揮する．したがって，5-ASA が大腸中心に到達するが，SP による副作用が出現することがあり，有効性のある 5-ASA の作用のみをもつメサラジンが開発された．日本では，❶に示すペンタサ®とアサコール®の 2 つのメサラジンが認可されており，2016 年から MMX-5-ASA であるリアルダ®が海外に遅れて販売された．

★1 **遠位型大腸炎**
proctitis：直腸炎型，
proctosigmoiditis：S 状
結腸直腸炎型．

● 潰瘍性大腸炎では，基本薬として経口剤を使用し，適宜，坐剤や注腸剤を併用する．経口剤は寛解導入・寛解維持ともに汎用される．5-ASA 坐剤/注腸剤は，特に軽度から中等度の遠位型大腸炎★1 の場合，その併用が有効であるが，全大腸炎型や左側大腸炎型でも遠位大腸の炎症をとれば，テネスムスや便回数増加，下血などの症状の改善につながる．

● また，5-ASA 製剤の寛解維持効果についても，多くの研究で証明されており，アドヒアランスが重要視されている．5-ASA 坐剤/注腸剤も寛解維持に有効で，症状に合わせて適宜使用することも多い．

● 一方，Crohn 病活動期の寛解導入に SASP や 5-ASA 製剤を用いることは，過去にはエビデンスがある．しかし，最近は生物学的製剤が使用されることが多

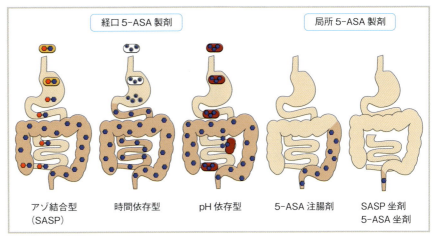

❶ 5-アミノサリチル酸（5-ASA）製剤の種類

く，生物学的製剤やステロイドと比較しても効果が弱いため，不要であるという専門家も多い．Crohn病寛解維持に対しても，無作為比較試験で5-ASA製剤の有効性が十分に証明されておらず，生物学的製剤などで寛解維持されている場合は不要と考える医師も多い．

- 2016年11月に出版されたガイドライン[1]でも，「5-ASA製剤には活動期潰瘍性大腸炎の寛解導入に有効であり，寛解期潰瘍性大腸炎の再燃予防効果も認められる」と記され，さらに「5-ASA製剤のCrohn病に対する効果は潰瘍性大腸炎に対する効果より概して低く，活動期Crohn病に対しては活動性を抑制する効果はあるものの，寛解維持の有効性は証明されていない」「5-ASA製剤による潰瘍性大腸炎の発癌予防効果は確定的でない」と記載されている．

- 使用にあたっては，サラゾピリン®（SASP）は潰瘍性大腸炎とCrohn病とも，活動期には4〜8g（1日3〜4回）を，寛解期には1.5〜3g（1日3〜4回）が用いられるが，SPの副作用のためメサラジンが好まれて使用されているが，メサラジンに変えて用いた場合に著効することもある．

- ペンタサ®（メサラジン時間依存型徐放性製剤）は，多孔性のエチルセルロース膜で5-ASAをコーティングし，小腸上部から時間依存性に徐々に5-ASAを放出する．小腸で放出された5-ASAが一部吸収されてしまうため，遠位大腸での5-ASA濃度は低くなることがあると考えられているが，患者によって反応は異なり，また十分量の投与で効果も高くなる．250・500 mgの錠剤と1,000・2,000 mgの顆粒があり，潰瘍性大腸炎では，活動期は1回2,000 mgを1日2回，寛解期は1回500〜750 mgを1日3回（1日総量1,500〜2,250 mgの1日1回投与も可能）で用いられる．Crohn病では，1回500〜1,000 mgを1日3回で使用される．

- アサコール®錠（メサラジンpH依存型徐放性製剤）は，小腸では5-ASAを放出せず，大腸（pH約7）で5-ASAを放出し始める．したがって，小腸では効果は少なく，遠位大腸における5-ASA濃度は高いといわれている．Crohn病

Ⅲ章 治療法総論

では保険適用がなく，潰瘍性大腸炎で，活動期は 1 回 1,200 mg を 1 日 3 回，寛解期は 1 回 800 mg を 1 日 3 回で使用される．

- 局所製剤（ペンタサ® 坐剤，ペンタサ® 注腸，サラゾピリン® 坐剤）のうち，坐剤は直腸まで，注腸剤は左側大腸までと有効部位は限られるといわれているが，直接，炎症の部位に高濃度の 5-ASA を到達させることができるため，有効性の高い薬剤である．遠位大腸は潰瘍性大腸炎の炎症が最も生じやすく，また内服での 5-ASA 到達量が不十分となりやすいことから，局所製剤を上手に使っていくことが推奨される．しかし，使用方法が煩雑であり，また使用自体に抵抗のある患者が多く，アドヒアランスが低下しやすいため十分な指導が必要である．

副腎皮質ステロイド

- 副腎皮質ステロイド（corticosteroid）は，強力な炎症抑制作用と免疫反応抑制作用を併せもち，潰瘍性大腸炎では活動期治療の中心になっている．5-ASA 製剤だけではコントロールできない中等症や重症で，内服ないし静脈投与が行われる．多くの患者で，これらを適切に使用することで，良好な経過をたどるが，一部に抵抗性のものもあり，かつステロイドの長期使用で種々の副作用があるため，患者の病態を把握して，できるだけ漸減を図っていく必要がある．

- 通常，プレドニゾロンが使用されてきたが，プレドニゾロンは，寛解導入には有効ではあるが，寛解維持効果はなく長期的な改善は望めない．しかも，プレドニゾロンの大量または長期投与は，骨粗鬆症や糖尿病などの重篤な合併症を引き起こす．これらのことから，寛解維持を目的としてプレドニゾロンの投与を行うべきではない．合併症を引き起こすリスクがプレドニゾロンより少ないステロイドとして，ブデソニド経口剤が欧米では用いられている（潰瘍性大腸炎では注腸剤も用いられる）が，わが国でも，終末回腸および結腸近位部主体の Crohn 病に対する経口ブデソニド（ゼンタコート®）が認可された．ブデソニドは消化管から吸収された後，肝臓を通過するとそのほとんどが不活化されるため，全身的な副作用が軽減される．

- 活動期潰瘍性大腸炎に対しては，寛解導入に経口または静注にてプレドニゾロンが 30〜60 mg 投与される．急性重症型では 60〜80 mg の強力静注が行われ，5 日間以内に手術の是非の決定が必要とされてきた．

- 注腸剤にはステロネマ® とプレドネマ® があり，ステロネマ® は 100 mL 中にベタメタゾンを 3 mg 含み，プレドネマ® は 60 mL にプレドニゾロン 20 mg を含み，ともに遠位大腸病変に有効で，吸収が少ないので副作用は少ないが，長期使用ではステロイドの副作用も無視できない．欧米ではブデソニドの注腸剤が使用されている．ただし，排便回数の多い症例では，注腸が刺激となり排便が誘発され，注腸療法が十分に効果を発揮しない場合がある．最近，小腸では溶けずに通過し，大腸を中心に溶けるブデソニドの徐放性腸溶剤も開発され，血中のコルチゾールレベルを抑制せずに局所の炎症を抑制する局所作用型ステロ

MEMO

欧米では，全結腸型あるいは左半結腸型の潰瘍性大腸炎に対して，経口ブデソニド（10 mg/日から漸減）と経口プレドニゾロン（40 mg/日から漸減）の効果を比較した 9 週間の無作為二重盲検比較試験が行われ，内視鏡的改善度に両者は有意差を認めず，プレドニゾロン群でみられた血中コルチゾール濃度がブデソニド群ではみられなかった．

薬物療法／炎症性腸疾患／アミノサリチル酸製剤，副腎皮質ステロイド

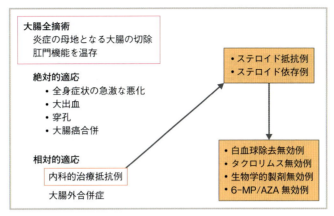

❷ 潰瘍性大腸炎の治療
難治性潰瘍性大腸炎は，ステロイド抵抗と依存だけではなくなり，手術適応も変わってきた．

イドとして注目されている．
- 潰瘍性大腸炎では，ステロイド抵抗例や依存例は難治例と定義され，大腸全摘を考慮すべきであるが，❷に示すように生物学的製剤や，白血球除去療法，タクロリムス，さらには6-メルカプトプリン（6-MP）/アザチオプリン（AZA）などが試され，難治例の定義も変わってきた．
- 活動期のCrohn病に対して，ステロイドは，5-ASA製剤のみでは無効あるいは効果不十分なときに用いられている．具体的には，プレドニゾロン（PSL）40～60 mg/日から開始し，約2週間ごとに症状をみながら漸減していく，といった使い方が，日本に限らず，欧米でも標準的である．しかし，近年は前述した経口ブデソニドが汎用されており，日本でも回盲部中心の病変に有効なゼンタコート（Entcort®）がいよいよ発売され，これからの使用が可能となる．しかし，生物学的製剤の抗TNFα抗体のめざましい有効性と長期の効果もあることから，さらには肛門病変など外瘻にも有効であることから，ステロイドに先行して使用する傾向も出てきた．
- ガイドライン[1]では，「副腎皮質ステロイドは強力な抗炎症作用を有し，潰瘍性大腸炎およびCrohn病の寛解導入に有用である」と記されている．さらに，「副腎皮質ステロイドに寛解維持効果はなく長期投与による副作用もあり，寛解維持に用いるべきではない」としている．

（日比紀文）

生物学的製剤 ▶p.135
白血球除去療法 ▶p.170
免疫抑制薬 ▶p.132
免疫調節薬 ▶p.130

● 参考文献
1）日本消化器病学会編．炎症性腸疾患（IBD）診療ガイドライン2016．南江堂；2016．

▶薬物療法

炎症性腸疾患
免疫調節薬，免疫抑制薬

免疫調節薬
① 難治性ステロイド依存性潰瘍性大腸炎に投与を考慮する．
② 難治性潰瘍性大腸炎に対して，タクロリムス，シクロスポリンによる寛解導入療法後，bridging therapy として使用する．
③ ステロイド依存性の Crohn 病に投与を考慮する．
④ Crohn 病診断初期における有用性は確立されていない．しかしながら，診断時に肛門部病変を合併，広範な消化管病変を有する場合は，診断初期からチオプリン製剤の投与を考慮すべきである．
⑤ 両疾患への抗 TNFα 抗体製剤使用時（特にインフリキシマブ使用時）に併用を考慮する．

免疫抑制薬
① 難治性（ステロイド抵抗性，ステロイド依存性）の活動期潰瘍性大腸炎患者（中等症～重症）が投与の適応である．
② 寛解導入を目的とした血中トラフ値は，10～15 ng/mL が推奨されている．
③ タクロリムス投与中は，腎機能障害に注意する．

免疫調節薬（アザチオプリン：AZA）

作用機序

● アザチオプリン（AZA）は，まず MP（メルカプトプリン）に変換され，それから，活性化代謝物である 6TG（6-チオグアニン〈6-TG〉トリホスフェート）に代謝される．6TG はリボヌクレオチドに取り込まれることにより，活性化リンパ球に対して抗増殖効果をもたらす．AZA/MP は直接，細胞傷害性 T 細胞と NK 細胞活性を抑制し，*Rac1* 遺伝子をモジュレーションすることで，T 細胞のアポトーシスを誘導する可能性も示唆されている[1]．また，最近では AZA がマクロファージの機能を抑制することも報告されている[2]．

投与方法

● チオプリン製剤の治療効果発現は緩徐である．したがって，疾患活動性の高い状況では，ステロイドなどの強力な抗炎症作用との併用が必要であることを念頭においておく．
① AZA の初期投与は 25～50 mg．
② 投与 1 週間後に来院し，血液生化学検査（CBC，AST/ALT，アミラーゼなど）を測定する．
③ 問題がなければ，AZA 50 mg への増量を考慮する★1．

CBC（complete blood count：総血球数）
AST（アスパラギン酸アミノトランスフェラーゼ）
ALT（アラニンアミノトランスフェラーゼ）

★1
日本人では AZA 50 mg で効果が認められる場合が多い．

薬物療法／炎症性腸疾患／免疫調節薬，免疫抑制薬

★2
患者の状態，血液検査結果によって観察期間は異なる．

★3
60％以上の患者でAZAから6-MP変更によりチオプリン製剤の治療継続が可能であるとの報告がある[3]．

アドバイス

6TGN（6-チオグアニンヌクレオチド）の測定意義
治療濃度域が235～450 pmol/10^8 RBCとされているものの，実際，炎症性腸疾患（IBD）患者における6TGの至適濃度は明らかとなってはいない．少なくとも，250 pmol/10^8 RBC以上の濃度は必要とされている．しかしながら，チオプリン製剤の増量にもかかわらず白血球数が変化しない，効果が認められない場合には，6TGを測定すべきである．6TG濃度は高いが効果が認められない場合は，過剰な免疫抑制が生じるのみである．その場合は，ほかの治療法を考慮する．

④増量2週間後（または以内）に来院する．問題がなければ，1～2か月ごとに採血を行う[★2]．

⑤薬剤効果発現までには個人差があるが，2～4週と考えてよい．ただし，効果が最大限となるためには2～3か月必要と考えられる．AZAでは，悪心，嘔吐など消化器の副作用が時としてみられる．この場合，6-MP（ロイケリン®：保険適用外）に変更することで，投与が継続できる場合が多い[★3]．

⑥AZAから6-MPへ薬剤投与を変更する場合は，その投与量を約半分にするべきである〔AZA（mg）＝2.07×6-MP（mg）〕．

⑦白血球数を3,000～5,000/μLとなるようにAZAの投与量を調節してもよいが，その投与量の増加によっても白血球の低下がみられない場合，至適濃度に達しているかどうかを判断するために，赤血球中の6-TG濃度を測定する（保険適用外）．

副作用

● 投与初期3～4週間以内にアレルギー性の副作用が生じる．

● 治療経過途中で用量依存性非アレルギー性の副作用がみられる．副作用については，白血球減少が最も多い（2～5％）．

● AZAによる骨髄抑制は，治療経過中いつでも起こりうる．

● 膵炎は1.3～3.3％で認められる．この副作用は投与量に非依存性であり，ほぼ決まって治療開始3～4週間以内に生じるとされている．膵炎は，AZAの投与を中断すれば改善する．

● 肝酵素上昇も副作用の一つであるとされている．

● 発熱，発疹，関節痛などもみられる．投与量とは関係なく，薬物中止によりその症状も消失する．

● 臨床上，6-MPでアレルギー反応が生じた患者において，AZAの服用が問題ない場合があり，またその逆もありうる．これについてはその理由は不明である．

TOPICS　チオプリン誘発性白血球減少症の発症率

　チオプリン誘発性白血球減少症の発症率は，アジア系の人のほうが，ヨーロッパ系の人よりも高いことが知られている．*NUDT15*は酸化によって損傷した特定のDNAのヌクレオチドを分解する酵素をコードする遺伝子である．

　2014年に韓国の研究グループは，本遺伝子多型（遺伝子多型としてはT/Tのhomozygousにより，139番目のアルギニンがシステインに変異する）がチオプリン製剤による治療の副作用である白血球減少ならびに脱毛に関連することを報告した[4]．*NUDT15*遺伝子多型の出現頻度はアジア系集団のほうが高く，最大13％となっている．

131

Ⅲ章 治療法総論

アドバイス

キサンチンオキシダーゼ阻害薬であるアロプリノールを使用することで，作用効果発現に重要な6TGを上昇させ，さらに肝障害も軽減できることが報告されている．欧米ではアロプリノールを100 mg投与する報告が多い．筆者らの施設ではアロプリノールを50 mgで投与した結果，投与後の6TG濃度が投与前に比べ2倍以上となることがわかっている．

●リンパ増殖性疾患の発症率は，チオプリン製剤内服中の炎症性腸疾患（IBD）患者，チオプリン製剤を服用歴のないIBD患者を比べると，おのおの0.9/1,000，0.26/1,000（患者/年）と報告されている．チオプリン製剤投与中は，リンパ増殖性疾患の発症に注意を払うべきである．

免疫抑制薬（タクロリムス）

作用機序

●タクロリムスは，T細胞内に取り込まれると，細胞質内で分子量12 kDのFK506-binding protein 12（FKBP-12）と結合する．FKBP-12はイムノフィリン（immunophilin）と呼ばれ，蛋白脱リン酸酵素活性を有する．タクロリムスはFKBP-12と複合体を形成すると，構造変化を起こし，Ca^{2+}・カルモジュリンによって活性化されたカルシニューリンに結合して，カルシニューリンの脱リン酸化反応を阻害する．その結果，nuclear factor of activated T-cells（NFAT）の核への移行が抑制され，IL-2などの遺伝子の転写が遮断，免疫抑制効果が発揮される[5]．また，タクロリムスはマクロファージにも作用効果を示すことが報告されており，濃度依存性にLPS（リポ多糖体）刺激後のマクロファージからのIL-12，TNFαの産生を抑制する[6]．

投与方法

●タクロリムスを使用する際には，血中トラフ濃度の適切な調節が重要である．したがって，治療を行う場合は，可能な限り迅速にタクロリムスの血中濃度を測定できるシステムが必要である．

①タクロリムス製剤使用の添付文書（プログラフ® カプセル0.5 mg，同カプセル1 mg，同カプセル5 mg）には，通常，成人では初期には1回0.025 mg/

TOPICS　タクロリムスによる寛解維持療法は可能か？

　経口タクロリムスで治療された25人の潰瘍性大腸炎患者の治療経過の報告[7]によると，平均治療期間は9か月，観察期間は27か月であった．治療開始後6か月後，52%（13/25）の患者に臨床的改善が確認され，44%（11/25）が臨床的寛解に達していた．

　また，タクロリムス寛解導入に引き続き維持療法を行った24人の潰瘍性大腸炎患者をフォローし，その寛解維持率をチオプリン治療群（寛解導入はステロイドあるいは血球成分除去療法）と比較検討し

た研究[8]では，寛解維持における目標血中トラフ濃度は5〜10 ng/mLと設定した．タクロリムス群の治療開始3か月，6か月の寛解率はおのおの70.8%，54.2%であり，一方チオプリン治療群では82.4%，73.5%であった．2群間には統計学的有意差は認められなかった．

　このように，タクロリムス寛解維持療法については，維持トラフ値などの検討課題が残されているものの，寛解維持療法の一つのオプションになるものとして期待される．

TOPICS タクロリムス不応例の治療戦略，生物学的製剤へのスイッチは有効か？

タクロリムス不応潰瘍性大腸炎患者 24 人に対して，インフリキシマブ（IFX）を投与した治療効果の報告[9]によると，IFX 投与後，25%（6/24）の患者に寛解導入が得られた．17%（4/24）の患者は，一時的な IFX 治療反応性は呈したが，その後治療に反応せず手術となっている．58%（14/24）の患者はまったく IFX 治療に反応しなかった．

また，12 人のタクロリムス治療抵抗潰瘍性大腸炎患者に対し，IFX を投与した潰瘍性大腸炎の治療経過の報告[10]によると，治療を受けた患者の 50%（6/12）は 30 日以内に臨床的寛解を得ることが可能であった．

以上より，タクロリムス治療抵抗例に対するサルベージ治療として，IFX 投与は考慮すべき一つなのかもしれない．

kg を 1 日 2 回，朝食後および夕食後に経口投与する（0.05 mg/kg/日）と記載されている．しかし，実臨床において，経口投与の場合，0.1〜0.15 mg/kg/日ぐらいからタクロリムスを開始しなければ，血中トラフ値の早期上昇は期待できない．

②潰瘍性大腸炎寛解導入を目的とした推奨血中トラフ値は，10〜15 ng/mL とされている．

③潰瘍性大腸炎患者治療の際，寛解導入のためには，血中トラフ値を早急に上げるように心がける．

④タクロリムス投与開始後 2〜3 日後にはトラフ値を必ず測定し，投与量を決定していく必要がある．一般に，治療反応性が確認された場合，投与開始 2 週間以降は目標血中トラフ濃度を 5〜10 ng/mL とするように推奨されている．投与期間については 3 か月以内との制限がある．しかしながら，副作用に注意しながら長期投与されることもある（保険適用外）．

⑤経静脈的投与では，タクロリムス 0.01〜0.02 mg/kg/日の 24 時間持続投与（保険適用外）で開始後，トラフ値により投与量を決定する．

副作用

- 手の振戦やほてり感，軽度の頭痛などの症状があげられる．
- 高濃度では腎機能障害（クレアチニンの上昇，K 上昇，BUN の上昇）などが報告されているが，血中濃度を下げることで，腎機能は回復する．

（仲瀬裕志）

Ⅲ章 治療法総論

● 参考文献

1) Tiede I, et al. CD28-dependent Rac1 activation is the molecular target of azathioprine in primary human CD4$^+$T lymphocytes. J Clin Invest 2003；111：1133-45.
2) Marinković G, et al. 6-Mercaptopurine reduces macrophage activation and gut epithelium proliferation through inhibition of GTPase Rac1. Inflamm Bowel Dis 2014；20：1487-95.
3) Lees CW, et al. Tolerability and safety of mercaptopurine in azathioprine-intolerant patients with inflammatory bowel disease. Aliment Pharmacol Ther 2008；27：220-7.
4) Yang SK, et al. A common missense variant in NUDT15 confers susceptibility to thiopurine-induced leukopenia. Nat Genet 2014；46：1017-20.
5) Liu J, et al. Calcineurin is a common target of cyclophilin-cyclosporin A and FKBP-FK506 complexes. Cell 1991；66：807-15.
6) Yoshino T, et al. Immunosuppressive effects of tacrolimus on macrophages ameliorate experimental colitis. Inflamm Bowel Dis 2010；16：2022-33.
7) Landy J, et al. Oral tacrolimus as maintenance therapy for refractory ulcerative colitis—an analysis of outcomes in two London tertiary centres. J Crohns Colitis 2013；7：e516-21.
8) Yamamoto S, et al. Tacrolimus therapy as an alternative to thiopurines for maintaining remission in patients with refractory ulcerative colitis. J Clin Gastroenterol 2011；45：526-30.
9) Herrlinger KR, et al. Infliximab as rescue medication for patients with severe ulcerative/indeterminate colitis refractory to tacrolimus. Aliment Pharmacol Ther 2010；31：1036-41.
10) Yamamoto S, et al. Efficacy and safety of infliximab as rescue therapy for ulcerative colitis refractory to tacrolimus. J Gastroenterol Hepatol 2010；25：886-91.

III章 治療法総論

▶ 薬物療法

炎症性腸疾患
生物学的製剤（抗 TNFα 抗体製剤）

Point

1. Crohn 病と潰瘍性大腸炎のいずれにおいても抗 TNFα 抗体は有効であるが，その適応は重症度，予後因子，ほかの治療に対する反応性を考慮して慎重に決定すべきである．
2. わが国で使用できるのはインフリキシマブとアダリムマブであり，それぞれの特徴を理解したうえで選択する必要がある．
3. 投与時反応，潜在性結核感染症の活性化を含む感染症，皮膚病変など，独特の副作用を理解し，予防や迅速な対応を心がける．
4. 抗 TNFα 抗体使用に際しては，副作用のみならず二次無効を回避する工夫が必要である．

　1990 年代後半に，Crohn 病の主たる病態が tumor necrosis factor α（TNFα）の過剰産生にあること，バイオ技術で合成された抗 TNFα 抗体インフリキシマブ（IFX）が Crohn 病に著効することが明らかとなった．また，同薬は潰瘍性大腸炎にも有効であることも確認された．これらの知見により，欧米では IFX 以外の抗 TNFα 抗体や他分子を標的とした生物学的製剤の開発と臨床試験が進んでいる．わが国では 2002 年に IFX が Crohn 病に承認されて以降，現時点では潰瘍性大腸炎と Crohn 病に対して IFX とアダリムマブ（ADA）の 2 つの抗 TNFα 抗体が使用可能となっている．

　IFX と ADA は，活動期 Crohn 病患者の 70〜80％程度で有効性がみられ，寛解導入効果のみならず寛解維持効果，QOL 改善効果，腸管手術回避効果も有している．いずれも IgG1 に属する免疫グロブリンであり（❶），IFX は可変（Fab）領域にマウス蛋白を含むキメラ型抗体であるのに対し，ADA はヒト型抗体として合成されている．このため，IFX に比較して ADA では免疫原性が低く，投与時反応や副作用が少ないとされる．

　炎症性腸疾患の寛解導入療法として，IFX は 5 mg/kg を 0・2・6 週に点滴静注し，以後，維持治療として 5 mg/kg を 8 週間隔で投与する．効果不十分な場合，Crohn 病に対しては，維持期に 10 mg/kg まで増量が可能である．一方，ADA は 2 週間隔で皮下投与する注射薬であり，寛解導入療法では 0 週 160 mg，2 週 80 mg，4 週 40 mg を投与し，以後，2 週ごとに 40 mg を投与する．ADA も Crohn 病に対しては 80 mg の隔週投与まで増量可能となっている．また，ADA は適切な指導下に，患者自身が自己注射する場合が大部分である．

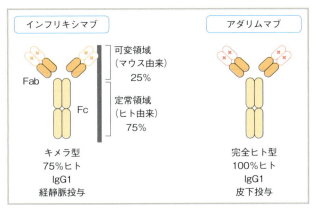

❶ 炎症性腸疾患に使用される抗 TNFα 抗体の特徴

❷ Crohn病における抗TNFα抗体療法の考え方
5-ASA：5-アミノサリチル酸
（D'Haens G, et al. Early combined immunosuppression or conventional management in patients with newly diagnosed Crohn's disease : an open randomised trial. Lancet 2008 ; 371 : 660-7[2]）より引用）

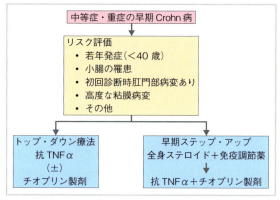

❸ Crohn病におけるトップ・ダウン療法と早期ステップ・アップ療法
（Ordás I, et al. Early use of immunosuppressives or TNF antagonists for the treatment of Crohn's disease : time for a change. Gut 2011 ; 60 : 1754-63[3]）より引用）

抗TNFα抗体療法の適応

Crohn病

- 抗TNFα抗体は，Crohn病における高度の全身性炎症に有効であることから，中等症・重症Crohn病や瘻孔性合併症を有するCrohn病が主たる適応と考えられてきた[1]．その後，抗TNFα抗体は全身性炎症のみならず，早期治療開始により腸管病変自体に対して粘膜治癒効果を有することが示され，トップ・ダウン療法や早期ステップ・アップ療法の考え方が普及している（❷，❸）[2,3]．
- 若年発症，高度な肛門部病変合併例，小腸罹患例，消化管病変が顕著な場合など，消化管合併症（狭窄，瘻孔，穿通）が予測される症例は，早期の抗TNFα抗体の適応である．ステロイドや免疫調節薬による短期間の治療が奏効しない場合も，早期の抗TNFα抗体療法導入が望ましい．
- 合併症により腸管切除に至った患者や難治性痔瘻症例も，抗TNFα抗体療法の適応と考えられる．

潰瘍性大腸炎

免疫抑制薬 ▶p.132
白血球除去療法 ▶p.170

- 潰瘍性大腸炎における抗TNFα抗体の有効性はCrohn病よりも遅れて確認された．また，潰瘍性大腸炎に対しては，ほぼ同時期にカルシニューリン系免疫抑制薬（シクロスポリン，タクロリムス，血球成分除去療法）などの有効性も確立されている．
- 抗TNFα抗体は，ステロイド抵抗例や依存例における治療法の選択肢となる（❹）[4]．
- これらの治療効果の比較については，いまだ十分な臨床データはない．ただし，抗TNFα抗体は維持投与が可能であるため，有効例に対する寛解維持効果が期待できるというメリットがある．

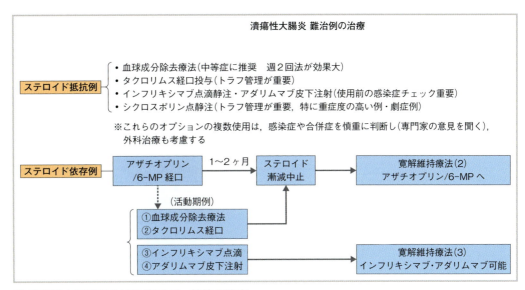

❹ 潰瘍性大腸炎における抗TNFα抗体の適応
(厚生労働科学研究費補助金 難治性疾患等政策研究事業「難治性炎症性腸管障害に関する調査研究」(鈴木班) 平成27年度分担研究報告書. 2016[4]より引用)

抗TNFα抗体療法の注意点

治療開始前

- 抗TNFα抗体療法は免疫抑制状態を惹起するので, 画像検査などで投与前に膿瘍などの感染性腸管合併症や他臓器の感染症がないことを確認することが重要である.
- 抗TNFα抗体療法により潜在性抗酸菌感染症が増悪し, 致死的な病態に至る例が報告されている. 画像所見, ツベルクリン反応, 抗原特異的インターフェロン-γ遊離検査(interferon-γ release assay: IGRA)などで抗酸菌感染症のスクリーニングを十分に行い, 潜在性感染が疑われる場合には, 抗TNFα抗体治療開始前に抗結核薬を投与する(❺)[5,6].
- 特に免疫調節薬併用例においては, B型肝炎ウイルス(HBV)の再活性化と肝炎発症のリスクが上昇する. したがって, HBVのスクリーニング検査を行い, DNA陽性例では核酸アナログ予防投与下に抗TNFα抗体を投与する(❻)[7].

抗TNFα抗体投与の実際と注意点

インフリキシマブ(IFX)
- 投与時反応の予防対策として, ジフェンヒドラミンやステロイドなどを前投与し, バイタルサインを確認しながら静脈内投与を開始する. なお, 前投薬には施設間で差があるのが現状である.
- 低速で投与を開始し, 投与時反応が出現しなければ, 全量250 mLの溶解液を

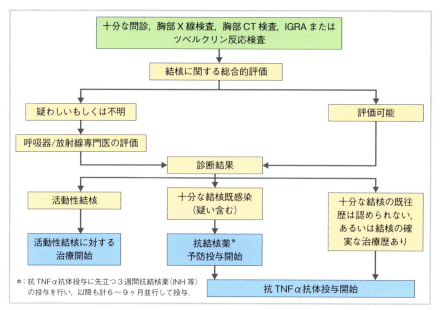

❺ 抗TNFα抗体投与時の結核予防対策
(日本呼吸器学会編. 生物学的製剤と呼吸器疾患診療の手引き. 2014[5]より引用)

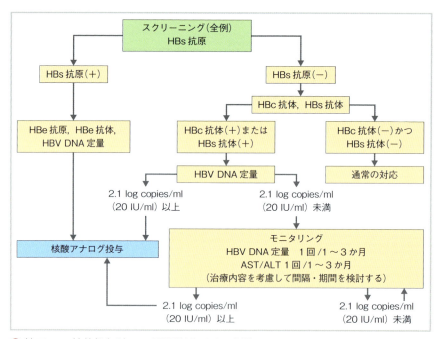

❻ 抗TNFα抗体投与時のB型肝炎ウイルス対策
(日本肝臓学会編. B型肝炎治療ガイドライン. 第2.2版. 2016[7]より引用)

最大2 mL/分の投与量まで増加する.
● 軽度, あるいは中等度の投与時反応に対しては, 投与速度を落とす, あるいは投与中断で対応し, 改善がみられれば再開する. 高度なアナフィラキシー反応に対応できるようステロイドや気道確保の準備をしておく.

アダリムマブ（ADA）

- 寛解導入時から，スムーズな自己注射のために清潔操作やシリンジの取り扱い，投与後のシリンジ回収などを指導する．
- 皮下は疼痛を伴うので，できるだけゆっくりと自己注射するよう指示する．

Crohn 病における抗 TNFα 抗体療法無効例と対策

- いずれの抗 TNFα 抗体においても，寛解導入療法に反応しない一次無効，および寛解導入療法に反応するが維持治療中に効果が軽減する二次無効がみられる．一次無効症例に対しては，速やかにほかの治療法に変更する．
- 二次無効出現率は，IFX で 37％程度[8]，ADA で 18％程度[9]であり，二次無効の原因として，抗 TNFα 抗体のトラフ値低下と抗 TNFα 抗体に対する抗体産生が考えられる．
- チオプリン系免疫調節薬（アザチオプリン，6-MP）の併用は，IFX の二次無効を回避し高い治療効果を得るための方法の一つである[10]．その機序の一つとして，抗 IFX 抗体（antibodies to infliximab：ATI）産生抑制がある．ADA では免疫調節薬の併用効果に関して一定の結論は得られていない．
- いったん出現した抗 TNFα 抗体の二次無効に対する対策として，チオプリン系免疫調節薬の追加，抗 TNFα 抗体増量，ほかの抗 TNFα 抗体への変更などが選択される．わが国では，経腸栄養療法の併用も選択の一つである．二次無効の病態は複雑であり，慎重な対策が望ましい．

栄養療法 ▶ p.174

抗 TNFα 抗体による有害事象

- 抗 TNFα 抗体の重篤な副作用として，敗血症，肺炎，結核，重篤な投与時反応，間質性肺炎，肝機能障害，遅発性過敏症，ループス様症状，重篤な血液障害があげられる．
- 上記に加えて，抗 TNFα 抗体により乾癬・乾癬様皮疹，掌蹠膿疱症などの皮膚病変が出現し，難治性に経過することがある[11]．
- わが国の Crohn 病診療ガイドラインでは，上記の副作用に加えて IFX による悪性腫瘍発生リスク上昇も有害事象に加えられている[12]．
- 若年男性においては，チオプリンとの併用で肝脾 T 細胞性リンパ腫のリスクが上昇するとの報告がある．このリンパ腫はきわめて予後不良のリンパ増殖性疾患である．
- 欧米では，加齢や投与期間が長期に及ぶと，非悪性黒色腫性の皮膚腫瘍発生のリスクがわずかに上昇することが報告されている．

（松本主之）

●参考文献

1) D'Haens GR, et al. The London position statement of the world congress of gastroenterology on biological therapy for IBD with the European Crohn's and colitis organization : when to start, when to stop, which drug to choose, and how to predict response? Am J Gastroenterol 2011 ; 106 : 199-212.

2) D'Haens G, et al. Early combined immunosuppression or conventional management in patients with newly diagnosed Crohn's disease : an open randomised trial. Lancet 2008 ; 371 : 660-7.

3) Ordás I, et al. Early use of immunosuppressives or TNF antagonists for the treatment of Crohn's disease : time for a change. Gut 2011 ; 60 : 1754-63.

4) 厚生労働科学研究費補助金 難治性疾患等政策研究事業「難治性炎症性腸管障害に関する調査研究」(鈴木班) 平成 27 年度分担研究報告書. 2016.

5) 日本呼吸器学会編. 生物学的製剤と呼吸器疾患診療の手引き. 2014.

6) 渡辺 彰. リウマチ医に必要な呼吸器合併症の知識―診断と治療の実際. 結核, 非結核性 (非定型) 抗酸菌症の予防と治療の実際. リウマチ科 2007 ; 37 : 356-64.

7) 日本肝臓学会編. B 型肝炎治療ガイドライン. 第 2.2 版. 2016.

8) Gisbert JP, Panés J. Loss of response and requirement of infliximab dose intensification in Crohn's disease : a review. Am J Gastroenterol 2009 ; 104 : 760-7.

9) Billioud V, et al. Loss of response and need for adalimumab dose intensification in Crohn's disease : a systematic review. Am J Gastroenterol 2011 ; 106 : 674-84.

10) Colombel JF, et al. Infliximab, azathioprine, or combination therapy for Crohn's disease. N Engl J Med 2010 ; 362 : 1383-95.

11) 中村志郎ほか. 抗 TNF-α 抗体製剤に起因する皮膚病変. 胃と腸 2016 ; 51 : 1062-8.

12) Ueno F, et al. Evidence-based clinical practice guidelines for Crohn's disease, integrated with formal consensus of experts in Japan. J Gastroenterol 2013 ; 48 : 31-72.

III章 治療法総論

▶薬物療法

全身化学療法（大腸癌）

Point

1. 「切除不能進行再発大腸癌に対する化学療法」と「補助化学療法」とでは，治療の目的およびレジメン選択が異なる．
2. 切除不能進行再発大腸癌に対する化学療法では，RAS 遺伝子変異の検査は必須であり，必ず治療開始前に検査を行う．
3. 一次治療と二次治療でフッ化ピリミジンとオキサリプラチン，イリノテカンを使用し，適切な分子標的薬を併用する．
4. レゴラフェニブと TAS-102 は，病勢コントロールにより予後の延長が期待できる薬剤であり，治療開始のタイミングが遅れないことが重要である．
5. 治療効果や有害事象を予測するバイオマーカー研究が進歩して，治療成績および患者 QOL の向上のみならず医療経済の効率化も期待されている．

　大腸癌の化学療法は，「切除不能進行再発大腸癌に対する化学療法」と「補助化学療法」の2つに分けられる．前者は腫瘍増大を制御して延命と症状コントロールを行うことを目的とし，後者は根治切除後の再発を抑制して予後を改善することを目的としている．本項では大腸癌の化学療法で使用する薬剤と多剤併用療法を解説し，大腸癌化学療法の現状を概説する．

大腸癌の化学療法で使用する薬剤と多剤併用療法

化学療法のキードラッグ

- 標準的な化学療法で使用する薬剤を❶に示す．

❶ 大腸癌化学療法で使用する薬剤

フッ化ピリミジン系薬（代謝拮抗薬）		注射薬	フルオロウラシル（5-FU）
		経口剤	UFT，S-1，カペシタビン
トポイソメラーゼⅠ阻害薬		注射薬	イリノテカン（IRI）
白金製剤		注射薬	オキサリプラチン（OX）
分子標的薬	抗VEGF抗体薬	注射薬	ベバシズマブ（Bmab）
	抗EGFR抗体薬	注射薬	セツキシマブ（Cmab） パニツムマブ（Pmab）
	抗VEGFR2抗体薬	注射薬	ラムシルマブ（Rmab）
	マルチキナーゼ阻害薬	経口剤	レゴラフェニブ
DNA機能阻害薬		経口剤	TAS-102

141

Ⅲ章 治療法総論

フッ化ピリミジン系薬

- DNA に取り込まれてその合成を阻害し，抗腫瘍効果を発揮する代謝拮抗薬である．経口剤である UFT や S-1，カペシタビンは，フルオロウラシル（5-FU）のプロドラッグである．
- 5-FU と UFT は通常，ロイコボリン（LV）と併用して使用する．

テガフール・ウラシル（ユーエフティ：UFT）
テガフール・ギメラシル・オテラシルカリウム（ティーエスワン® : S-1）

トポイソメラーゼⅠ阻害薬：イリノテカン（IRI）

- 単剤もしくはフッ化ピリミジンとの併用で使用する．
- 特徴的な有害事象は脱毛で，骨髄抑制や粘膜傷害（口内炎，下痢）のコントロールが必要である．頻度は低いが薬剤性間質性肺炎にも注意を要する．
- UDP グルクロン酸転移酵素である UGT1A1 に遺伝子多型があると有害事象が重篤化する．UGT1A1 の遺伝子多型検査は保険収載されている．

UDP（uridine diphosphate：ウリジンニリン酸）
UGT（uridine diphosphate glucuronosyl-transferase）

白金製剤：オキサリプラチン（OX）

- フッ化ピリミジンと併用して使用する．
- 特徴的な有害事象は末梢神経障害で，寒冷刺激で増悪する急性神経毒性と蓄積性神経毒性があり，重篤化すると難治性となるため，休薬のタイミングが重要である．

抗 VEGF 抗体薬

- ベバシズマブ（Bmab）は，血管内皮増殖因子（vascular endothelial growth factor：VEGF）である VEGF-A に結合するヒト化モノクローナル抗体である．腫瘍組織の血管新生を阻害するほか，脆弱な腫瘍血管を正常化して併用する抗癌剤の効果を増強するとされる．
- 大腸癌治療では単剤では使用せず，フッ化ピリミジンや OX，IRI と併用して使用する．
- 有害事象として，高血圧や蛋白尿があり，血栓症や出血傾向，創傷治癒遅延，消化管穿孔のリスクがあり注意を要する．

抗 EGFR 抗体薬

- 上皮成長因子受容体（epidermal growth factor receptor：EGFR）に対する抗体で，セツキシマブ（Cmab）とパニツムマブ（Pmab）がある．
- 癌細胞に *RAS* 遺伝子変異を有する症例には無効であり，*RAS* 遺伝子変異の検査を行い，野生型症例にのみ使用する[1]．
- 有害事象である皮膚障害は，患者の生活の質（QOL）に大きく影響するので皮膚のケアが重要である．頻度は低いが，薬剤性間質性肺炎にも注意を要する．

抗 VEGFR2 抗体薬

- ラムシルマブ（Rmab）は，血管内皮増殖因子受容体-2（vascular endothelial growth factor receptor-2：VEGFR-2）に結合して血管新生シグナルを阻害する．
- Bmab を併用した一次治療が無効となった症例の二次治療で 5-FU と LV，IRI と併用して使用する．

マルチキナーゼ阻害薬：レゴラフェニブ

- 腫瘍の血管新生にかかわる VEGFR や TIE-2，腫瘍の増殖にかかわる c-KIT

薬物療法／全身化学療法（大腸癌）

や RET，B-RAF，腫瘍間質環境に関与する PDGFR-β や FGFR などの受容体チロシンキナーゼに阻害作用をもつマルチキナーゼ阻害薬である．

● コントロールすべき有害事象は皮膚障害と高血圧で，出血傾向，血栓症，創傷治癒遅延のほかに肝障害に留意する必要がある．

DNA 機能阻害薬：TAS-102

トリフルリジン・チピラシル（TAS-102）

● DNA の複製時にチミジンの代わりに DNA 鎖に取り込まれ，DNA の機能障害を引き起こして抗腫瘍効果を発揮すると推測されている．

● 重大な有害事象は骨髄抑制である．

標準的な多剤併用療法レジメン

● フッ化ピリミジン，OX，IRI を用いた標準的な多剤併用療法レジメンの概要を❷に示す．フッ化ピリミジンは細胞周期依存性に効果を発揮するので，持続的な薬物濃度の維持が重要であり，中心静脈ポートを用いた持続静注療法（mFOLFOX6 や FOLFIRI）が開発された．経口剤を用いた SOX 療法や CapeOX 療法，IRIS 療法の同等性が臨床試験[2,3]で示され，現在さまざまな選択肢がある．

● FOLFIRI 療法における IRI の標準量が，わが国と欧米で異なっていること（わが国：150 mg/m^2，欧米：180 mg/m^2）や FOLFOXIRI 療法における IRI 量（165 mg/m^2）と 5-FU 持続静注量（3,200 mg/m^2）がわが国の通常量よりも多いことには注意が必要である．

● FOLFOXIRI 療法は，期待される効果と安全性を十分に検討して適応症例を選択する．FOLFOXIRI＋Bmab 療法は，化学療法の有効性が乏しいとされる *BRAF* 遺伝子変異症例に対する有用性が報告されている[4]．欧米では *BRAF* 遺伝子変異検査が推奨されているが[5]，わが国では *BRAF* 遺伝子変異検査は保険適用となっていない．

❷ 標準的な多剤併用レジメンの概要

	名称	内容	開始間隔
フッ化ピリミジン＋OX	mFOLFOX6	OX＋*l*-LV＋5-FU（急速静注＋持続静注 46 時間）	2 週間
	CapeOX	OX＋カペシタビン服用 2 週間	3 週間
	SOX	OX＋S-1 服用 2 週間	3 週間
フッ化ピリミジン＋IRI	FOLFIRI	IRI＋*l*-LV＋5-FU（急速静注＋持続静注 46 時間）	2 週間
	IRIS	IRI（day 1，day 15）＋S-1 服用 2 週間	4 週間
フッ化ピリミジン＋OX＋IRI	FOLFOXIRI	IRI＋OX＋*l*-LV＋5-FU（持続静注 48 時間）	2 週間

OX：オキサリプラチン，*l*-LV：レボホリナート，5-FU：フルオロウラシル，IRI：イリノテカン

❸ 切除不能大腸癌に対する化学療法で使用する薬剤

切除不能進行再発大腸癌に対する化学療法の実際

化学療法の概要

●薬剤選択の骨子は❸の通りである.

一次治療と二次治療で3剤（フッ化ピリミジン，OX，IRI）を使い切る

●キードラッグである 5-FU と IRI，OX の3剤を，一次治療および二次治療で
すべて使用することが重要である.

分子標的薬の併用

●適応のある分子標的薬を併用する. *RAS* 遺伝子変異は，抗 EGFR 抗体薬の無
効を予測するバイオマーカーであり，野生型にのみ抗 EGFR 抗体薬の適応があ
る. *RAS* 遺伝子変異型の大腸癌であれば，Bmab もしくは Rmab（二次治療の
み）を併用し，*RAS* 遺伝子野生型の大腸癌であれば抗 EGFR 抗体薬（Cmab
と Pmab）の併用も選択肢となる.

レゴラフェニブと TAS-102

●3剤（フッ化ピリミジン，OX，IRI）および分子標的薬が無効になった後に，
レゴラフェニブおよび TAS-102 を使用する.

大腸癌治療ガイドラインのアルゴリズムの見方

●『大腸癌治療ガイドライン医師用（2016 年版）』[6] に，切除不能大腸癌に対する
化学療法のアルゴリズムが記載されている. *RAS* 遺伝子変異の有無および抗
EGFR 抗体薬を使用するタイミングで分けて見ると治療の流れがわかりやすい
（❹～❻）[1].

***RAS* 遺伝子変異型の場合 （❹）[1]**

●一次治療と二次治療で，フッ化ピリミジンとともに OX および IRI を順次使用
する. 分子標的薬は，Bmab を一次治療と二次治療で併用するか，二次治療の
FOLFIRI 療法に Rmab を併用する. 三次治療以降は，レゴラフェニブと TAS-
102 を使用する.

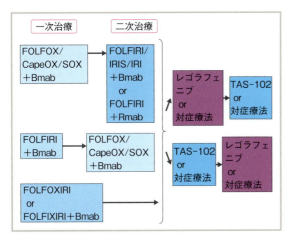

❹ 切除不能大腸癌に対する化学療法のアルゴリズム：*RAS*遺伝子変異型の場合
Bmab：ベバシズマブ，Rmab：ラムシルマブ
(Taniguchi H, et al. Japanese Society of Medical Oncology Clinical Guidelines：RAS(KRAS/NRAS)mutation testing in colorectal cancer patients. Cancer Sci 2015；106：324-7[1]より抜粋)

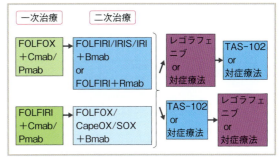

❺ 切除不能大腸癌に対する化学療法のアルゴリズム：*RAS*遺伝子野生型で一次治療に抗EGFR抗体薬を使用する場合
Cmab：セツキシマブ，Pmab：パニツムマブ，IRI：イリノテカン，Bmab：ベバシズマブ
(Taniguchi H, et al. Japanese Society of Medical Oncology Clinical Guidelines：RAS(KRAS/NRAS)mutation testing in colorectal cancer patients. Cancer Sci 2015；106：324-7[1]より抜粋)

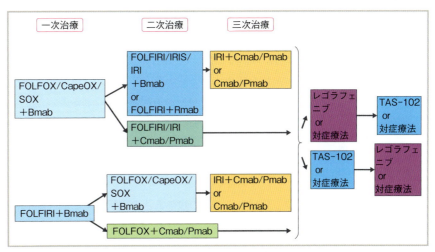

❻ 切除不能大腸癌に対する化学療法のアルゴリズム：*RAS*遺伝子野生型で二次治療以降に抗EGFR抗体薬を使用する場合
(Taniguchi H, et al. Japanese Society of Medical Oncology Clinical Guidelines：RAS(KRAS/NRAS) mutation testing in colorectal cancer patients. Cancer Sci 2015；106：324-7[1]より抜粋)

*RAS*遺伝子野生型で一次治療に抗EGFR抗体薬を使用する場合（❺)[1]
- 一次治療と二次治療で，フッ化ピリミジンとともにOXおよびIRIを順次使用する．一次治療で抗EGFR抗体薬を使用するので，二次治療での分子標的薬はBmabもしくはRmab（FOLFIRI療法との併用のみ）となる．三次治療以降は，レゴラフェニブとTAS-102を使用する．

*RAS*遺伝子野生型で二次治療以降に抗EGFR抗体薬を使用する場合（❻)[1]
- 一次治療と二次治療でフッ化ピリミジンとともにOXおよびIRIを順次使用す

Ⅲ章 治療法総論

❼ オキサリプラチンとイリノテカンの比較

	オキサリプラチン	イリノテカン
有効性	同等	
特徴的な毒性	末梢神経障害 過敏反応	脱毛 悪心，下痢
両者を比較した利点	脱毛が避けられる 維持療法が確立している	末梢神経障害がない

❽ ピリミジン拮抗薬の投与法：持続静注（5-FU）vs 経口投与（S-1，カペシタビン）

	持続静注	経口投与
中心静脈ポート	要	不要
自宅でのカテーテル管理	要	不要
通院間隔	短	長
在院時間	長	短

❾ 大腸癌治療で使用する分子標的薬の特徴

	ベバシズマブ （Bmab）	セツキシマブ （Cmab）	パニツムマブ （Pmab）
標的分子	VEGF	EGFR	EGFR
単剤投与	無効	有効	有効
投与間隔	2～3週間	1週間	2週間
主な 有害事象	高血圧 蛋白尿 血栓症 出血 消化管穿孔 創傷治癒遅延	皮膚障害 間質性肺炎 過敏反応	皮膚障害 間質性肺炎

る．一次治療では Bmab を併用する．抗 EGFR 抗体薬を二次治療で使用する場合は三次治療以降の治療がレゴラフェニブおよび TAS-102 となり，三次治療で抗 EGFR 抗体薬を使用する場合は二次治療で Bmab もしくは Rmab（FOLFIRI 療法との併用のみ）を使用して四次治療以降でレゴラフェニブと TAS-102 を使用することになる．

一次治療のレジメンの選択の実際

オキサリプラチン（OX）かイリノテカン（IRI）か ❼

- 治療効果は同等とされている．有害事象のプロファイルの違いで選択される．

- OX は，脱毛がなく，適宜休薬すること（Stop & go）により末梢神経障害の重篤化を防止する方法が確立しており，維持療法中の患者負担が少ないこともあり，わが国では OX が選択されることが多い．

- IRI は，末梢神経障害のリスクを避けたい人にはよい適応となる．また，一度適切な投与量が定まると長期投与となっても投与量の調節をせずに治療を継続できる点は使用しやすい．間質性肺炎のリスクのある症例では IRI は第一選択とはならない．

フッ化ピリミジンの投与方法の選択

- 持続静注（5-FU）と経口投与（S-1，カペシタビン）を比較すると（❽），後者のほうが患者負担は少ないが，有害事象のコントロールは持続静注療法のほうが簡便な場合がある．治療目標や患者の希望，生活環境に応じて投与方法を選択する．

RAS 遺伝子野生型大腸癌に対する分子標的薬—抗 EGFR 抗体薬か Bmab か

- 3つの分子標的薬の特徴を ❾ に示す．

- 一次治療において，抗 EGFR 抗体薬を使用するか Bmab を使用するかが議論となっている．欧州で行われた第Ⅲ相臨床試験である FIRE-3 試験では，主要評価項目である奏効率に有意差を認めなかったが，副次評価項目ではある全生存期間（OS）において FOLFIRI＋Cmab 群が FOLFIRI＋Bmab 群に比して有意に延長していた．また，independent radiological review では，FOLFIRI＋Cmab 療法は FOLFIRI＋Bmab 療法に比べて，奏効率（66.8% vs 54.5%，$p=0.0076$）および早期腫瘍縮小率（62.2% vs 48.3%，$p=0.0036$），最大腫瘍縮小

★1
米国で行われたCALGB/SWOG 80405試験では、主要評価項目であるOSに有意差を認めなかったが、抗EGFR抗体薬は奏効率、早期腫瘍縮小率、最大腫瘍縮小効果にすぐれ、OS延長が期待できる可能性が示唆されている.

効果（−43.2％ vs −32.1％, $p=0.0004$）が有意にすぐれていた[7]★1. 抗EGFR抗体薬の問題点としては，治療の間は持続する皮膚障害や粘膜傷害の負担があり，間質性肺炎のリスクもある.

- Bmabの有害事象は軽微なものが多く，長く継続する際は患者の負担は少ない利点がある. 肝転移に対する化学療法では，Bmab併用による病理学的抗腫瘍効果の上乗せが示されており，微小転移の制御や生存期間の延長に寄与することが示唆されている. さらに，BmabはOX投与に伴う類洞拡張性肝障害を抑制することが報告されている.
- RAS遺伝子野生型大腸癌の一次治療において，抗EGFR抗体薬を使用するかBmabを使用するかという議論については，現時点では，①腫瘍縮小により治癒切除が可能になる（conversion）症例，②腫瘍随伴症状があり早急な症状緩和および全身状態の改善を要する症例，③急速な増悪傾向を認めている症例，④患者自身が予後延長をより重視している場合などは抗EGFR抗体薬の適応であり，皮膚障害などの有害事象の負担を十分に説明したうえで同意を得て使用することが推奨されている.

レゴラフェニブとTAS-102

- いずれも5-FUおよびOX，IRIが不応となった患者に対する有用性が示された薬剤である. 第Ⅲ相臨床試験における奏効率は約1％だったが，病勢制御率は約40％でOS延長効果が示された.
- 重篤な有害事象（レゴラフェニブでは肝障害，TAS-102では骨髄抑制）の可能性があり開始後2か月間は外来で血液検査を毎週行うことが推奨されている.
- 両薬剤の優先順位は明らかではない. 現時点では両薬剤ともOS延長効果が示されていることから，できるだけ2つの薬剤を使用することが望ましい. 腫瘍縮小効果よりも病勢コントロールが治療目標となる治療であり，前治療をむやみに継続せずに全身状態が保たれた状況で適切に導入することが重要と考えられている.

大腸癌に対する補助化学療法の実際

補助化学療法の現状

- 大腸癌は根治的な手術切除により治癒が期待できる可能性があるが，進行度に応じて再発リスクがある. 術後補助化学療法の目的は，術後の再発の抑制と生存期間の延長，すなわち治癒率の向上である. 現在，その有用性が示されているのはStageⅢ症例に対する術後補助化学療法のみである.
- 術後補助化学療法は一定の割合で「治癒」をもた

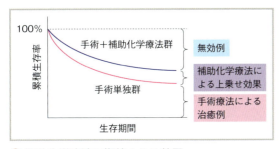

❿ 補助化学療法に期待される効果

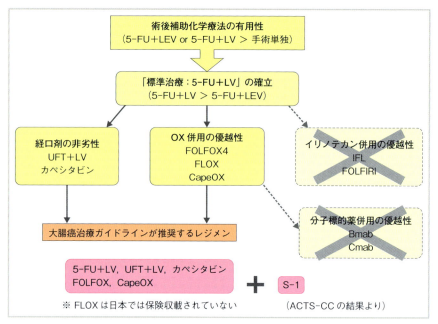

⓫ 欧米の結腸癌の術後補助化学療法の変遷とわが国の推奨レジメン
5-FU：フルオロウラシル，LEV：レバミゾール，LV：ロイコボリン，OX：オキサリプラチン，Bmab：ベバシズマブ，Cmab：セツキシマブ

らす重要な治療であるが，術後補助化学療法の対象には手術単独で治癒する患者が含まれており，さらに術後補助化学療法を行っても再発する患者がいる（⓾）．したがって，術後補助化学療法は，標準治療としてコンセンサスの得られた治療を適切に行うことが大切である．

- わが国の治療ガイドライン[1)]では，StageⅢの結腸および直腸癌に対する術後補助化学療法として，5-FU＋LV療法（RPMI法）とUFT＋LV療法，カペシタビン療法，FOLFOX療法，CapeOX療法の5つが推奨されている．ACTS-CC試験において，UFT＋LV療法とS-1療法の同等性が示されたことから[8)]，S-1療法は術後補助化学療法の標準レジメンの一つとなった（⓫）．

StageⅢ結腸癌に対する術後補助化学療法の標準治療の変遷（⓫）

フルオロウラシル（5-FU）＋ロイコボリン（LV）療法
- 手術単独に対する優越性が5-FU＋レバミゾール療法（INT-0035試験）と5-FU＋LV療法（NCCTG試験，IMPACT試験）において示され，両者を比較した臨床試験（INT-0089試験，NSABP C-04試験）によって5-FU＋LV療法が標準治療となった．

経口剤
- 5-FU＋LV療法をコントロール群とした臨床試験が行われ，経口剤であるUFT＋LV療法（NSABP C-06試験）およびカペシタビン療法（X-ACT試験）の非劣性が示された．

薬物療法／全身化学療法（大腸癌）

オキサリプラチン（OX）の併用
- OX 併用レジメンである FOLFOX4 療法や FLOX 療法，CapeOX 療法の 5-FU＋LV 療法およびカペシタビン療法に対する優越性が示された（MOSAIC 試験，NSABP C-07 試験，XELOXA 試験）．

イリノテカン（IRI）併用
- IFL 療法あるいは FOLFIRI 療法の有用性が 5-FU＋LV 療法をコントロールとした 3 つの臨床試験（CALGB C89803 試験，PETACC-3 試験，ACCORD2 試験）で検証され，いずれも優越性が示されなかった．IRI は Stage Ⅲ 結腸癌の補助化学療法で使用しない．

分子標的薬の併用
- Bmab については，mFOLFOX6 療法あるいは CapeOX 療法に対する Bmab 併用の上乗せ効果が 2 つの臨床試験（NSABP C-08 試験，AVANT 試験）で検証され，有用性は認められなかった．
- 抗 EGFR 抗体薬については，Cmab の上乗せ効果が mFOLFOX6 療法と mFOLFOX6＋Cmab 療法を比較する臨床試験（N0147 試験）で検証されたが，*KRAS* 遺伝子野生型においても上乗せ効果は認められず，Cmab 併用群はむしろ成績不良であった．
- Bmab および抗 EGFR 抗体薬は，Stage Ⅲ 結腸癌の補助化学療法で使用しない．

直腸癌に対する術後補助化学療法

- わが国のガイドラインでは，結腸癌と同様の術後補助化学療法が推奨されている[★2]．わが国では，手術単独群と UFT 単剤 1 年間投与群を比較した N-SAS-CC において，Stage Ⅲ 直腸癌に対する UFT 療法の有用性が報告され，Stage Ⅱ／Ⅲ 直腸癌に対する S-1 療法と UFT 療法を比較した臨床試験（ACTS-RC 試験）において全生存期間（OS）は同等で，無再発生存期間（RFS）は TS-1 療法がすぐれていることが報告された[9]．
- 以上より，Stage Ⅲ 直腸癌に対する術後補助化学療法では，結腸癌と同様の治療レジメンとともに，1 年間の UFT 療法もしくは S-1 療法が標準治療となっている．

推奨レジメンの使い分け

オキサリプラチン（OX）併用レジメンの位置づけ
- 欧米の代表的なガイドラインである NCCN ガイドライン[5]では，Stage Ⅲ 結腸癌に対する術後補助化学療法として OX 併用レジメンを推奨している．わが国のガイドラインでは，期待される生存期間の上乗せ効果と末梢神経障害などの有害事象，医療コストについて十分に説明したうえで OX 併用を判断する，とされている．
- 欧米における代表的な臨床試験の結果では，5 年無病生存率（DFS）は，5-FU レジメンは約 57～61％で，OX 併用レジメンは約 64～66％であり，6～7％の上乗せ効果を認めた（⑫）．わが国で行われた 2 つの臨床試験（JCOG0205，ACTS-

---

アドバイス
切除不能大腸癌に対する化学療法において有効な治療法であっても，補助化学療法では有用でない場合がある．臨床試験において有用性が示された治療法を適切に使用することが重要である．

★2
欧米では，直腸癌の補助化学療法は放射線療法を中心に開発され，術前放射線化学療法が標準治療となっている．

NCCN：National Comprehensive Cancer Network

III章 治療法総論

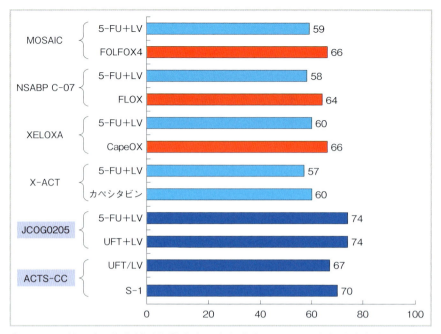

⓬ StageⅢ結腸癌の術後補助化学療法の臨床試験における5年無病生存率の比較
5-FU：フルオロウラシル，LV：ロイコボリン

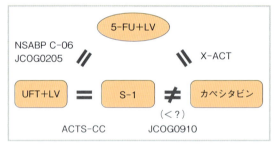

⓭ StageⅢ結腸癌の術後補助化学療法における静注 5-FU＋LV 療法と経口抗癌剤の比較：第Ⅲ相臨床試験の結果
5-FU：フルオロウラシル，LV：ロイコボリン

CC）では，5-FU レジメンの5年 DFS は約 67〜74％と良好で（⓬），OX 併用の上乗せ効果は欧米ほどは期待できない可能性が指摘されている．

- OX を併用した場合，下痢や悪心・嘔吐，好中球減少などの 5-FU 投与で認める有害事象の重篤度と頻度が増す．また，末梢神経障害や過敏反応などの OX 特有の有害事象のリスクが生じる．
- OX の有害事象への対応は一般化してきている．休薬や減量を適切に行い，有害事象が重篤化しないようにコントロールすることが重要であり，OX の有害事象により治療継続が困難な場合は，OX のみを中止してカペシタビン療法や 5-FU＋LV 療法で治療を完遂する．

経口剤の使い分け

- ⓭に，StageⅢ結腸癌の術後補助化学療法における静注 5-FU＋LV 療法と経口

抗癌剤の比較について，欧米およびわが国の第Ⅲ相臨床試験の結果をもとにまとめた．カペシタビン療法とS-1療法を比較するJCOG0910試験において，S-1療法はカペシタビン療法の同等性が示されなかった．したがって，経口剤を使用する場合はカペシタビンを第一選択とすることが妥当と考える．ただし，手足症候群のリスクを避けたい場合など，カペシタビン療法が適さない場合はUFT＋LV療法やS-1療法を選択する．

高齢者に対する補助化学療法

- 欧米の第Ⅲ相試験のpooled analysisの結果から，5-FUベースの治療は70歳以上の高齢者においても60歳以下の患者と同等の有用性が報告されている．一方で，OXの併用については，NSABP C-07試験およびMOSAIC試験のサブグループ解析で，70歳以上の高齢者における有用性が認められていない[10]．超高齢社会へと進むわが国では，80歳以上の高齢者であっても全身状態と主要臓器の機能が保たれていれば手術治療の適応とする施設が増えており，術後補助化学療法が考慮されるケースもある．80歳以上の高齢者については，これまでの臨床試験では対象となっていないため，補助化学療法の有用性は不明であり，適応を慎重に考える必要がある．

投与開始時期と治療期間

- 術後補助化学療法は，一般に術後4週間から8週頃までに開始される．術後9週以降の開始で治療効果が減弱するという報告があるが，早期開始による治療効果への影響は明らかでない．
- 補助化学療法の継続期間については，6か月投与が標準的な治療期間である．現在，経口抗癌剤の投与期間の延長の有用性を検証する臨床試験や，OX併用レジメンを3か月投与に短縮することを検証する臨床試験が行われている．

StageⅡ大腸癌に対する補助化学療法

SEER : Surveillance, Epidemiology, and End Results

- StageⅡ大腸癌に対する術後補助化学療法は，メタ分析やSEERデータベースの解析では，有用性が示唆されていた．わが国でStageⅡ結腸癌を対象として手術単独群とUFT補助化学療法群を比較する臨床試験（SACURA試験）が行われたが，補助化学療法の優越性は示されなかった．

StageⅣ大腸癌に対する補助化学療法

- 大腸癌治療では，転移巣や再発巣のR0切除により予後の改善が認められることから積極的に切除が行われる．しかし，術後再発の頻度は高く，補助化学療法による微小転移の制御と再発の防止が期待されるが，その有用性はまだ確立していない．現在，JCOG0603試験では肝切除後の手術単独群に対する術後mFOLFOX6療法群の優越性を検証している．

おわりに

　大腸癌の化学療法は，治療法の選択肢が多様である．今後，治療効果や有害事象を予測するバイオマーカー研究が進歩して，治療成績および患者 QOL を向上し，医療経済も効率化することが期待されている．

（植竹宏之，石川敏昭）

● 参考文献

1) Taniguchi H, et al. Japanese Society of Medical Oncology Clinical Guidelines：RAS（KRAS/NRAS）mutation testing in colorectal cancer patients. Cancer Sci 2015；106：324-7.

2) Yamada Y, et al. Leucovorin, fluorouracil, and oxaliplatin plus bevacizumab versus S-1 and oxaliplatin plus bevacizumab in patients with metastatic colorectal cancer（SOFT）：an open-label, non-inferiority, randomised phase 3 trial. Lancet Oncol 2013；14：1278-86.

3) Muro K, et al. Irinotecan plus S-1（IRIS）versus fluorouracil and folinic acid plus irinotecan（FOLFIRI）as second-line chemotherapy for metastatic colorectal cancer：a randomised phase 2/3 non-inferiority study（FIRIS study）. Lancet Oncol 2010；11：853-60.

4) Loupakis F, et al. FOLFOXIRI plus bevacizumab as first-line treatment in BRAF mutant metastatic colorectal cancer. Eur J Cancer 2014；50：57-63.

5) National Comprehensive Cancer Network. NCCN Clinical Practice Guidelines in Oncology-colon Cancer Version2. 2016. http://www.nccn.org/

6) 大腸癌研究会編. 大腸癌治療ガイドライン　医師用. 2016 年版. 金原出版：2016.

7) Heinemann V, et al. o-0030 Independent radiological evaluation of objective response early tumor shrinkage, and depth of response in FIRE-3（AIO KRK-0306）. Ann Oncol 2014；25（suppl 2）：ii117.

8) Yoshida M, et al. S-1 as adjuvant chemotherapy for stageⅢ colon cancer：a randomized phaseⅢ study（ACTS-CC trial）. Ann Oncol 2014；25：1743-9.

9) Oki E, et al. A randomized phaseⅢ trial comparing S-1 versus UFT as adjuvant chemotherapy for stageⅡ/Ⅲ rectal cancer（JFMC35-C1：ACTS-RC）. Ann Oncol 2016；27：1266-72.

10) Tournigand C, et al. Adjuvant therapy with fluorouracil and oxaliplatin in stageⅡ and elderly patients（between ages 70 and 75 years）with colon cancer：subgroup analyses of the Multicenter International Study of Oxaliplatin, Fluorouracil, and Leucovorin in the Adjuvant Treatment of Colon Cancer trial. J Clin Oncol 2012；30：3353-60.

内視鏡治療

内視鏡的切除術
（EMRとESDの棲み分けを中心に）

Point
1. 大腸内視鏡的治療に際しては，対象病変の臨床病理学的特性を正しく認識する．
2. 拡大観察による正確な術前診断で内視鏡的粘膜切除術（EMR）と内視鏡的粘膜下層剥離術（ESD）の棲み分けが可能になる．
3. ESDの適応は早期悪性腫瘍であり，術前診断の腺腫は適応外である．
4. 根治性，簡便性，経済性，安全性を総合的に考慮することが重要である．
5. 自分の技量を熟知し，無理のない最適の治療手技を選択する．

- 内視鏡的粘膜切除術（endoscopic mucosal resection：EMR）は，広基性病変や表面型病変に対し，粘膜下層に生理食塩水を局注して病変を膨隆させ，かつ，病変と筋層の距離を十分確保してポリペクトミーの要領で病変を切除する手技である（❶）．
- スネアサイズの限界から，一括切除できるのは径20mm程度までの病変で，それより大きな病変は分割切除になる．

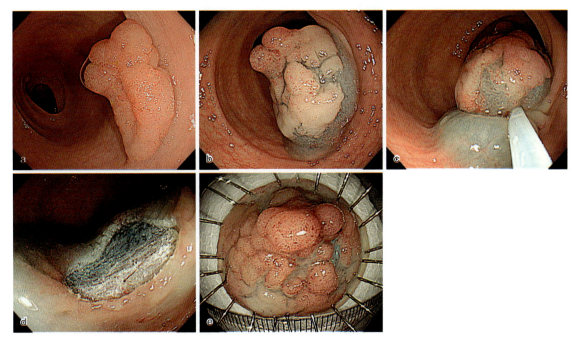

❶ 内視鏡的粘膜切除術（EMR）の実際
a：径20mm強の無茎性大腸腫瘍．b：インジゴカルミン添加生理食塩水局注後．c：スネアリング．d：切除後の潰瘍底．e：摘除標本．

III章 治療法総論

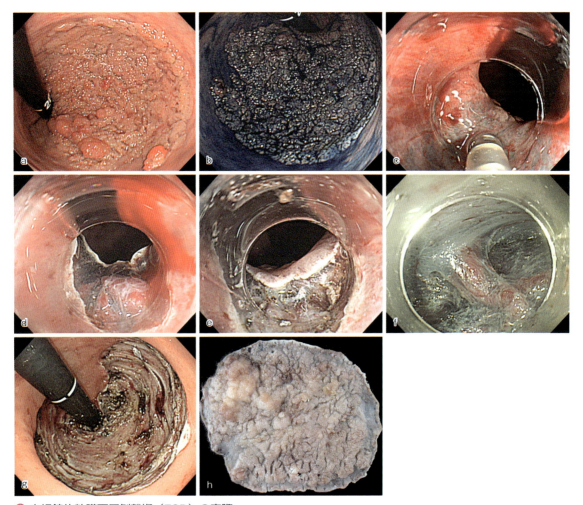

❷ 内視鏡的粘膜下層剥離術（ESD）の実際
a：歯状線に接する大きな早期大腸癌（LST-G）．b：同インジゴカルミン散布像．c：肛門側の扁平上皮部をキシロカインで麻酔した後，インジゴカルミン添加ヒアルロン酸ナトリウムを局注．d：静脈叢を傷つけないよう粘膜を浅く切開．e：静脈をソフト凝固電流で退縮させて予防止血処置を行い，粘膜下層の剥離に移る．f：動脈は露出させ血管を止血凝固する．g：剥離後の潰瘍底．h：摘除標本．

❸ 大腸 ESD の保険適用（2012 年 4 月〜）

K721-4 早期悪性腫瘍大腸粘膜下層剥離術
(1) 短期間または同一入院期間中において，回数にかかわらず，第 1 回目の実施日に 1 回に限り算定する
(2) 経内視鏡的に高周波切除器を用いて病変の周囲を全周性に切開し，粘膜下層を剥離することにより，最大径が 2 cm から 5 cm の早期癌または腺腫に対して，病変を含む範囲を一括で切除した場合に算定する
(3) 早期悪性腫瘍大腸粘膜下層剥離術と同時に施行した内視鏡的止血術の手技料は所定点数に含まれ，別に算定できない

- 内視鏡的粘膜下層剥離術（endoscopic submucosal dissection：ESD）[★1] は，専用のナイフを使用して，ヒアルロン酸ナトリウム溶液を粘膜下層に局注し，病変周囲粘膜を切開後，同部から粘膜下層を剥離して病変を摘除する手技である（❷）．本法では，病変の大きさや形態にかかわらず一括切除が可能である．
- 2012 年 4 月に大腸 ESD が保険適用となり（❸），徐々に一般化しつつある[2]．

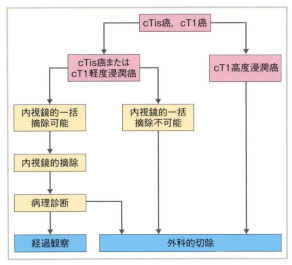

❹ cTis（M）癌または cT1（SM）癌の治療方針
（大腸癌研究会編．大腸癌治療ガイドライン　医師用．2016年版．
金原出版；2016[5]）より引用）

❺ 大腸 ESD の適応病変

内視鏡的一括切除が必要な下記の病変
1) スネア EMR による一括切除が困難な，
 ・LST-NG, 特に pseudo-depressed type
 ・V_I 型 pit pattern を呈する病変
 ・SM 軽度浸潤癌
 ・大きな陥凹型腫瘍
 ・癌が疑われる大きな隆起性病変[*1]
2) 粘膜下層に線維化を伴う粘膜内腫瘍[*2]
3) 潰瘍性大腸炎などの慢性炎症を背景としたsporadicな局在腫瘍
4) 内視鏡的切除後の局所遺残早期癌

＊1：全体が丈高の結節集簇病変（LST-G）も含む
＊2：biopsy や病変の蠕動による prolapse に起因するもの

（大腸 ESD 標準化検討部会・案）

★1
日本消化器内視鏡学会の『大腸 ESD/EMR ガイドライン』[1]によると，以下の用語がきちんと定義されているので参照されたい．
① スネアを併用せず最後まで剥離を完遂したものを狭義の ESD と定義する．
② ESD 用ナイフあるいはスネア先端を用いて病変周囲切開後，粘膜下層の剥離をまったく行わずにスネアリングを施行する手技を「pre-cutting EMR」と定義する．
③ ESD 専用ナイフ，あるいはスネア先端を用いて病変周囲切開後，粘膜下層の剥離操作を行った後にスネアリングを施行する手技を「hybrid ESD」と定義する．

● 大腸では，胃や食道と異なり早期癌以外に良性の腺腫性病変が多く存在し，サイズが大きく分割切除になっても EMR で十分根治可能な病変も多いため，EMR と ESD の棲み分けが重要であり，そのためには拡大内視鏡による画像強調観察や pit pattern 診断による正確な術前診断が要求される[3,4]．

『大腸癌治療ガイドライン（2016年版）』に基づく内視鏡治療指針

● 大腸癌のうち，内視鏡治療の対象となるのは早期癌であるが，リンパ節転移の可能性がほとんどなく腫瘍が一括切除できることである．
● 実際には，術前診断の限界や前癌病変の排除として多くの良性腺腫性病変が内視鏡治療されており，腺腫，腺腫内癌，腺腫成分を伴わない癌，あるいは癌の異型度を術前に鑑別することは治療法選択のうえできわめて重要である[1,5,6]．
● 明らかな腺腫に対しては，分割EMR も有効な治療法として容認されている[1,5,6]．
● 『大腸癌治療ガイドライン（2016年版）』[5]では，早期癌の内視鏡治療の適応条件（❹）として，①M 癌，粘膜下層への軽度浸潤癌，②大きさは問わない，③肉眼型は問わない，の3点があげられている．この条件のなかで，大きさを問わなくなったのは ESD が保険適用となり，大きさにかかわらず病変の一括切除が可能になったからである．

大腸 ESD の適応

● 大腸 ESD の保険適用は，「K721-4 早期悪性腫瘍大腸粘膜下層剥離術（❸参照）」と記載されているように，あくまで早期癌が適応である．説明文のなかに，「腺

腫または早期癌」と記載されているのは，術前診断で早期癌と診断し ESD を施行した病変の術後病理診断が腺腫であった場合の診療報酬査定上の対策である[1,2,5,6]．

●具体的な適応内容は，『大腸ポリープ診療ガイドライン』や『大腸 ESD/EMR ガイドライン』に示されている[1,6]．すなわち，内視鏡治療の適応病変のうち，一括切除が必要であるが，スネア EMR では分割となってしまうような病変で，「大腸 ESD 標準化検討部会」から提唱されたものである（❺）[1,6,7]．具体的には，内視鏡的一括切除が必要な病変のうち，スネア EMR による一括切除が困難な LST-NG，特に偽陥凹型（pseudo-depressed type），V_1型 pit pattern を呈する病変，SM 軽度浸潤癌，大きな陥凹型腫瘍，癌が疑われる大きな隆起性病変（全体が丈高の結節集簇病変 LST-G も含む）である★2．ほかに，生検や病変の蠕動によって粘膜下層に線維化を伴う粘膜内腫瘍，潰瘍性大腸炎などの慢性炎症を背景とした sporadic（散発的）な局在腫瘍，内視鏡的切除後の局所遺残早期癌も適応となる．

★2
側方発育型腫瘍（laterally spreading tumor：LST）
・LST 顆粒型（LST granular type：LST-G）
・LST 非顆粒型（LST nonglanular type：LST-NG）

大きな大腸腫瘍に対する計画的分割 EMR の適応

●大腸には腺腫性病変が多く存在し，腺腫・癌の鑑別が拡大内視鏡観察による pit pattern 診断で可能である[8]．

●具体的には，Ⅱ～Ⅳ型 pit pattern などの regular pit pattern を呈する病変は主として粘膜内病変，V_N型 pit pattern（non-structure）を呈する病変はほとんどが SM 1,000 μm 以深の SM 高度浸潤癌であることが明らかになっており，これらの診断は日常のルーチン大腸内視鏡検査において簡単に行うことができる[8]．

●大きな大腸腫瘍の大半が，いわゆる側方発育型腫瘍（LST，❻）[9,10]であり，特に結節顆粒型（LST-G）は腺腫性病変が多く，なかでも，顆粒均一型では癌や SM 浸潤はまれである[1,6,11]．

●結節混在型では，大きな結節あるいはⅤ型 pit pattern を呈する部位で SM 浸潤の可能性があり注意を要するが，いずれにしても LST-G の場合，腺腫または部分的な腺腫内癌であること，そして癌部が大結節の認識や pit pattern 診断できるため，癌部の分断を避けた計画的分割切除が可能である（❼）[1,6,11]．

●非顆粒型（LST-NG）は，LST-G と比較して，担癌率や SM 浸潤率が高いので取り扱いに注意を要する[1,6,11]．特に，非顆粒型偽陥凹型 LST-NG，偽陥凹型は，大きさや pit pattern にかかわらず multifocal な SM 浸潤所見を呈する確率が高いので分割切除すべきでなく，完全一括摘除標本の詳細な病理診断が必須である[1,6,11]．

●分割 EMR の適応決定に，拡大観察による pit pattern 診断または画像強調観察が有用である[1,6,11]．これらは，術前診断のみでなく，EMR 後の微小遺残病変の診断にも有用である[12]．

●内視鏡治療後の遺残再発病変は，原発病変辺縁の腺腫性病変で追加内視鏡治療

LSTのサブタイプ	対応する肉眼型
LST 顆粒型（LST-G）	
顆粒均一型	0-IIa
結節混在型	0-IIa，0-Is+IIa，0-IIa+Is
LST 非顆粒型（LST-NG）	
平坦型	0-IIa
偽陥凹型	0-IIa+IIc，0-IIc+IIa

『LST』とは，最大径10 mm以上の側方発育を呈する病変のニックネームであり，肉眼型を表す用語ではない．

| LST-G 顆粒均一型 | LST-G 結節混在型 | LST-NG 平坦型 | LST-NG 偽陥凹型 |

❻ 側方発育型腫瘍（LST）の細分類と肉眼型との関係

1. 適応の決定には，通常内視鏡所見（LST-G細分類）に加えて拡大観察によるpit pattern診断を参考にする
2. 明らかなSM高度浸潤癌は，原則適応にならない
3. 具体的には，下図のようにLST-G細分類による形態と拡大観察によるpit pattern診断で治療方針を決定する（腺腫部分を見極めて，癌部分を分断しない計画的分割EMR，または，ESD）

・顆粒均一型 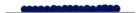 →分割EMR

・結節混在型①：一部のみに大きな結節が存在するもの
　→計画的分割EMR or ESD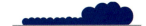

計画的分割EMRに際しては，癌部を分断しないために結節部分とV型pit部分の分断を避けることが原則

・結節混在型②：病変全体が大きな結節で形成されるのもの
　→ESD or 外科手術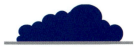

※通常内視鏡観察で大きく上記のように治療方針が決定できるが，実際の治療方針決定には，pit pattern診断による組織異型度の診断，LSTの病型細分類，術者の内視鏡技量レベルを考慮する

❼ LST-G の多様性からみた治療方針

で容易に根治可能であることがほとんどで，臨床的に問題にはならない[13].

●EMR 後の局所遺残再発率は，施設間のばらつきが非常に大きいが，これは，内視鏡治療施行医の技量の差によるものである.

小腸腫瘍の内視鏡的切除

●小腸にも腺腫や早期癌はみられるが，その頻度はまれであり，現在その取り扱い規約が存在しない．通常，大腸腫瘍に準じて診療されている.

●小腸は管腔が狭く，また腸壁が大腸と比べて薄いので，EMR やポリペクトミーを行う際は穿孔を生じないよう十分な注意が必要である.

●時に回盲弁をまたぐ腫瘍の ESD を行うこともあるが，手技的難易度が高いため一般的ではない.

（田中信治）

◉ 参考文献
1）田中信治ほか．大腸 ESD/EMR ガイドライン．日本消化器内視鏡学会雑誌 2014；56：1598-617.
2）田中信治ほか．大腸 ESD の適応と実際の判断．消化器内視鏡 2014；26：1321-5.
3）Tanaka S, et al. Colorectal endoscopic submucosal dissection：present status and future perspective, including its differentiation from endoscopic mucosal resection. J Gastroenterol 2008；43：641-51.
4）Tanaka S, et al. Warning for unprincipled colorectal endoscopic submucosal dissection：accurate diagnosis and reasonable treatment strategy. Dig Endosc 2013；25：107-16.
5）大腸癌研究会編．大腸癌治療ガイドライン　医師用．2016 年版．金原出版；2016.
6）日本消化器病学会編．大腸ポリープ診療ガイドライン 2014．南江堂；2014.
7）Tanaka S, et al. Towards safer and appropriate application of endoscopic submucosal dissection for T1 colorectal carcinoma as total excisional biopsy：future perspectives. Dig Endosc 2015；27：216-22.
8）Tanaka S, et al. High-magnification colonoscopy（with videos）. Gastrointest Endosc 2006；64：604-13.
9）Kudo S, et al. Nonpolypoid neoplastic lesions of the colorectal mucosa. Gastrointest Endosc 2008；68（4 Suppl）：S3-47.
10）大腸癌研究会編．大腸癌取扱い規約．第 8 版．金原出版；2013.
11）Oka S, et al. Therapeutic strategy for colorectal laterally spreading tumor. Dig Endosc 2009；21 Suppl 1：S43-6.
12）Tanaka S, et al. Knack and practical technique of colonoscopic treatment focused on endoscopic mucosal resection using snare. Dig Endosc 2009；21 Suppl 1：S38-42.
13）Terasaki M, et al. Clinical outcomes of endoscopic submucosal dissection and endoscopic mucosal resection for laterally spreading tumors larger than 20 mm. J Gastroenterol Hepatol 2012；27：734-40.

Ⅲ章 治療法総論

▶内視鏡治療

止血術

Point
① 下部消化管出血の原因検索に造影CTが有用である．
② 大腸内視鏡は，バイタルサインを安定化させて施行する．
③ 透明フードの装着は観察と止血処置に有用である．
④ 送水機能は腸管内洗浄に有用である．
⑤ 大量出血の場合には，放射線科医や外科医にあらかじめ連絡する．

❶ 内視鏡的止血を要する大腸出血の主な原因疾患
- 大腸憩室
- 大腸腫瘍（癌，ポリープ，内視鏡治療後）
- 薬剤性腸炎
- 急性直腸潰瘍
- angioectasia
- 放射線性直腸炎

❷ 内視鏡的止血を要する小腸出血の主な原因疾患
- angioectasia
- 薬剤性小腸潰瘍
- 小腸腫瘍（ポリープ，GIST，内視鏡治療後）
- メッケル憩室

出血を伴う大腸疾患のなかで止血を必要とする疾患として，大腸憩室出血やangioectasia，急性出血性直腸潰瘍，大腸ポリープの内視鏡的摘除後出血などがあげられる（❶）．頻度は少ないが，Crohn病や潰瘍性大腸炎などでも潰瘍部から大量出血をきたす場合がある．また，近年，人口の高齢化や動脈硬化性疾患の増加もあって，低用量アスピリンなどの抗血小板薬や抗凝固薬，非ステロイド性抗炎症薬（NSAIDs）を服用している患者が増加しており，アスピリンやNSAIDs起因性腸粘膜傷害による出血や抗凝栓薬による易出血傾向もみられる．一方，小腸出血のうち，止血を必要とする大量出血をきたす疾患としては，angioectasia，動静脈奇形，薬剤性小腸潰瘍，GIST（gastrointestinal stromal tumor），メッケル憩室，Crohn病などがあげられる（❷）．

わが国においては大腸出血に関するガイドラインはみられないが，小腸出血に関しては，2015年に日本消化器内視鏡学会から刊行された『小腸内視鏡診療ガイドライン』[1]がある．本項では，小腸出血においてはこのガイドラインを参照して腸疾患における内視鏡による止血術の対応について述べる．

全身状態の把握と管理

病歴聴取

- 既往歴や服用薬剤，特にNSAIDsや低用量アスピリン，ワルファリンや新規経口抗凝固薬などの抗血栓薬の服用歴，大腸ポリープに対する内視鏡的摘除後まもないか，生活習慣，飲食物の内容などを聴取する．
- 発症のしかた，血便の色，量，回数とともに，便全体に血液が混入しているのか，便に付着している程度，血便とともに腹痛や発熱などを伴っているかなども聴取する．
- 中高年で腹痛を伴っていない場合には憩室出血が多い．また，寝たきりなど体位変換が困難な場合には急性出血性直腸潰瘍を疑う．
- 黒色便といえども，上部消化管出血のみならず，小腸病変や盲腸からの微量出血で黒色便になることもある．暗赤色から鮮血便は回腸から肛門出血が多い

腹痛，下痢，血便の鑑別診断の進め方 ▶p.60

III章 治療法総論

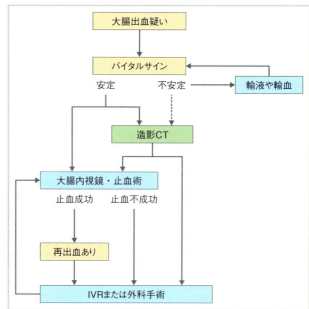

❸ 大腸出血に対するアルゴリズム
IVR：interventional radiology

が，十二指腸や空腸からの大量出血では鮮血便になるため，注意が必要である[2,3]．

身体所見のチェック

- 血圧，脈拍，呼吸状態や意識状態など，バイタルサインをチェックしてショック症状の有無を確認する．大量出血によりショック状態に陥った患者には，ラインを確保して輸液や輸血などの緊急処置を行い，まずはバイタルサインを安定させることが先決である（❸）．
- 大腸内に血液が充満して視野の確保が困難な場合は，内視鏡の挿入に時間を要し，また送気により大腸がさらに過伸展になり，内視鏡操作に伴う侵襲により全身状態がさらに悪化することがある．
- また，腹膜刺激症状や腸閉塞症状の有無も確認する．

内視鏡以外の検査

- 血液検査で血算や凝固能，生化学，血液型などを確認する．
- 腹痛などがある場合には，胸腹部単純X線を施行する．
- 造影CT[★1]を施行することにより，活動性出血があれば造影剤の血管外漏出がみられ，出血部位や出血源が同定される場合がある．

緊急内視鏡のための準備

腸管前処置

- 血性下痢を伴っていたり，直腸～S状結腸からの出血が想定される場合には，前処置なしかグリセリン浣腸を行う．高圧浣腸を施行すると，大腸内の血液が

★1　造影CT
小腸出血の原因の中には腸結核，転移性小腸腫瘍，遺伝性出血性末梢血管拡張症（Rendu-Osler-Weber病）などがあるため，胸部CTも施行し，肺結核，肺癌，肺動静脈瘻の有無をチェックする．

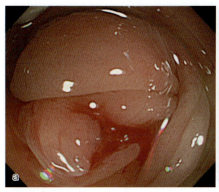
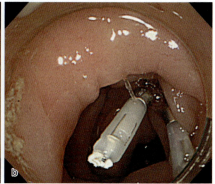

❹ 大腸憩室出血
a：横行結腸右の憩室をフード内に吸引して憩室を内翻させると露出血管を認める.
b：クリップで憩室を周囲から縫縮している.

口側へ押し戻され，出血部位がわかりにくくなる場合がある．深部結腸からの出血が疑われる場合，高圧浣腸を施行するか，腹痛がさほどなく，バイタルサインが安定していれば腸管洗浄液を服用させたほうが，観察や処置のみならず挿入も容易となる．特に憩室出血の場合には，血液が貯留していて，一時的に止血していると出血源の同定は困難な場合が多い．

- ポリープ摘除後の場合には，摘除部位を検査前にあらかじめ確認することにより，出血部位がある程度推測できる．深部結腸で，ポリープ摘除後に食事を開始している場合には，腸管洗浄液の服用が必要となる．病変が遠位側の場合には前処置なし，または高圧浣腸のみ施行するが，多数のポリープを摘除した場合に最深部からの出血の可能性も念頭に対応する[2]．

前投薬

- 全身状態が安定していれば挿入や処置に時間を要することも多いため，鎮痙薬の投与に加えて，可能ならば鎮痛薬や鎮静薬を用いた意識下鎮静を行う．

内視鏡機器の選択

- スコープは普段使い慣れたものを使用する．腸管の前処置が不良な場合には送水機能を有するスコープを用いると腸管内洗浄が容易となる．または，通常のスコープの鉗子口に内視鏡送水装置を接続することにより，腸管内の水洗が容易となる．さらには，緊急内視鏡では時間を要することも多く，過送気になる傾向があるため，炭酸ガス送気装置を用いると，通常の空気の送気に比べて腸管内からの吸収が早く，検査中や検査終了後の腹満感が軽減される．
- 出血部位が屈曲部の周辺やひだの裏，接線方向のため止血処置が困難な場合には，透明フードを装着することにより多くは出血点を正面視することができ，処置が容易となる．憩室出血が疑われる場合にも透明フードを装着することにより，憩室を吸引して翻転させることにより露出血管や凝血塊が確認され，出血部位が同定される場合がある（❹）[3]．

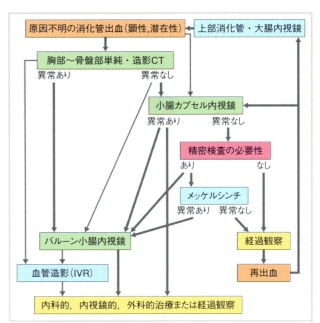

❺ 原因不明の消化管出血に対する診断アルゴリズム
(山本博徳ほか．小腸内視鏡診療ガイドライン．日本消化器内視鏡学会雑誌 2015；57：2685-720[1] より引用)

★2 小腸カプセル内視鏡
小腸の顕性出血や潜在性出血の場合に有用である．ただし，若年者でCrohn病が疑われる場合，腸閉塞の既往がある場合，腹痛や腹部膨満症状を有する場合，非ステロイド性抗炎症薬長期服用，腹部放射線照射歴，腹部手術歴のある場合には，カプセルの滞留の可能性があるため，小腸カプセル内視鏡の前にパテンシーカプセルで開通性を確認することが望ましい．

★3 バルーン内視鏡
挿入経路は，鮮血便，暗赤色便ならば経肛門的アプローチを，黒色便ならば経口的アプローチを選択する．大量出血の場合には，経肛門的アプローチでは大量の血液が大腸内に充満しているため，まずは経口的にアプローチし，出血源が同定されなければ経肛門的にアプローチする．

★4
出血部位が明らかではないときは，まずはバルーン内視鏡を経口からアプローチし，出血源がなければ，アプローチしたところで点墨によりマーキングして，次に経肛門的にアプローチする．

- 内視鏡的止血法としてクリップ止血法を用いることが多いが，クリップ止血法のみでは止血が困難な場合があるため，高張ナトリウムエピネフリン局注（HSE）や1万倍希釈エピネフリンの局注やアルゴンプラズマ凝固法（argon-plasma coagulation：APC）など複数の内視鏡的止血術が行える準備を整えておく．

小腸出血に対する対応 ❺[1]

- 内視鏡的にアプローチする場合には，まずは造影CTを施行して，出血部位を推測する．
- 出血部位が明らかではない場合には，小腸カプセル内視鏡[★2]を施行して，出血部位や出血源を精査する．そのうえでバルーン内視鏡[★3]で経口からか，経肛門的にアプローチするかを決定する[★4]．出血部位が明らかであれば，最初からバルーン内視鏡を施行する．

内視鏡的止血法の実際

- 大腸出血に対する緊急内視鏡は，全身状態も安定しておらず，血液の貯留により内視鏡挿入が困難であったり，処置に時間を要することが予想されるため，術者は熟練者が担当するのが望ましい．
- 鎮静薬や鎮痛薬の前投薬の影響や迷走神経反射が加わって，検査中に血圧低下や呼吸状態の悪化がみられることもあるため，モニターを装着し，酸素吸入を行うなどバイタルサインの注意深い観察と対応が必要である．バイタルサインが悪化する場合には，検査に固執せず速やかに中止する．

内視鏡治療／止血術

| TOPICS | 大腸憩室出血に対する内視鏡的結紮術 |

憩室出血に対して，食道静脈瘤に用いる内視鏡的結紮術の有用性が報告[4]されている．方法は，大腸内視鏡を挿入して憩室出血の出血部位が同定されれば，周囲にクリップでマーキングをした後にスコープをいったん抜去する．スコープの先端にOリングを装着してクリップを目安に再挿入し，出血部位の憩室をフード内に十分に吸引して内翻させてOリングで結紮する．偶発症はみられず，再出血も少ないと報告されている．

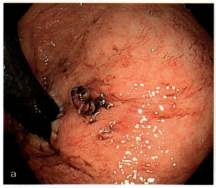 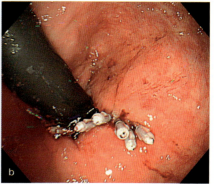

❻ 急性出血性直腸潰瘍出血
a：直腸 Rb に凝血塊を伴う潰瘍を認める．
b：クリップで止血している．

クリップ止血法のコツ

- 盲目的にクリッピングすると止血するポイントがずれてかえって出血を助長したり，出血点が不明瞭となってクリップを追加しても止血が困難になることがあるため，出血点を的確にとらえて確実に把持する．
- 病変の部位やアプローチの方向に合わせてクリップの軸を微調整する．
- 体位変換や空気量の調節，反転操作などが有効な場合もある．

アドバイス

内視鏡的止血が困難な場合や出血部位の同定ができなくても，血液の貯留によりおおよその出血部位が予想されれば，クリップによるマーキングを施行しておくと，IVR (interventional radiology) のときに血管外漏出がみられなくても，クリップを目印に塞栓療法を施行する目印になる．

クリップ止血法

- 血管の断端を確実に把持できるため止血力にすぐれている．ポリープ摘除後の出血や憩室出血（❹参照），急性出血性直腸潰瘍出血（❻）などで有用である．
- 創部が小さければ，ロングクリップなどを用いて周囲の健常粘膜を一緒に縫縮するようにクリッピングする．潰瘍底が大きい場合には，出血部位または露出血管自体をショートクリップなどでクリッピングする．

大腸憩室出血に対するクリップ止血法

- 憩室が大きく開口している場合は，出血部位や露出血管を確認でき，憩室内の出血部位に対してのピンポイントでのクリップ止血が有用である．ただし，強く押し当てることによる穿孔に注意する．
- 憩室の開口部が小さい場合や，出血点をピンポイントに把持することが困難な場合は，開口部をクリップにより縫縮する（❺参照）．しかし，完全に縫縮することは困難なことが多く，再出血を認めることもある．
- 出血部位を同定して止血の準備をしているときに蠕動や洗浄などにより出血部位を見失うことがあるため，出血部位が判明した段階で近傍にクリップをかけてマーキングしておくとよい．クリップ止血が困難な場合は，希釈エピネフリン液を憩室周囲に局注する．

163

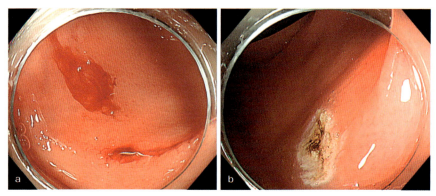

❼ 大腸 angioectasia
a：上行結腸に湧出性出血をきたした angioectasia を認める．
b：生理食塩水を粘膜下層に局注後にアルゴンプラズマ凝固法（APC）で焼灼している．

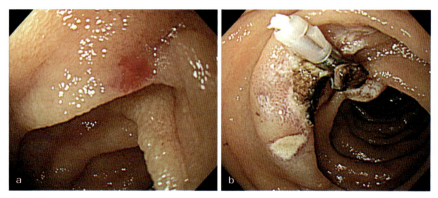

❽ 空腸 angioectasia
a：空腸に angioectasia を認める．
b：アルゴンプラズマ凝固法（APC）で焼灼後にクリッピングを施行している．

局注法

- HSE や 1 万倍希釈エピネフリンなどの局注法が有用である．局注は，クリップ止血で出血がコントロールできない場合にも局注法を追加することにより，出血の勢いが弱まり有効なことが多い．

凝固法

- アルゴンプラズマ凝固法（APC）は，粘膜下層まで広く浅く焼灼することが可能である．angioectasia（❼，❽）や放射線性直腸炎などに対して有用である．angioectasia では，APC により病変を消失させることが期待できる．放射線性直腸炎は，拡張血管が直腸内に散在するため，APC による広範囲の焼灼が有効である．

> **APC のコツ**
> - 大腸壁に押し付けすぎて通電すると，深部まで焼灼されて穿孔の危険性があるため注意する．
> - 夢中で焼灼していると，アルゴンガスの送気により腸管が過伸展されるため，焼灼しながら適宜ガスを吸引するとよい．

内視鏡治療／止血術

他の手段への切り替えのポイント

● 大量出血がみられる場合には，放射線科医や外科医にもあらかじめ連絡しておく．血圧の低下が著しいなどバイタルサインが安定しない場合や，大腸内視鏡スコープの深部結腸への挿入が困難であったり，内視鏡的止血が困難な場合には放射線科医による緊急の対応が可能ならば IVR（interventional radiology）を施行する．

● IVR でも止血が困難であったり，IVR を緊急で施行できない場合，IVR 後に穿孔をきたした場合には外科手術を要する．

（今枝博之）

● 参考文献

1）山本博徳ほか．小腸内視鏡診療ガイドライン．日本消化器内視鏡学会雑誌 2015；57：2685-720.

2）岡　政志．内視鏡的止血処置―下部消化管．日本消化器病学会監．消化器病診療．第 2 版．医学書院；2014.　p.338-40.

3）今枝博之．止血術―大腸出血に対する内視鏡止血のコツ．消化器内視鏡 2011；23：315-9.

4）Ishii N, et al. Endoscopic band ligation for colonic diverticular hemorrhage. Gastrointest Endosc 2012；75：382-7.

バルーン拡張術

Point

① 腸管狭窄の原因は，悪性疾患，炎症性疾患，術後癒着，内視鏡治療後など多岐にわたる．
② 狭窄症状を有する患者では，QOL向上のため，狭窄解除が必要となる．
③ 内視鏡的バルーン拡張術（EBD）は，消化管狭窄に対する低侵襲かつ有用な方法である．
④ EBDの適応は疾患や個々の症例の状態に応じて決定するが，瘻孔，膿瘍，腹膜炎などの合併症を有する症例ではEBDは推奨されない．
⑤ Crohn病では頻回の手術を回避するための治療としてEBDの意義は高い．

対象疾患と適応

- 内視鏡的狭窄解除法（拡張術とステント療法）の対象疾患は多岐にわたる（❶）[1]．
- 悪性腫瘍に伴う腸管狭窄においては，外科手術や化学療法によって根治が見込めない症例に行われることが多い．食事摂取などQOLの向上がどれくらい患者に寄与するかを生命予後も考慮に入れ，内視鏡的バルーン拡張術（endoscopic balloon dilation：EBD）やステント挿入の可否を判断する必要がある．
- 良性疾患に対しては，狭窄症状の改善とともに手術回避を目的としてEBDが行われることが多い（❷）[1]．
- 良性，悪性疾患に限らず，活動性潰瘍や瘻孔，膿瘍の合併例，腹腔内，縦隔内の治癒していない縫合不全を伴う吻合部狭窄などはEBDの適応外である．

❶ 内視鏡的拡張術の対象疾患

1．良性疾患	1）上部消化管	医原性狭窄（術後吻合部狭窄，粘膜切除術後狭窄，静脈瘤硬化療法後狭窄，放射線治療後狭窄） 腐食性食道炎 逆流性食道炎 食道web（Plummer-Vinson症候群） アカラシア 十二指腸潰瘍瘢痕狭窄 Crohn病による幽門狭窄
	2）下部消化管	術後吻合部狭窄 大腸憩室炎（特に左側結腸） 虚血性大腸炎（狭窄型） Crohn病（非活動期） 痔核切除術後 腸結核
2．悪性疾患	1）上部消化管	食道癌 噴門部癌 胃癌（前庭部） 肺癌や悪性リンパ腫などの転移性リンパ節腫による圧迫狭窄
	2）下部消化管	結腸癌（左側結腸） 直腸癌 吻合部再発 Schnitzler転移による直腸狭窄

（松井敏幸ほか．消化管狭窄に対する内視鏡的拡張術とステント挿入療法ガイドライン．日本消化器内視鏡学会卒後教育委員会編．消化器内視鏡ガイドライン．第3版．医学書院；2006. p.234-46[1]より引用）

❷ 良性疾患に対する内視鏡的狭窄拡張術の適応

適応	狭窄にもとづく経口摂取障害 術後狭窄に伴う縫合不全合併例 下部消化管閉塞によるイレウスないし亜イレウス 炎症性腸疾患の治療後進行した瘢痕による高度狭窄
適応外	細型内視鏡が通過する程度の狭窄 高度に屈曲した狭窄 長い狭窄 瘻孔合併例 炎症や潰瘍を合併している狭窄

（松井敏幸ほか．消化管狭窄に対する内視鏡的拡張術とステント挿入療法ガイドライン．日本消化器内視鏡学会卒後教育委員会編．消化器内視鏡ガイドライン．第3版．医学書院；2006. p.234-46[1]より引用）

内視鏡治療／バルーン拡張術

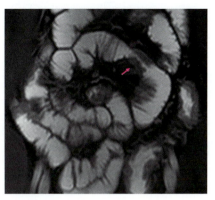

❸ MR エンテログラフィで同定した小腸狭窄（→）
狭窄長は 3 cm 程度で瘻孔や膿瘍形成を認めず，内視鏡的拡張術の適応と判断できる．

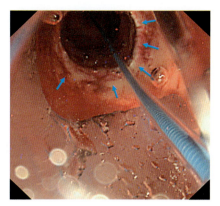

❹ 拡張術施行中の内視鏡像
Crohn 病患者の下行結腸の狭窄に対して施行中の所見であり，バルーンを通して伸展されている白色の狭窄部（→）が視認できる．

内視鏡的バルーン拡張術（EBD）手技の方法と手順[2]

- EBD を施行する前に最も重要なことは，狭窄の個数，程度，長さなどを X 線造影検査，CT，MRI，内視鏡検査などの画像所見できちんと把握することである（❸）．前述した適応基準を満たす腸管狭窄か否か，症状に関与している責任病変の同定を的確に行う必要がある．
- 下部消化管に対して行う際には，大腸内視鏡検査に準じた前処置が必要である．腸閉塞などで前処置が行えない，あるいは前処置不良の状況では，技術的に EBD が困難となることも少なくない．こうした場合には，穿孔などの合併症のリスクが増すことや合併症が生じた後の難治化を考え，状況に応じて EBD を中止する必要がある．
- 消化管のどの部位に対して施行するかによって使用するスコープは異なるものの，手順や注意事項は基本的に同じである．
- 拡張バルーンには，OTW（over-the-wire）バルーンと TTS（through-the-scope）バルーンがあり，使い分けが可能であるが，通常は内視鏡で直視下に施行できる利点もあり，TTS バルーンが汎用される．
- CRE™（controlled radial expansion）を用いると，加圧時の気圧（通常は1〜8気圧）をモニターし，拡張径をコントロールできる．
- 実際の EBD は，「狭窄部観察→ガストログラフィンでの造影→バルーン挿入→バルーン拡張（❹）→狭窄部観察」の手順で行う．
- 穿孔を防ぐためには，フープ応力[★1]の特徴を理解することが必要である．径が小さなバルーンより大きなバルーンのほうがかかる圧が大きくなる．また，狭窄部のノッチが小さい状態であるほど，狭窄部にかかる圧は大きくなる．このような原理から，高度狭窄には細径のバルーンを選択すること，また拡張初期に狭窄部に最大圧が加わることから，X 線で確認しながらゆっくりと加圧することが重要である．

★1 フープ応力
バルーンの全周にかかる圧．バルーンの内径と加圧時の圧が関係する．

III章 治療法総論

- 患者の疼痛は最大拡張圧の指標となり，安全性の観点からもきちんと確認する必要があるため，鎮静は conscious sedation にとどめることが重要である．
- 効果判定は，施行直後のスコープの通過の有無や後日行う X 線検査，術後の症状の経過などにて判断する．

腸管部位別の内視鏡的バルーン拡張術（EBD）の特徴と実際

小腸

- 小腸は，全長が長く，管腔が狭い臓器であることから，腹腔内の炎症，癒着，腫瘍の腹膜播種などの影響を受けやすく，狭窄をきたしやすい．
- 腹膜播種によるイレウスや術後の癒着性イレウスについては，ソマトスタチンアナログ製剤（サンドスタチン®）など，腸液産生を抑制する薬剤の投与や排液用のチューブを挿入するなど対症的に経過観察する．
- 癒着性イレウスを繰り返す症例には，外科的手術を施行する以外，確実な解除の方法はない．
- 一方，小腸の原発性腫瘍や炎症性疾患による狭窄に対しては，バルーン内視鏡（balloon-assisted endoscopy）を用いた狭窄解除法が有効な場合がある[3]．
- バルーン内視鏡を用いれば悪性腫瘍の狭窄に対しては，ほかの消化管と同様にステント挿入が可能である[4]．
- 小腸に狭窄をきたす炎症性疾患としては，Crohn 病，腸結核，NSAIDs 起因性小腸病変，非特異性多発性小腸潰瘍症などがあげられる．これら良性疾患による狭窄は，バルーン内視鏡を用いた EBD の良い適応と考えられる．
- 特に，Crohn 病や非特異性多発性小腸潰瘍症は，外科手術にて病変部を切除しても高率に再発をきたすことから，EBD による手術回避の意義はきわめて高い．
- Crohn 病の小腸狭窄に対する短期的な成功率は，70～90％程度と報告されている[5]．長期観察例の報告は少ないが，手術回避率は 3 年で 70％と良好である[6]．
- 穿孔率は 0～10％であり，安全性に関しても従来行われていた大腸狭窄に対する EBD とほぼ同等である．

大腸

- 大腸の各種疾患による狭窄性病変に対しても EBD が行われ，その有用性が確立されている．
- 悪性疾患は，他臓器と同様に外科手術が基本であり，手術不能例についてはステント挿入，バイパス術，人工肛門造設術などが行われる．
- 良性疾患の狭窄としては，術後吻合部狭窄，Crohn 病，腸結核，虚血性大腸炎（狭窄型），NSAIDs 起因性小腸病変などが対象となる．
- 術後吻合部狭窄は，実臨床で比較的高頻度に認められる．Crohn 病の吻合部狭

内視鏡治療／バルーン拡張術

窄を除けば，その大部分は悪性腫瘍の術後であり，EBD の施行にあたっては，吻合部再発による狭窄を鑑別しなければならない.

● 炎症性腸疾患のなかでは，Crohn 病が最も EBD の対象となる狭窄を呈しやすく，施行頻度も高い．多数例の報告も多く，その短期成功率は，60〜95％と有効性は高い[7].

● Crohn 病の大腸狭窄に対する EBD では，炎症再燃を起因とする再狭窄が問題となる．EBD 再施行や外科手術などによる狭窄解除も必要であるが，抗 TNFα 抗体など効果的な内科治療による病勢コントロールが重要である[7].

(平井郁仁)

生物学的製剤（抗 TNFα
抗体製剤）　▶p.135

◉ 参考文献

1) 松井敏幸ほか. 消化管狭窄に対する内視鏡的拡張術とステント挿入療法ガイドライン. 日本消化器内視鏡学会卒後教育委員会編. 消化器内視鏡ガイドライン. 第3版. 医学書院；2006. p.234-46.

2) 平井郁仁，松井敏幸. 狭窄 1—拡張術. 治療学 2008；42：994-8.

3) Ohmiya N, et al. Small-bowel obstruction：diagnostic comparison between double-balloon endoscopy and fluoroscopic enteroclysis, and the outcome of enteroscopic treatment. Gastrointest Endosc 2009；69：84-93.

4) May A, et al. Endoscopic interventions in the small bowel using double balloon enteroscopy：feasibility and limitations. Am J Gasroenterol 2007；102：527-35.

5) 平井郁仁ほか. クローン病腸管狭窄に対する内視鏡的拡張術. 日消誌 2012；109：386-92.

6) Hirai F, et al. Long-term outcome of endoscopic balloon dilation for small bowel strictures in patients with Crohn's disease. Dig Endosc 2014；26：545-51.

7) Bharadwaj S, et al. Therapeutic armamentarium for stricturing Crohn's disease：medical versus endoscopic versus surgical approaches. Inflamm Bowel Dis 2015；21：2194-213.

白血球除去療法

- ❶ 白血球除去療法は，中等症以上の左側大腸炎・全大腸炎型潰瘍性大腸炎に対して推奨されている．
- ❷ ステロイド抵抗性もしくは依存性の難治性潰瘍性大腸炎の寛解導入治療として推奨されている．
- ❸ 計10回，劇症では計11回まで保険適用である．
- ❹ 疾患活動性の高い症例には，週2回で行ったほうが高い有効性が得られる．
- ❺ 既存の薬物治療や栄養療法が無効あるいは適用でない大腸病変を有するCrohn病に対する寛解導入治療として保険承認された．
- ❻ 潰瘍性大腸炎，Crohn病の維持治療として現時点では保険承認されていない．

　白血球系細胞除去療法（cytapheresis：CAP）は，澤田らが初めて潰瘍性大腸炎（ulcerative colitis）に対する有効性を証明し[1]，保険認可を獲得した日本発の治療である．わが国では，中等症以上の難治性潰瘍性大腸炎に対して2種類のCAPが主に使用されている．まず，顆粒球・単球吸着療法（granulocyte/monocyte apheresis：GMA）が2000年に，白血球除去療法（leukocytapheresis：LCAP）が2001年に潰瘍性大腸炎患者に保険承認され，現在臨床使用されている．そして，2004年に行われた既存治療に抵抗する活動期Crohn病患者を対象とした多施設共同研究で，GMAの有効性が報告され[2]，2009年，GMAが難治性Crohn病に対して保険認可された．現在，栄養療法，ステロイド，免疫調節薬（チオプリン製剤）や抗TNFα抗体療法（インフリキシマブ，アダリムマブ）などで寛解維持が困難な大腸型Crohn病に臨床使用されている．

白血球系細胞除去療法（CAP）の種類と特徴

顆粒球・単球吸着療法（GMA）

- GMAは日本抗体研究所（現 JIMRO）が開発した単球・顆粒球吸着カラム（アダカラム®）を用いて，選択的に単球・顆粒球を吸着除去する方法である．カラム内には直径2〜3 mmの酢酸セルロース製ビーズが充填されており，このビーズにより約60％の単球と顆粒球が細胞表面にあるFc受容体および補体受容体を介して選択的に吸着される．
- 血流速度は30 mLで60分処理（1,800 mL）が至適とされている．最近の報告で，処理量（60 mL/kg）を増やすことでGMAの有効性が高まることが証明され[3]，また低体重患者群（>50 kg）に対する有効性についても報告されている[4]が，処理量と有効性との相関性については免疫学的な作用も含めて今後も

検討が必要と思われる.
- 免疫学的な作用機序としては，顆粒球の接着因子発現の低下，TNFαや IL-1βの産生能の抑制作用が報告されている.

白血球除去療法（LCAP）

- LCAP は，セルソーバ® EX（旭化成メディカル）を使用して単球，顆粒球，リンパ球，血小板を吸着除去する方法である.カラム内には繊維径 0.8～2.8 μm のポリエチレンテレフタレート製の不織布が入っており，約 100％の単球と顆粒球，40～60％のリンパ球と血小板が吸着される.
- 血流速度は 40～50 mL で 60 分処理（3,000 mL）が至適とされていたが，2011 年に処理量に着目した研究で，体重換算による処理量（30 mL/kg）の有効性と有用性が報告[5]され，さらに 2014 年に LCAP の大規模な使用成績調査[6]でも処理量と有効性に相関性がないことが報告されてからは，当院では従来の処理量ではなく，体重換算で施行する方法が主流となっている.
- 免疫学的な効果は，サイトカインバランスの是正（炎症性サイトカイン産生能の低下），血小板凝集能の改善，組織修復効果が報告されている.

潰瘍性大腸炎に対する CAP

- 2014（平成 26）年度の治療指針では，ステロイド抵抗例の場合は中等症で重症度が高くない症例に推奨されている.また，治療中に増悪する症例や無効と判断した症例は他の治療法や手術への移行を検討する.ステロイド依存例の場合は，免疫調節薬の効果不十分または不耐例で活動期に適応を考慮するとされている（❶）[7].
- 施行方法は原則 1 クール計 10 回とし，劇症では計 11 回までが保険適用で，通常，週 1 回行う.
- 施行方法については，2009 年に多施設の前向き研究で intensive GMA 療法の早期寛解導入効果が証明され[8]，LCAP でも 2014 年に活動期潰瘍性大腸炎患者 847 例を対象とした前向き調査で intensive GMA 療法の有効性（臨床的有効性と粘膜治癒，早期寛解導入）が報告された[6]，この報告を受け，治療指針でも症状が強い症例などに対しては週 2 回で行うことを推奨している[7].
- CAP は安全性の高い治療であり，LCAP の使用成績調査でも 11～88 歳と幅広い世代に LCAP が安全に行われており，LCAP に関連した重篤な副作用は認められなかったと報告されている[6].
- GMA 治療後の長期予後をみた多施設前向き調査では，ステロイド依存例に対しては，病悩期間やステロイド治療歴が浅く，再燃時の重症度がそれほど高くない症例で，長期も含めた有用性がより良好であることが示された[9].

❶ 潰瘍性大腸炎難治例の治療
（厚生労働科学研究費補助金 難治性疾患等政策研究事業「難治性炎症性腸管障害に関する調査研究」
〈鈴木班〉平成 27 年度分担研究報告書．2016[7]より引用）

Crohn 病に対する CAP

- 2015（平成 27）年の治療指針では，栄養療法および既存の薬物療法が無効または適用できない場合で，大腸の病変に起因する明らかな臨床症状が残る中等症から重症の症例に対する寛解導入として GMA は推奨されている[7]．現在，GMA は栄養療法，ステロイド，免疫調節薬や抗 TNFα 抗体製剤などで寛解導入が困難な症例に対して施行されている．

- 従来，治療に効果不十分な Crohn 病患者に対して GMA を施行し，発症年齢の若い症例，罹病期間が短い症例，大腸に病変を首座とする症例が有効であったと報告されている[10]．また，診断後 2 年以内の非常に罹病期間の短い症例で，生物学的製剤やステロイド，免疫調節薬などの治療歴がない症例に intensive GMA を施行した研究では，70％を超える有効性とその後の良好な予後が報告されている[11]．

- 一方，海外では，平均罹病期間 11 年，治療抵抗症例（生物学的製剤やステロイド，免疫調節薬使用歴あり）に対して GMA を施行し，プラセボ群と有効性に差はなかったが，サブ解析で抗 TNFα 抗体製剤の投与歴のある症例，5-アミノサリチル酸（5-ASA）製剤併用症例では有効であったと報告されている[12]．わが国での抗 TNFα 抗体製剤抵抗例に対する有効性については検討中である．

- 最適な症例の選択や導入のタイミングについてはいまだ十分に確立されておらず，エビデンスも少ないため厚生労働省の研究班の定めるガイドラインにおける推奨グレードは高くないのが現状である．

- しかし，2016 年の従来の週 1 回法と週 2 回法での有効性を比較する多施設共同

研究で，Crohn 病に対しても intensive GMA の早期寛解導入効果が報告され[13]，その報告を受けて 2016 年 4 月から Crohn 病に対しても潰瘍性大腸炎と同様に，週における治療の施行回数の制限がなくなった．これにより，潰瘍性大腸炎のように活動性の高い難治例に対しても今後適応が拡大すると思われる．

（横山陽子，中村志郎）

● 参考文献

1) Sawada K, et al. Leukocytapheresis therapy, performed with leukocyte removal filter, for inflammatory bowel disease. J Gastroenterol 1995；30：322-9.

2) Fukuda Y, et al. Adsorptive granulocyte and monocyte apheresis for refractory Crohn's disease：an open multicenter prospective study. J Gastroenterol 2004；39：1158-64.

3) Yoshimura N, et al. Processed blood volume impacts clinical efficacy in patients with ulcerative colitis undergoing adsorptive depletion of myeloid lineage leucocytes. J Gastroenterol 2012；47：49-55.

4) Kikuyama R, et al. Relevance of the processed blood volume per granulocyte and monocyte apheresis session to its clinical efficacy in patients with ulcerative colitis. Ther Apher Dial 2011；15：360-6.

5) Fukunaga K, et al. Optimal apheresis treatment volume for the efficacy and safety of leukocytapheresis with Cellsorba in patients with active ulcerative colitis. J Clin Apher 2011；26：326-31.

6) Yokoyama Y, et al. A large-scale, prospective, observational study of leukocytapheresis for ulcerative colitis：treatment outcomes of 847 patients in clinical practice. J Crohns Colitis 2014；8：981-91.

7) 厚生労働科学研究費補助金 難治性疾患等政策研究事業「難治性炎症性腸管障害に関する調査研究」（鈴木班）平成 27 年度分担研究報告書．2016.

8) Sakuraba A, et al. An open-label prospective randomized multicenter study shows very rapid remission of ulcerative colitis by intensive granulocyte and monocyte adsorptive apheresis as compared with routine weekly treatment. Am J Gastroenterol 2009；104：2990-5.

9) Yokoyama Y, et al. Factors associated with treatment outcome, and long-term prognosis of patients with ulcerative colitis undergoing selective depletion of myeloid lineage leucocytes：a prospective multicenter study. Cytotherapy 2015；17：680-8.

10) Matsui T, et al. Granulocytapheresis for Crohn's disease：a report on seven refractory patinets. Am J Gastroenterol 2003；98：511-2.

11) Fukuchi T, et al. Therapeutic effect of intensive granulocyte and monocyte adsorption apheresis combined with thiopurines for steroid-and biologics-naïve Japanese patients with early-diagnosed Crohn's disease. BMC Gastroenterol 2014；13：124.

12) Sands BE, et al. A randomised, double-blind, sham-controlled study of granulocyte/monocyte apheresis for moderate to severe Crohn's disease. Gut 2013；62：1288-94.

13) Yoshimura N, et al. An open-label prospective randomized multicenter study of intensive versus weekly granulocyte and monocyte apheresis in active crohn's disease. BMC Gastroenterol 2015；15：163.

栄養療法（炎症性腸疾患）

Point

1. 栄養療法は，Crohn病に対しては，寛解導入・寛解維持ともに適応がある．
2. 中等症までの炎症型では粘膜治癒効果も期待できるが，瘻孔や肛門病変には無効である．
3. 薬物療法に比べて安全性は高いが，高用量の成分栄養剤を用いる場合は必須脂肪酸欠乏に注意する．
4. 長期的な効果を維持するため，フレーバーなどを用いて栄養必要量の半分（ハーフED）を目指す．
5. 薬物との併用効果はエビデンスが少ないが，各種薬物療法の抵抗例でもベースの治療として用いられる．

栄養療法の定義

- 食事を摂る代わりに必要な栄養量のすべて，あるいは一部を経腸栄養剤で摂取することを経腸栄養療法（enteral nutrition）という．
- 中心静脈カテーテルを介した高カロリー輸液は完全静脈栄養療法（total parenteral nutrition：TPN）と呼ばれ，腹痛や下痢の高度な重症例で用いられるが，一般的な栄養療法とは経腸栄養剤による治療のみに称されることが多い．
- Crohn病にとって栄養療法は単なる栄養補給法ではなく，腸管炎症を抑え潰瘍を治癒させる効果を有する治療法の一つである．
- 潰瘍性大腸炎患者でも，長期絶食後の経口摂取開始時に経腸栄養剤を用いる場合があるが，単に腸に負担の少ない栄養補給法の一つであり，栄養療法の効果は期待できない．
- 経鼻チューブから投与する方法と，経口的に飲む方法がある．成分栄養剤では，経口摂取しやすいように10種類のフレーバーが入手可能である．

栄養療法の適応（❶）と種類

寛解導入療法

- 軽症から中等症までの炎症型が良い適応である．重症では，上述したように初期は経静脈栄養にて腸管安静を図り，症状や合併症が改善すれば栄養療法を行う．
- 用いる栄養剤は，成分栄養剤（エレンタール®）か消化態栄養剤（ツインライン®）が第一選択となる．風味などで摂取困難（受容性が低い）場合は，半消化態栄養剤（ラコール®など）を用いてもよい．栄養剤での異なる点は，窒素源と脂肪量（質）である（❷）．

栄養療法（炎症性腸疾患）

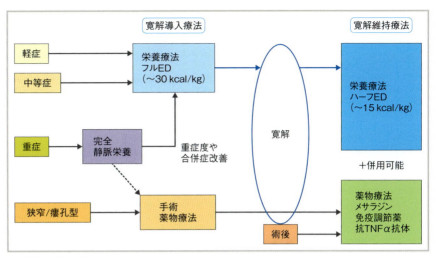

❶ 栄養療法の適応

❷ 栄養療法に用いられる主な経腸栄養剤

分類	成分栄養剤	消化態栄養剤	半消化態栄養剤
製品名	エレンタール®	ペプチーノ®	ラコール®
窒素源	結晶アミノ酸	卵白加水分解物（アミノ酸，ペプチド）	カゼイン 大豆蛋白
糖質	デキストリン	デキストリン	デキストリン ショ糖
脂質	大豆油	大豆油，コーン油	しそ油， コーン油 MCT
蛋白 糖質 脂質 （g/100 kcal）	4.7 21.2 0.17	4.6 18.0 1.25	4.4 15.6 2.2

- 薬物療法とは作用機序が異なるため併用は問題ないが，上乗せ効果の有無について評価が定まっていない．

寛解維持療法

- 寛解導入療法と同様に，家庭でも栄養療法を継続する（在宅経腸栄養療法〈home enteral nutrition：HEN〉）．
- 必要摂取カロリーの半分を栄養剤で補うハーフEDを目標とするが，アドヒアランスが低下しやすいため，少量（1パック：300 kcal）でも継続する．
- 手術や薬物療法による寛解導入後の維持期に併用可能である．
- 調子が良いときはED量を減らし，悪化時はED量を増やすというスライド方式を行ってもよい．

ED（elemental diet：成分栄養）

栄養療法の作用機序

- 想定される栄養療法による効果発現メカニズムは，①単一の蛋白源であるため

食事抗原が存在しない，②脂肪含量が少ないためアラキドン酸カスケードによるロイコトリエンなど炎症メディエーターが産生されにくい，③腸粘膜で産生される炎症性サイトカインが減少する[1]，④異常な腸内細菌叢（dysbiosis）が是正されることで炎症を軽減する[2]，などがあげられる．
- また，成分栄養剤のみに含まれるアミノ酸のヒスチジンが抗炎症作用を有することも明らかとなっている[3]．

栄養療法のエビデンス

寛解導入効果

- 日本では1984年から80%を超える高い効果が複数報告されたが，いずれも単施設のオープン試験であった[4,5]．一方，欧米では1990〜2002年までにステロイドと栄養療法の比較試験が数多く行われ，栄養療法の効果は20〜53%と低い結果が相次ぎ，メタ解析ではステロイドよりも効果が劣ると結論づけられた[6]．ただし，小児例を対象とした研究においては栄養療法の効果は明確に示されている[7]．
- 日本と欧米で栄養療法の有効率に差があった理由について，①欧米での研究では脱落例が多いこと，②症例数の少ない研究が含まれること，③観察期間が4週とやや短い研究があること，などが考えられる．また，日本と欧米では疾患感受性遺伝子が多少異なることから，人種などによる効果の違いも否定できない．

寛解維持効果

- 以前の後方視的研究では，高用量の栄養療法に寛解維持効果もみられるとされたが，長期の食事制限を伴うため実際には継続困難であった．2006年に栄養必要量の半分を栄養療法で補うハーフED群が，食事制限なし群よりも有意に再燃が抑制されることが報告され（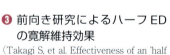）[8]，以来，寛解維持にはハーフEDを目標として継続することが推奨されている．また，最も新しい12本の論文を解析し

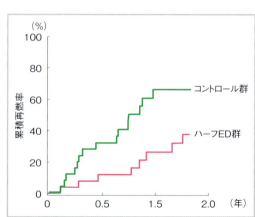

❸ 前向き研究によるハーフEDの寛解維持効果
（Takagi S, et al. Effectiveness of an 'half elemental diet' as maintenance therapy for Crohn's disease : A randomized-controlled trial. Aliment Pharmacol Ther 2006 ; 24 : 1333-40[8]より引用）

たシステマティックレビューでは，栄養療法は普通食よりも明らかに寛解維持効果にすぐれていたと結論している[9]．

薬物療法との併用効果

● 今まで栄養療法では病勢をコントロールできない重症・難治例に対して，ステロイドや抗 TNFα 抗体が投与されてきた経緯もあり，当初これら薬物療法との併用効果はあまり期待できないと予想されていた．しかし，近年，日本で報告された 5 つの研究では，インフリキシマブに栄養療法を併用したほうが明らかに寛解維持効果がすぐれていることが明らかとなっている[10,11]．エビデンスレベルの高い前向き研究は少ないが，薬物療法に頼るだけでなく栄養療法（ハーフ DE）とのコンビネーションが，現時点では最も再燃しにくい治療であると考えられる．

栄養療法の方法

寛解導入のための栄養療法（入院）

① まず絶食と輸液にて経口摂取可能となる状態まで腸管安静を図る．長期に及ぶ場合は高カロリー輸液も考慮する．

② 経腸栄養チューブ（5〜8 Fr）を経鼻的に挿入する．入院中に自己挿入できるようにトレーニングしておく．

③ 経腸栄養剤（200〜300 mL）をポンプにより 30〜50 mL/時で持続注入する．

④ 下痢や腹痛の悪化がないことを確認しながら，徐々に投与量，投与速度を増加させる．固形物摂取は禁止とするが，透明な水分（お茶や水），あめ類，ガム類は許可してよい．

⑤ 1 週間から 10 日程度で体重 1 kg あたり 30 kcal まで増量する．輸液は漸減・中止する．

⑥ 炎症反応（CRP）や栄養状態（アルブミンなど）の正常化とともに臨床的寛解（CDAI 150 未満）まで（2〜4 週間）継続する．1 日投与量が一定すれば必要量の半分以上を夜間に投与し，昼間は一食分経口的に投与するなど間欠投与を行ってもよい．

⑦ 寛解導入後は食事を徐々にアップし，症状の再燃がない限り，半分は栄養剤（ハーフ ED）で補う．

寛解維持のための栄養療法

① 在宅ではハーフ ED を継続するが，夜間のみ 900 kcal（エレンタール® 換算で 3 パック/900 mL）をチューブで投与する場合と，昼間の 1 食半を栄養剤として経口摂取する方法があり，患者のライフスタイルに合わせればよい．

② 栄養剤以外の食事についてエビデンスは少ないが，何を食べてもよいという考え方ではなく，暴飲暴食を避けることは当然として，肉類や油物が多い洋

Crohn's Disease Activity Index（CDAI）▶ p.71, 72

食系よりも，油が少なく魚類や野菜が多い和食系（Crohn 病食）を推奨する[12]ほうが，栄養療法を行う理にかなっているとの意見が多い．

（辻川知之，伊藤明彦）

● **参考文献**

1) Yamamoto T, et al. Impact of elemental diet on mucosal inflammation in patients with active Crohn's disease : cytokine production and endoscopic and histological findings. Inflamm Bowel Dis 2005 ; 11 : 580-8.

2) D'Argenio V, et al. An altered gut microbiome profile in a child affected by Crohn's disease normalized after nutritional therapy. Am J Gastroenterol 2013 ; 108 : 851-2.

3) Andou A, et al. Dietary histidine ameliorates murine colitis by inhibition of proinflammatory cytokine production from macrophages. Gastroenterology 2009 ; 136 : 564-74.

4) 岡田光男，八尾恒良．Crohn 病の薬物療法—限界と問題点．最新醫學 1987 ; 42 : 537-41.

5) 樋渡信夫ほか．IBD は経腸高カロリー栄養（EH）の対象となるか．JJPEN 1986 ; 8 : 831-5.

6) Zachos M, et al. Enteral nutritional therapy for induction of remission in Crohn's disease. Cochrane Database Syst Rev 2007 ;（1）: CD000542.

7) Critch J, et al. Use of enteral nutrition for the control of intestinal inflammation in pediatric Crohn disease. J Pediatr Gastroenterol Nutr 2012 ; 54 : 298-305.

8) Takagi S, et al. Effectiveness of an 'half elemental diet' as maintenance therapy for Crohn's disease : A randomized-controlled trial. Aliment Pharmacol Ther 2006 ; 24 : 1333-40.

9) El-Matary W, et al. Enteral feeding therapy for maintaining remission in Crohn's disease : a systematic review. JPEN J Parenter Enteral Nutr 2015 [Epub ahead of print].

10) Nguyen DL, et al. Specialized enteral nutrition therapy in Crohn's disease patients on maintenance infliximab therapy : a meta-analysis. Therap Adv Gastroenterol 2015 ; 8 : 168-75.

11) Kamata N, et al. Efficacy of concomitant elemental diet therapy in scheduled infliximab therapy in patients with Crohn's disease to prevent loss of response. Dig Dis Sci 2015 ; 60 : 1382-8.

12) Tsujikawa T, et al. Clinical importance of n-3 fatty acid-rich diet and nutritional education for the maintenance of remission in Crohn's disease. J Gastroenterol 2000 ; 35 : 99-104.

III章 治療法総論

▶IVR

止血

Point
1. 消化管出血に対する治療選択枝の一つとしての画像下治療（IVR）の位置づけを理解する．
2. 経カテーテル塞栓術は，限局した病変からの大量出血に対して有効性が高い．
3. 広範囲の過剰塞栓は，腸管虚血のリスクが高くなるため避けるべきである．
4. 消化管静脈瘤からの出血に対しては，解剖学的要件を満たした症例に対してバルーン閉塞下逆行性経静脈的塞栓術（B-RTO）が行われる．

　消化管出血に対する治療法は，原因疾患や部位および出血の状況などにより内視鏡や手術，そしてIVR（interventional radiology）が選択される．治療法選択の基準は施設の体制による影響を受けざるをえないが，通常は診断・治療ともに内視鏡が優先する．本項では，病状や前処置の状態により内視鏡の実施が不可能な場合，あるいは内視鏡による検査・治療が不十分であったために画像検査およびIVRが検討された際に考慮すべき事項を概説する．

　IVRが有効な病態とそうではない病態が存在することを理解することが重要である．まず，動脈性出血か静脈性出血かにより大きくIVRの手法は異なる．動脈性出血については，腫瘍性か非腫瘍性か，上部消化管か下部消化管か，および活動性出血の有無と出血に関与する病変の範囲が重要な因子となる．静脈性出血については解剖学的要件を満たす症例に対して待機的にバルーン閉塞下逆行性経静脈的塞栓術（balloon-occluded retrograde transvenous obliteration：B-RTO）が行われる．それぞれの状況において治療効果と有害事象の頻度は大きく異なるため，正確な診断と治療法の決定が重要となる．

基本手技

- 動脈性出血に対しては，通常，動脈塞栓術が行われる．経皮的に動脈内にカテーテルを挿入し，血管造影により出血部位を確認しながらカテーテルを進め動脈塞栓を行う．
- できる限り出血部位の近くまでカテーテルを進め，塞栓範囲を狭くすることにより粘膜下の側副血行を保ち腸管虚血を避けることが重要である．目安として，結腸の場合には隣接する直動脈2本までの塞栓は許容されるが，それ以上の広範囲の塞栓は避けるべきとされている．ただし，個々の症例により状況は異なり，治療後遠隔期に治療部位の狭窄をきたした報告もあるため，塞栓範囲は極力狭くし，治療後の血管造影で血管外漏出像の消失を得ながら粘膜造影効果を残すことが理想である．
- 上行結腸の憩室からの出血に対する塞栓治療症例を❶に提示する．

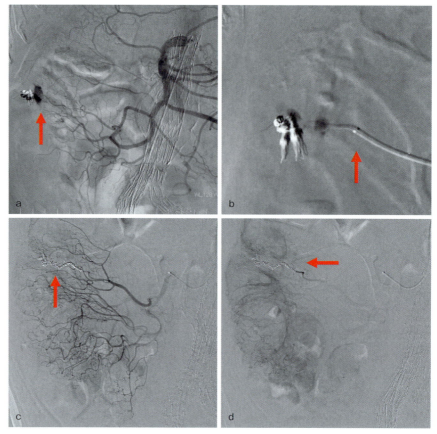

❶ 上行結腸憩室からの大量下血に対する動脈塞栓術
a：上腸間膜動脈造影で，回結腸動脈の末梢から造影剤の漏出像を認める．
b：マイクロカテーテルを使用し出血源の直動脈を選択し，出血点のすぐ近くまで進める．
c：少量のゼラチンスポンジ細片と金属コイルを用いて直動脈1本を塞栓し，漏出像の消失が得られている．
d：造影後期相でも出血は認めずに，腸管粘膜の造影効果は連続して保たれている．

- 近年のデバイスの進歩により，到達可能な範囲はより末梢の血管まで拡大し，治療の安全性は向上している．塞栓物質として保険適用とされているのは，ゼラチン粒と金属コイルがある．
- ゼラチン粒は動物蛋白由来成分から成り，1週間から10日程度で分解されるため，一定期間の血流低下により自己止血が期待される場合には望ましい塞栓物質である．また，粒のサイズを調整し血流に乗せることによりカテーテル先端から末梢を塞栓することが可能であるが，同時に意図しない領域への流出に注意が必要である．
- 一方，金属コイルはプラチナやステンレスを材質とする永久塞栓物質であり，さまざまな形状のものがある．マイクロカテーテルが到達可能な範囲での塞栓となるため，塞栓部位をコントロールしやすい反面，粒状塞栓物質と比較し近位での塞栓となるため不必要に広い範囲の塞栓となりがちでありながら，末梢の太い吻合からの血流が残り止血効果が弱い場合がある．
- また，近年は液体塞栓物質としてシアノアクリレート系薬剤（n-butyl-2-cya-

noacrylate：NBCA）が使用されるケースも増加している．これは元来，外科用接着剤として開発されたものであり，血管塞栓物質としては認可されていない．血管内で鋳型状に固まり塞栓するため，他の塞栓物質と異なり血液凝固能に依存せず末梢での塞栓が可能であるため血管塞栓物質として応用使用されている．しかし，虚血障害やカテーテルとの固着などのリスクがあるため，使用にあたっては習熟した術者が院内規定に則って使用する必要がある[1]．

● その他の治療手技として，末梢動脈収縮による出血コントロールを企図する治療手技として，バソプレシン動注療法がある．これは出血点が確認できない場合や多数の部位からの少量出血が想定される場合に，腸管動脈に留置したカテーテルからバソプレシンを持続注入し血管収縮により止血を得る方法である．即効性と確実性が十分とはいえず，使用される頻度は少ない．

術前画像診断

● 活動性消化管出血の検出能はモダリティにより異なり，血管造影では以前の動物実験での結果から0.5〜1.0 mL/分以上の出血がないと検出が難しいとされてきた．しかし，臨床的には条件により感度は大きく変化し，より出血点近くまでカテーテルを進め造影剤注入量を増やすと検出能は上がる．そのため，血管造影前におおよその出血部位を同定しておくことが出血の検出率を上昇させるために必要である．

● 造影CTでは0.3 mL/分，^{99m}Tc標識赤血球によるシンチグラフィでは0.1 mL/分が出血検出の下限とされている．^{99m}Tc標識赤血球シンチグラフィは最も感度が高いが，撮影に時間がかかることと空間分解能の低さから急性期出血の評価には不適であり，他の検査で確認できなかった少量・間欠的な出血の検査に用いられる．

● 造影CTは検査の利便性の良さ，およびすぐれた空間分解能により正確な出血部位および出血原因を含めた診断が即時に可能であり，内視鏡検査と同等に第一選択の検査となる．

上部消化管出血

● 上部消化管は，下部消化管と比較し血流が豊富で吻合が発達している．また，頻度の高い原因疾患は潰瘍，胃炎，Mallory-Weiss症候群，腫瘍や重症膵炎などであり，これらの病態では比較的広い範囲の消化管壁の障害に引き続き出血が生じる．そのため，出血点が限局していない場合が多く，局所の動脈塞栓による完全な止血を得ることが難しい．内視鏡による治療成績がすぐれている領域でもあり，IVRが第一選択の治療にはなりにくい．

● しかし，粘膜下深層に病変が及び比較的太い動脈が破綻し大量出血をきたした場合には，視野の確保や病変への到達面において内視鏡よりIVRに優位性があるため，施設によっては先行してIVRが行われる場合もある．

- 特殊な上部消化管の出血原因として，腹部大動脈腸管瘻，胆道出血，膵管出血（hemosuccus pancreaticus）などがある．これらの特殊な出血は内視鏡のみでは診断が困難なので，既往や臨床所見から疑った場合には造影CTを撮影する必要がある．
  - 大動脈腸管瘻は，腹部大動脈瘤と十二指腸水平部に生じることが多いが，種々の術後の合併症としても生じうる．非常に不安定な病態であるため，近年は経カテーテル的に大動脈へのステントグラフト内挿術が行われるケースが増加している．
  - 胆道出血や膵管出血に対するIVRも，通常の消化管出血と同様に局所的な活動性出血であれば動脈塞栓術が有効となるが，広範囲からの少量持続性の出血の場合は，動脈塞栓術のみでのコントロールは難しい．

下部消化管出血

- 下部消化管は，上部と比較し血流が乏しいので腸管虚血により注意する必要があるが，十分に選択的に塞栓することができれば良好な止血が得られる．下部消化管からの動脈性出血の原因としては，結腸憩室，血管形成異常（angiodysplasia）および腫瘍が最も一般的である．ほかに炎症性の機序によるものとして，炎症性腸疾患，虚血性腸炎，血管炎，感染，放射線性腸炎，結腸潰瘍などがある．
- これらのなかで動脈塞栓術が最も有効であるのは，憩室からの出血である．憩室からの出血は，通常，憩室底の動脈破綻によるため，出血は局所的であり選択的動脈塞栓術が効果的である．ただし，憩室からの出血は間欠的であるため，実施に際しては出血部位の同定が最も重要である．血管造影検査により活動性の出血が確認可能であった場合には，80%程度での長期止血が得られると報告され，憩室出血による大量下血の場合には動脈塞栓術が第一選択の治療になりうる．

静脈性出血

- 門脈圧亢進症に伴う胃静脈瘤の治療手技として，わが国にて金川が実用化したB-RTOがある．これは静脈瘤から体循環への流出路をバルーンカテーテルで閉塞し，逆行性に硬化剤を静脈瘤内に注入し閉塞させるものである．適応となる症例は，流出路を1本化できるケースあるいはすべての流出路をバルーンカテーテルで閉塞可能なケースであるが，手技の進歩により適応が広がりつつあり，要件を満たす場合には十二指腸や直腸の静脈瘤にも応用される．ただし，流出路を閉塞させた状態で行うため，血栓化が得られるまでの間は静脈瘤内圧が上昇しうる手技であり，原則的には一時止血が得られていることが条件である．
- 静脈瘤からの活動性出血を止血しうるIVR手技として，静脈瘤流入路を塞栓す

る経皮経肝的胃食道静脈瘤塞栓術（percutaneous transhepatic obliteration：PTO）や，静脈瘤圧を下げることを目的とした経頸静脈的肝内門脈静脈短絡術（transjugular intrahepatic portosystemic shunt：TIPS）があるが，アプローチの困難さや治療効果の確実性の不十分さがあり，多くの場合は内視鏡治療が優先される．

（岸野充浩，齋田幸久）

● 参考文献

1）日本IVR学会編．血管塞栓術に用いるNBCAのガイドライン2012.
http://www.jsir.or.jp/about/guide_line/nbca/

2）Zurkiya O, Walker TG. Angiographic evaluation and management of nonvariceal gastrointestinal hemorrhage. AJR Am J Roentgenol 2015；205：753-63.

3）Nusbaum M, Baum S. Radiographic demonstration of unknown sites of gastrointestinal bleeding. Surg Forum 1963；14：374-5.

4）Kodani M, et al. Safety and risk of superselective transcatheter arterial embolization for acute lower gastrointestinal hemorrhage with N-butyl cyanoacrylate：angiographic and colonoscopic evaluation. J Vasc Interv Radiol 2016；27：824-30.

5）Funaki B, et al. Superselective microcoil embolization of colonic hemorrhage. AJR Am J Roentgenol 2001；177：829-36.

6）前田弘彰ほか．胃静脈瘤に対するB-RTO―経大腿アプローチを中心に．日本インターベンショナルラジオロジー学会雑誌 2012；27：321-5.

IVR

動注化学療法

> **Point**
> ❶ 大腸癌肝転移に対する動注化学療法は，全身化学療法に比較しての優越性を生存期間で証明しようとしたランダム化比較試験の多くでネガティブな結果となったため，現時点で標準的治療とはされていない．
> ❷ よって，肝動注化学療法は，臨床試験として，あるいは標準的治療が無効あるいは不適な場合に考慮されるべき治療であり，安易に採用すべきではない．
> ❸ 肝動注化学療法には特殊なIVR技術が必要であり，この技術の巧拙により効果や合併症に大きな違いが生じる．その大部分はわが国で開発，確立されたものであり，施行する場合には実績のあるIVR医に相談すべきである．
> ❹ フルオロウラシル（5-FU）単剤での70%を超す有効率，全身的化学療法と併用しての著しい長期生存の報告もあり，肝転移が予後規定因子となっている症例に対しては考慮すべき治療といえる．

肝動注化学療法（hepatic arterial infusion chemotherapy）は，肝動脈に直接抗癌剤を注入することによる局所薬剤濃度上昇による効果増強と，全身循環への薬剤流出低下による全身的副作用の軽減を薬理学的根拠としている．技術的には，薬剤の肝動脈への繰り返し投与を可能にするため，ポートならびにカテーテルの留置が必要であるとともに，注入した薬剤が適切に肝転移病巣に分布し，かつ肝動脈から分岐する他の動脈（胃十二指腸動脈，右胃動脈など）に流入しないための血管処理が必要である．このため，きわめて特殊なIVR（interventional radiology）技術が必要とされる（❶）[1]．また，適切な薬剤分布を維持するための技術的なメンテナンスも必要である．このため，施行する場合にはこれらの技術に対する十分な配慮が必須であるが，反面，これらの技術のほぼすべては日本で開発されたものであるため，日本にはこれらの技術に精通したIVR医が多い．

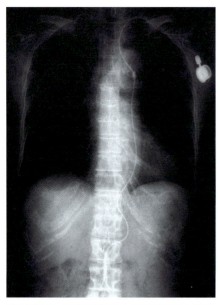

❶ 肝動注化学療法のために留置された ポート・カテーテルシステム
側孔のあるカテーテルが左鎖骨下動脈から挿入され，先端が胃十二指腸動脈で固定されている．このシステムの留置により，肝動注化学療法の反復が外来通院で可能となる．

大腸癌肝転移に対する肝動注化学療法

フルオロウラシル（5-FU）

● 大腸癌肝転移に対する肝動注化学療法としてわが国で確立している薬剤投与法は，WHF（weekly high dose 5-FU）と呼ばれるフルオロウラシル（5-FU）単剤を用いるものである．その内容は，5-FU 1,000 mg/m^{2}の5時間かけての

投与を毎週繰り返すものである．このため，上述のポート・カテーテルシステムが留置されていれば，自宅での抜針を指導することにより，外来通院で治療を行うことが可能である．この単剤による治療成績としては，肝転移に対する奏効率78～83％，生存期間中央値25.8～26.0か月が報告[2,3]されている．

- 肝動注化学療法の治療成績を理解するうえで重要なことは，この治療法があくまで肝転移に対する局所療法であり，肝外病変の存在の有無やその進展が予後に大きく影響する点である．具体的には，肝転移を良好に制御することができても，治療開始時に認められなかった肝外病変の悪化により予後を規定される場合もあれば，肝外病変が存在していても，きわめて進行した肝転移が制御されたことにより，良好な予後が得られる場合もある．このような，さまざまな病態における肝動注化学療法の意義を臨床試験で評価することが難しいことも，肝動注化学療法の扱いを難しくしている一因となっている．

併用療法

> **MEMO**
> 動注薬剤としては，5-FU以外にFUDR（5'-フルオロデオキシウリジン）やオキサリプラチン，イリノテカンなどの報告があるが，わが国の保険制度下での使用は不可能であるため，詳細は割愛する．

- わが国で可能な全身化学療法との併用については，イリノテカンとの併用療法についての第Ⅰ/Ⅱ相試験が報告されており，肝外病変のない切除肝転移症例を対象に，肝転移の腫瘍縮小効果72％（80％CI 59～82％），生存期間中央値49.8か月（95％CI 27.5～78.1か月）という成績が報告されている[4]．この49.8か月という生存期間中央値は特筆すべき値といえるが，肝動注化学療法の技術的要素が一般化可能とは言い切れないこと，分子標的治療薬を含めた全身化学療法が確実な進歩を続けていること，さらには前述したような大腸癌の多彩な病態を見据えて肝動注化学療法を評価する臨床試験をデザインすることが事実上難しいことなどの点を踏まえ，これに続く臨床試験は計画されていない．

▌おわりに

　実臨床における肝動注化学療法の扱いは難しい．標準的治療として認められていないことは厳然たる事実であり，安易に採用すべき治療でないことは自明である．よって，あくまで臨床試験として行うか，あるいは，標準的治療で対処しがたい場合に残された治療の一つとして行うに限られる．ただし，その場合にも確実な技術が要求される．反面，この治療により臨床的にきわめて深刻な状況から劇的な改善をみる場合が存在するのも事実であり，このような状況を客観的に正しく説明し，理解を得たうえで行う姿勢が重要である．

　本項で紹介した肝動注化学療法以外にも，主に欧米を中心に，肝動脈化学塞栓術（抗癌剤の注入と塞栓術を併用したもの）や放射性粒子（イットリウム90）の注入などが報告されているが，いずれも現時点では標準的治療とはなっておらず，かつ際立った成績は示されていない．

　EBM（evidence-based medicine）に基づく医療を行うにあたり，現時点で肝動注化学療法の知識が必須とは言いがたい．しかし，大腸癌の治療に携わる限り，肝転移の治療に難渋する場合が一定の頻度であることも事実であり，肝動注化学

療法の知識なしに治療を行うことも片手落ちと言わざるをえない．やや複雑ではあるが，このような状況を正しく理解する必要がある．

（荒井保明）

● 参考文献

1）Arai Y, et al. Percutaneous catheter placement for hepatic arterial infusion chemotherapy. Tech Vasc Interv Radiol 2007；10：30-7.

2）Arai Y, et al. Intermittent hepatic arterial infusion of high-dose 5FU on a weekly schedule for liver metastases from colorectal cancer. Cancer Chemother Pharmacol 1997；40：526-30.

3）Arai Y, et al. Intermittent hepatic arterial infusion of high-dose 5FU on a weekly schedule for liver metastases from colorectal cancer in patients without extra-hepatic lesions. Proc ASCO 1998；17：285a.

4）Arai Y, et al. Phase Ⅰ/Ⅱ study of radiologic hepatic arterial infusion of fluorouracil plus systemic irinotecan for unresectable hepatic metastases from colorectal cancer：Japan Clinical Oncology Group Trial 0208-DI. J Vasc Interv Radiol 2012；23：1261-7.

放射線療法

Point
1. 局所進行直腸癌に対して，欧州では標準治療として術前化学放射線療法が行われるが，日本では手術単独に比した有効性が示されていない．
2. 局所再発直腸癌に対して，重粒子線治療の有効性は高い．
3. 切除不能な大腸癌に対する症状緩和を目的とした放射線療法は有効である．
4. 分子標的薬との併用で重篤な有害事象が報告されており，注意が必要である．

　大腸癌における放射線療法（radiotherapy）の役割について，『大腸癌治療ガイドライン』には，「放射線療法には直腸癌の術後の再発抑制や術前の腫瘍量減量，肛門温存を目的とした補助放射線療法と切除不能進行再発大腸癌の症状緩和や延命を目的とした緩和的放射線療法がある」[1]と記されている．放射線療法単独で根治を期待することはまずないが，目的と意義を明確にすることで大腸癌治療の幅が広がる可能性がある．

局所進行直腸癌に対する補助放射線療法

目的と適応[1]

- **術前照射**：目的；腫瘍量減量，肛門温存，再発抑制．適応；深達度cT3（SS/A）以深またはcN陽性．
- **術後照射**：目的；再発抑制．適応；深達度pT3（SS/A）以深またはpN陽性，外科剝離面陽性（RM1）または外科剝離面への癌浸潤の有無が不明（RMX）．
- **術中照射**：目的；再発抑制．適応；外科剝離面陽性（RM1）または外科剝離面への癌浸潤の有無が不明（RMX）．

放射線療法の変遷　❶

FFCD（The Fédération Francophone de Cancérologie Digestive）

- 1990年代の欧州の大規模ランダム化比較試験（Swedish Rectal Cancer trial, Dutch trial）で，術前に25 Gy/5回の放射線療法を行うことで局所制御率が向上することが報告された[2,3]．
- FFCD 9203 studyにて，術前放射線療法に化学療法を加えることで，放射線療法単独に比べて局所制御率はさらに向上することが示され[4]，欧州においてフルオロウラシル（5-FU）併用の術前化学放射線療法が標準治療とされるようになった[5]．
- しかし，生存率が向上したとする報告は少なく，その理由として，術前放射線療法や術前化学放射線療法は進行直腸癌に多い肝転移や肺転移を制御するには至らない点があげられる．

❶ 局所進行直腸癌に対する大規模ランダム化比較試験

	Swedish Rectal Cancer trial[2]	Dutch trial[3]	FFCD 9203 study[4]	German trial[6]	NSABP R-03 trail[7]
研究期間	1987〜1990	1996〜1999	1993〜2003	1995〜2002	1993〜1999
登録数	1,168	1,861	762	823	267
ランダム化内容	術前照射 有 vs 無	術前照射 有 vs 無	術前化学放射線療法 vs 術前照射のみ	化学放射線療法 術前 vs 術後	化学放射線療法 術前 vs 術後
放射線量	25 Gy/5 回	25 Gy/5 回	45 Gy/25 回	50.4 Gy/28 回	50.4 Gy/28 回
化学療法	無	無	5-FU	5-FU	5-FU・ロイコボリン
5 年局所再発率	11% vs 27%	5.6% vs 10.9%	8.1% vs 16.5%	6% vs 13%	5 年無病生存率 74.5% vs 53.4%

5-FU：フルオロウラシル

- German trial では，局所制御と有害事象において，術後化学放射線療法より術前化学放射線療法のほうがすぐれていたが，生存率には差を認めなかった[6]．
- NSABP R-03 trial では，無病生存率，全生存率ともに術後化学放射線療法より術前化学放射線療法がすぐれていた[7]．
- しかし，術前に放射線治療を加え肛門温存が可能となった症例でも，肛門機能が十分に保たれない場合があり，肛門機能に対する結論は今後の長期経過観察の結果が待たれるとともに，照射野についても検討が必要と思われる．
- 日本においては手術の治療成績が良いため，局所進行直腸癌において，術前放射線療法あるいは術前化学放射線療法を標準治療とするには至っていない．しかし，日本での術前放射線療法と術前放射線療法＋側方郭清とのランダム化比較試験において，無病生存率も全生存率も差はなく，また側方郭清した症例に性機能障害や尿路障害が多いことから，術前照射が側方郭清の代替治療になりうる可能性が示唆された[5,8,9]．
- しかし，術前放射線療法施行後も側方リンパ節転移が高頻度に認められるとの報告もあり[10]，安易に側方郭清が省略されるべきではなく，治療の個別化が必要である．

NSABP R-03（National Surgical Adjuvant Breast and Bowel Project R-03）

照射方法

- **患者体位**：体位安定のため臥位をとることが多いが，腹臥位でベリーボートを使うなどすることで小腸を可及的に照射体積から避けるような工夫が可能である．
- **標的体積**：原発巣と転移リンパ節に所属リンパ節領域を加える．
- **所属リンパ節領域**：直腸間膜，内腸骨リンパ節領域，閉鎖リンパ節領域，仙骨前リンパ節領域を含める．
- **照射計画**：6 MV 以上の X 線発生装置で，後方および左右からの 3 門照射，あるいは前方を加えた 4 門照射が適切である．1 回 1.8〜2.0 Gy/回，週 5 回で総線量は 40〜50.4 Gy/20〜28 回が一般的である．

MV（megavolt）

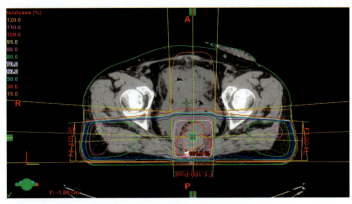

❷ 直腸癌再発の疼痛に対する緩和的放射線療法
左右と後方からの3門照射.

❸ 放射線療法に伴う有害事象

	症状
急性期	悪心，下痢，膀胱炎，肛門痛，皮膚炎，腸閉塞，吻合部離開
晩期	瘻孔形成，腸閉塞，潰瘍形成，頻尿，頻便

局所再発直腸癌に対する放射線療法

- 切除が可能な局所再発に対しては切除が考慮されるが，根治切除が困難な場合も少なくない．X線を用いた場合には化学療法を併用しても5年局所制御率は50％以下であり，5年全生存率は20％に満たない．一方で，重粒子線治療では5年局所制御率93％，5年全生存率45％と報告されている[11]．

緩和的放射線療法

- 切除不能大腸癌や再発大腸癌に対し，疼痛や出血，通便障害などの症状緩和を目的とした放射線療法は有効である（❷）．放射線線量としては45 Gy以上で症状緩和率が80％以上と報告されているが，それ以下の線量の場合とで有意差があるわけではなく[12]，照射スケジュールは患者の状態に応じて検討すべきである．

放射線療法に伴う有害事象

- 放射線療法に伴う有害事象を❸に示す．
- 最近では分子標的薬との併用によりGrade 3の皮膚炎や膿瘍形成，術創離開，出血，瘻孔，神経障害，Grade 4の下痢，皮膚壊死など，治療が途中で中止となるような有害事象の発生が報告されており，注意が必要である[13]．

（吉村亮一）

● 参考文献

1）大腸癌研究会編. 大腸癌治療ガイドライン 医師用. 2016 年版. 金原出版；2016.

2）Improved survival with preoperative radiotherapy in resectable rectal cancer. Swedish Rectal Cancer Trial. N Engl J Med 1997；336：980-7.

3）Peeters KC, et al. The TME trial after a median follow-up of 6 years：increased local control but no survival benefit in irradiated patients with resectable rectal carcinoma. Ann Surg 2007；246：693-701.

4）Gérard JP, et al. Preoperative radiotherapy with or without concurrent fluorouracil and leucovorin in T3-4 rectal cancers：results of FFCD 9203. J Clin Oncol 2006；24：4620-5.

5）Uehara K, Nagino M. Neoadjuvant treatment for locally advanced rectal cancer：a systematic review. Surg Today 2016；46：161-8.

6）Sauer R, et al. Preoperative versus postoperative chemoradiotherapy for rectal cancer. N Engl J Med 2004；351：1731-40.

7）Roh MS, et al. Preoperative multimodality therapy improves disease-free survival in patients with carcinoma of the rectum：NSABP R-03. J Clin Oncol 2009；27：5124-30.

8）Nagawa H, et al. Randomized, controlled trial of lateral node dissection vs. nerve-preserving resection in patients with rectal cancer after preoperative radiotherapy. Dis Colon Rectum 2001；44：1274-80.

9）Watanabe T, et al. Extended lymphadenectomy and preoperative radiotherapy for lower rectal cancers. Surgery 2002；132：27-33.

10）秋吉高志ほか. 進行下部直腸癌に対する術前放射線化学療法と画像診断に基づく選択的側方リンパ節郭清. 癌の臨床 2014；60：171-6.

11）Kamada T, et al. Carbon ion radiotherapy in Japan：an assessment of 20 years of clinical experience. Lancet Oncol 2015；16：e93-e100.

12）Wong R, et al. In search of a dose-response relationship with radiotherapy in the management of recurrent rectal carcinoma in the pelvis：a systematic review. Int J Radiat Oncol Biol Phys 1998；40：437-46.

13）Niyazi M, et al. Radiotherapy and "new" drugs-new side effects? Radiat Oncol 2011；6：177.

Ⅲ章 治療法総論

手術治療

開腹手術
大腸癌

Point
1. 大腸癌に対する開腹手術は，腹腔鏡下手術と同様に腹腔内操作を行うための経路の一つである．
2. 開腹手術は，患者の全身状態や肥満，開腹歴などの患者側因子，癌の部位，進行度などの腫瘍側因子を考慮して行う．
3. 主として進行癌に選択される．
4. リンパ節郭清や合併切除を伴う根治的切除のほかに，腹膜炎や腸閉塞を伴う手術にも行う．
5. 非切除のストーマ造設のみの手術でも行う．
6. 転移を伴う癌や再発手術で行われる．

T（tumor）
N（nodes）
M（metastasis）

大腸癌に対して切除を行う治療は，内視鏡治療と手術治療に分けられる．手術治療は，腹腔内操作を行うためのルート（経路）によって，開腹手術と腹腔鏡下手術に分けられる．ほかの手術治療として，直腸早期癌に対する局所切除がある．

わが国では大腸癌の記載が統一されて行われるように『大腸癌取扱い規約』が発表され，現在第8版（2013年）[1]が発刊されている．また，治療に関しては，『大腸癌治療ガイドライン』が発表され，現在，医師用2016年版[2]が発刊されている．本項では，『大腸癌取り扱い規約』と『大腸癌治療ガイドライン』をもとに，開腹手術による大腸癌の治療について概説する．

❶ 大腸癌の進行度分類

T \ N	N0	N1	N2/N3	Any N
	M0	M0	M0	M1
Tis	0			
T1a・T1b	Ⅰ	Ⅲa	Ⅲb	Ⅳ
T2	Ⅰ	Ⅲa	Ⅲb	Ⅳ
T3	Ⅱ	Ⅲa	Ⅲb	Ⅳ
T4a	Ⅱ	Ⅲa	Ⅲb	Ⅳ
T4b	Ⅱ	Ⅲa	Ⅲb	Ⅳ

（大腸癌研究会編．大腸癌取扱い規約．第8版．金原出版；2013[1]より引用）

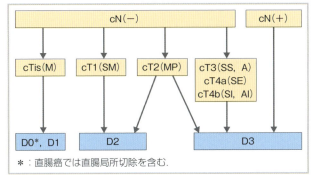

❷ cStage 0〜cStage Ⅲ大腸癌の手術治療方針
＊：直腸癌では直腸局所切除を含む．
（大腸癌研究会編．大腸癌治療ガイドライン 医師用．2016年版．金原出版；2016[2]より引用）

根治的治療（治癒切除）に対する開腹手術

進行度分類と手術治療の選択

- 大腸癌の進行度（❶）[1]は，壁深達度（T），リンパ節転移（N），遠隔転移（M）で規定されており，術前の臨床所見（clinical findings，cと記載）による進行度にしたがって手術治療方針が推奨されている（❷）[2]．
- 手術治療の基本は，癌のリンパ節転移が領域リンパ節に沿って転移し（❸）[1]，その頻

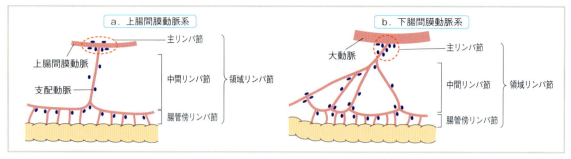

❸ リンパ節分類の基本型
（大腸癌研究会編．大腸癌取扱い規約．第8版．金原出版；2013[1]）より引用）

度と程度は壁深達度が深くなるにしたがって腸管傍リンパ節（N1）から中間リンパ節（N2），主リンパ節（N3）に進展していくという事実によって成り立っている．
- リンパ節転移には跳躍転移という，これらの流れをスキップした転移もみられるが少数である．
- 大腸癌の部位によって，これらの領域リンパ節は規定されており，腸管傍リンパ節（N1）が郭清された手術をD1，腸管傍リンパ節と中間リンパ節（N2）が郭清された手術をD2，領域リンパ節がすべて郭清された手術をD3と規定している（❷）[2]．なお，腸管傍リンパ節の郭清が不完全な場合はD0と定義している．腸管に沿う腸管傍リンパ節（N1）の範囲は，領域の支配血管と腫瘍の位置により規定され，5〜10 cmの切除長としている．

開腹手術の対象となる根治手術

- 基本的に開腹手術にしても腹腔鏡下手術にしても，腸管切除やリンパ節郭清は同様の操作が行われなければならない．『大腸癌治療ガイドライン』[2]では，腹腔鏡下手術の適応は，癌の部位や進行度などの腫瘍側要因および肥満，開腹歴などの患者側要因だけでなく，術者の経験，技量を考慮して決定するとしている．
  - 「大腸癌に対する腹腔鏡下手術は有効か？」のCQでは，腹腔鏡下のD3郭清は難易度が高いので，cStage II〜cStage IIIに対しては個々の手術チームの習熟度を考慮して適応を決定すると言及している．
  - 横行結腸癌，高度肥満例，高度癒着例も高難度であることに留意するとし，直腸癌に対する腹腔鏡下手術の有効性と安全性は十分に確立されていないので，適正に計画された臨床試験として実施することが望ましいと記載している．
- 開腹手術は，これらの条件も含んだすべての手術に適応できる手術であるが，実際的には主に進行癌を対象として行われている．特に合併切除を必要とする手術では，安全で確実な手術を行うために開腹手術が行われる．

特殊な状態を伴った大腸癌

腸閉塞

- 腸閉塞を伴う大腸癌に対しては，経肛門的な種々の減圧治療や，禁食・点滴による治療がまず行われることが多い．これらの治療で腸閉塞が改善しない場合や，腸閉塞が高度で穿孔の危険性がある場合には，緊急に腸閉塞の解除が必要なため緊急手術が選択される．
- 腸閉塞を伴う大腸癌では，腹腔内でのフリーなスペースがとれないため，腹腔鏡下手術ではなく開腹手術が選択される．多くの場合には，ストーマ造設部位のみの切開で減圧のためのストーマ造設術が行われる．切除が必要な場合にも，術後の縫合不全を回避するために切除後には吻合操作を行わず，Hartmann 形の手術が行われることが多い．

腹膜炎

- 大腸癌に伴う腹膜炎には，腫瘍部の穿孔と腫瘍口側の穿孔がある．腫瘍口側の穿孔の多くは，腫瘍の閉塞による閉塞性腸炎による．腫瘍部の穿孔の場合には，腫瘍の切除が余儀なくされることが多いが，患者の全身状態によっては，開腹手術でストーマ造設と洗浄，ドレナージを行わざるをえないこともある．腫瘍口側の穿孔では，開腹して穿孔部をストーマとし洗浄，ドレナージを行う．

Stage Ⅳ大腸癌に対する手術

- 遠隔転移を伴う Stage Ⅳ大腸癌に対しては，遠隔転移巣の切除が可能かどうか

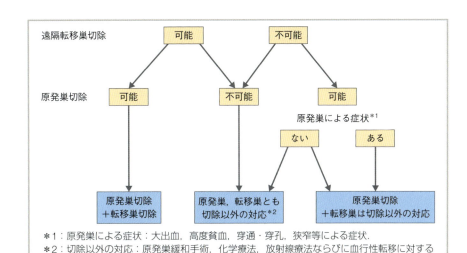

❹ Stage Ⅳ大腸癌の治療方針
（大腸癌研究会編．大腸癌治療ガイドライン 医師用．2016 年版．金原出版；2016[2)] より引用）

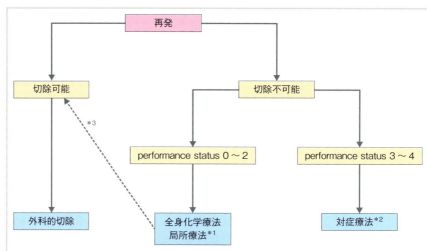

❺ 再発大腸癌の治療方針
（大腸癌研究会編．大腸癌治療ガイドライン 医師用．2016年版．金原出版：2016[2]より引用）

により治療方針が異なる．
- 遠隔転移巣および原発巣がともに切除可能な場合には，一期的もしくは二期的に開腹手術を行うが（❹）[2]，両病巣の切除を腹腔鏡下で行う試みもなされている．
- 遠隔転移巣の切除が不可能な場合で原発巣の切除が可能な場合には，原発巣の臨床症状や予後への影響を考慮して切除の適応を決定する．

再発大腸癌に対する治療（❺）[2]

- 再発大腸癌の完全切除が可能な場合には積極的に切除を考慮するが，予後や合併症，治療後のQOLなど，さまざま因子を考慮して，十分なインフォームド・コンセントのもとに治療法を決定する．手術は一般的に開腹手術で行われる．

（前田耕太郎，小出欣和，勝野秀稔）

● 参考文献
1) 大腸癌研究会編．大腸癌取扱い規約．第8版．金原出版：2013．
2) 大腸癌研究会編．大腸癌治療ガイドライン 医師用．2016年版．金原出版：2016．

Ⅲ章 治療法総論

▶ 手術治療

開腹手術
炎症性腸疾患

Point

❶ 潰瘍性大腸炎と Crohn 病には新しい内科治療が行われている.

❷ 外科治療に関する最近の留意点として,潰瘍性大腸炎では抗 TNFα 抗体製剤,タクロリムスで効果のない症例や高齢者重症例の時期の遅れのない手術の施行,便意切迫などの QOL が低下した難治例手術適応の検討,増加する colitic cancer の治療などがある.

❸ Crohn 病では,わが国で多くみられる直腸肛門管癌の早期診断と治療,直腸肛門病変に対する直腸切断術を含めた人工肛門造設術の適応,腸切除後の再発危険因子の検索とともにエビデンスに基づいた適切な再発予防治療の検討などが重要である.

潰瘍性大腸炎と Crohn 病に対して新しい内科治療が行われているが,外科治療は重要な位置を占めている.近年,潰瘍性大腸炎では高齢者の重症,難治例も増加し,免疫力の低下があることから,手術を含めた適切な治療法の選択が重要である.両疾患に対する治療の目的は「手術の回避」ではなく,「社会復帰を含めた QOL(quality of life)の向上」であることを念頭において治療を行うことが必要である.

潰瘍性大腸炎

生物学的製剤(抗 TNFα
抗体製剤)▶p.135
免疫抑制薬▶p.132

● 現在は重症,難治例に対して抗 TNFα 抗体製剤,カルシニューリン阻害薬(タクロリムス)などの新しい内科治療が行われている.抗 TNFα 抗体製剤により手術率が低下したとの報告があるものの短期間の結果であり[1],長期の免疫抑制状態などのために 3 期手術の率が増える可能性も指摘されている[2].患者数の増加,外科治療成績の安定化などの要因も加わって,実際の手術件数は減少していないように推察され,わが国での結果集積が必要である.

● 外科治療についての現在の主な留意点を以下にあげる.

・抗 TNFα 抗体製剤,タクロリムスの効果と限界からみた手術適応と手術時期.

・高齢者重症例,難治例に対する内科治療法の選択と手術時期.

・難治例での QOL を考慮した治療法の選択.

・増加する colitic cancer.

手術適応

MEMO
手術適応の動向
自験手術例で,2000〜2014 年まで 5 年ずつの 3 期間で手術適応の割合をみると,経過とともに難治例が減少,癌または dysplasia 症例が増加し（❶）,今後も長期経過例の増加とともに大腸癌または dysplasia が増加すると推測される.

● 手術適応は,重症(穿孔,大量出血,中毒性巨大結腸症,重症発作),難治,大腸癌または dysplasia の合併に大別され,全体としては難治が最も多くを占め,手術適応のある例では手術時期の遅れがないように十分,留意する.近年,colitic cancer の率が増加していると考えられる（❶）.

195

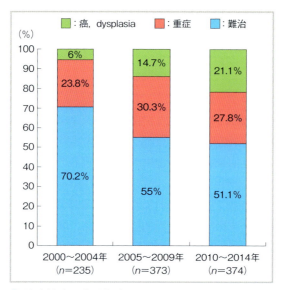

❶ 潰瘍性大腸炎手術適応の経時的変化
（横浜市立市民病院炎症性腸疾患科）

治療法の選択

重症

- プレドニゾロンを投与し，改善がなければ血球成分除去療法，カルシニューリン阻害薬，生物学的製剤のいずれかの治療法を行う．
- 一つの治療法で効果が不十分な場合に次々と別の治療法を試すことには慎重であるべきで，改善が期待できないときは速やかに手術を考慮する[3]．
- 高齢者の重症例は免疫抑制効果の強い治療により日和見感染を併発しやすいことがあり，内科治療の効果を早期に判定し，手術の遅れがないように留意する．

難治

- 「内科治療に抵抗し，長期にわたり著しくQOLの低下した状態」で，具体的には頻回再燃や慢性持続型症例，ステロイドの重症副作用発生例や可能性のある例，難治性腸管外合併症例（壊疽性膿皮症，成長障害）であり，また日常生活を著しく制限するurgency（便意切迫）は，術後に消失することから手術適応としている．
- 近年，手術の回避に重点をおくのではなく「QOLの向上」を目的として治療法を選択するとの観点から，「すべての内科治療」を行う前に手術を選択することも考慮する[4]．

大腸癌，dysplasia

- High grade dysplasia，cancerまたはUC Ⅳ症例でcolitic cancerと診断されれば大腸全摘術（可能であればpouch手術）の適応であり，low grade dysplasiaまたはUCⅢのうち「癌と診断するほどの異型度のない特殊型（潰瘍性大腸炎に合併したと考えられる）腫瘍性病変」は，大腸内視鏡検査による経過観察，または経過によって大腸全摘術を選択する．

手術術式

- 現在の標準術式は，大腸全摘，回腸嚢肛門吻合術，または回腸嚢肛門管吻合術である．

回腸嚢肛門吻合術

- 大腸全摘，直腸粘膜抜去によりすべての病変を切除して回腸嚢を肛門（歯状線）と吻合する術式で，根治性が高い．通常は一時的回腸人工肛門を造設する．
- 術後1年の排便回数は5.5回/日，soiling（漏便）は9.7％，spotting（しみ）は13.3％，にみられる（術後期間中央値8年）[5]．

回腸嚢肛門管吻合術

- 回腸嚢を外科的肛門管の高さで吻合し，肛門管を温存して漏便を少なくする術式である．当科では，術前のステロイド大量投与例を含めて回腸人工肛門を造設しない一期手術を原則としている．当初は肛門管上縁で吻合していたが，現在はdouble stapling technique（DST）により，症例によって前壁は肛門管上縁，後壁は歯状線と吻合して肛門管粘膜を前壁のみ温存して残存肛門管粘膜を少なくする方法が可能となった．
- 一期手術を施行したDSTによるJ型回腸嚢肛門管吻合術症例では，術後1年，2年で排便回数はそれぞれ6.1回/日，6回/日，soilingは2.8％，0％と減少し，人工肛門造設を必要とした術後縫合不全は2.3％であった[6]．当科では，術後の温存肛門管に対する炎症，cancerの検索のために術後は年1回の定期的内視鏡検査を行っている．

大腸全摘，回腸人工肛門造設術

- 肛門機能不良例，高齢者，進行下部直腸癌症例などが対象である．

術後 QOL

SF-36（MOS 36-Item Short-Form Health Survey）

- 回腸嚢肛門吻合術と回腸嚢肛門管吻合術の術後1年のQOLは，SF-36に疾患特異性の尺度を作成した縦断研究で，両術式とも全般的健康感，社会的機能など多くの因子で術後改善した（一期手術は肛門吻合27％，肛門管吻合92％）[7]．

Crohn 病

- 本症に対する新しい内科治療は，抗TNFα抗体製剤，内視鏡的拡張術などである．内科治療の効果を判定し，治療の目的であるQOLの改善のために手術適応があれば，時期の遅れがなく，適切な外科治療を行う．
- 外科治療についての現在の留意点を以下にあげる．
  - ・直腸肛門病変の長期罹病期間での人工肛門造設の増加．
  - ・直腸肛門管癌（痔瘻癌を含む）の増加．

手術適応

- 腸管病変に対する自験手術例（769例）の手術適応は，閉塞，狭窄が54.6％，

瘻孔 26.3％，膿瘍 7.4％，穿孔 4.2％，大腸癌が 2％であった．長期の直腸肛門病変を有する症例では直腸肛門管癌の増加に注意する．術前に抗 TNFα 抗体製剤を投与された初回腸切除例の手術適応は，以前と変化を認めなかった．

狭窄

- 通過障害のある長い範囲の狭窄，内視鏡的拡張の困難例（多発例，瘻孔合併例を含む）や短期間での拡張を必要とする例は手術適応である．

瘻孔

- 腸管腸管瘻や腸管膀胱瘻などの内瘻は，抗 TNFα 抗体製剤を含めた内科治療で効果がなく，手術適応である．

大腸癌

- Crohn 病に合併する大腸癌は，わが国では欧米と異なり，痔瘻癌を含めた直腸肛門管癌が多い．自験 Crohn 病 1,549 例の癌合併は 32 例（2.0％）で，直腸肛門管癌が最も多く，28 例（うち痔瘻癌 7 例）（1.8％）であった．進行癌で発見されることが多いものの，早期に根治術が施行できた症例の予後は良好であった．わが国独自のサーベイランスプログラムが厚生労働省炎症性腸疾患に関する調査研究班から示されている[8]．

胃，十二指腸病変

- 他の病変から波及した胃や十二指腸瘻（secondary lesion），十二指腸第 1 部から第 2 部にかけての長い狭窄（Crohn 病自体の病変）は手術適応である．

難治性直腸肛門病変

- 病変には，「深い裂肛，肛門潰瘍などの Crohn 病原発病変」（primary lesion），「primary lesion が原因で生じた続発性難治性病変」（secondary lesion），さらに「たまたま合併した通常型病変」（incidental lesion）がある[9]．難治性痔瘻，直腸からの瘻孔，直腸肛門狭窄，QOL 低下を伴う直腸腟瘻は手術適応である．

手術術式

- 手術の原則は「腸管合併症の原因となった主な病変腸管の処置」で，小範囲切除術や狭窄形成術を併用する．複数箇所の吻合は縫合不全の危険因子であり[10]，大腸病変では温存範囲が少ない症例で一括切除を行うことが多い．
- 難治性直腸肛門病変には，seton 法や直腸切断術を含む人工肛門造設術を行う．
- 腹腔鏡補助下腸切除術は，炎症が鎮静化した腸病変が良い適応である．当科では費用削減，手術時間短縮，整容性の確保の観点から，小開腹による手術を行っている．

腸切除

- 切除範囲は小範囲として，原則として健常腸管で吻合する．吻合法と吻合部の腸管の状態によって手縫い吻合，器械吻合を選択する．新しい吻合法として Kono-S 式吻合術が報告され[11]，現在，術後経過の検討が行われている．当科では原則として端々吻合を行い，口径差が大きな腸管の吻合のみに自動縫合器による機能的端々吻合を行っている．

手術治療／開腹手術／炎症性腸疾患

狭窄形成術[12]
- 狭窄形成術（strictureplasty）の対象は，原則として短い狭窄を有する小腸病変や吻合部再発である．Heineke-Mikulicz法，Finney法，Jaboulay法，double Heineke-Mikulicz法，side-to-side isoperistaltic法などがある．

難治性直腸肛門病変
- Seton法や直腸切断術を含む人工肛門造設術を行う．

手術後経過

腸切除術
- 累積再手術率は5年で16～43％，10年で26～67％で[13]，再発危険因子は吻合法（端々，端側，側々，機能的端々吻合）は関連がなく，初回手術としてperforating indication（穿孔型）群が高いとされているが異なる報告もあり，今後の検討が必要である．

狭窄形成術
- 術後再発率は，腸切除に比べて差がないと報告されている．

直腸肛門病変に対する手術
- 自験seton法の術後経過（non cutting seton法122例，術後経過期間38か月）は，全抜去が65.7％，再発によるseton再挿入30％，経過中の人工肛門造設症例は21％であり，本法は低侵襲で症状の改善率は良好であるとともに長期経過では人工肛門造設が必要な症例が増加すると考えられる[14]．
- 人工肛門例での直腸切断術は，自験例の検討で会陰創治癒遅延合併症はあるものの QOL の改善は良好であり，長期の直腸肛門病変合併例で適応のある症例には本法を考慮すべきと考えられる．

術後再発予防治療

- 5-アミノサリチル酸製剤，6-メルカプトプリンまたはアザチオプリン，生物学的製剤，栄養療法などがあげられる．栄養療法（900～1,200 cal/日）は，術後再発予防効果がなく[15]，術後の栄養改善や再発，再燃した病変に対して用いる．対象患者と治療法の選択には現在，明確な基準はなく，対象患者の状況，治療法の効果と副作用で決定されているが，費用も考慮されるべきである．各種治療法の位置づけは今後の重要な課題である．

（杉田　昭，小金井一隆，辰巳健志）

◉参考文献

1) Reich KM, et al. The incidence rate of colectomy for medically refractory ulcerative colitis has declined in parallel with increasing anti-TNF use：a time-trend study. Aliment Pharmacol Ther 2014；40：629-38.
2) Devaraj B, Kaiser AM. Surgical management of ulcerative colitis in the era of biological. Inflamm Bowel Dis 2015；21：208-20.
3) 厚生労働科学研究費補助金 難治性疾患等政策研究事業「難治性炎症性腸管障害に関する調査研究」（鈴木班）．平成27年度分担研究報告書．2016.
4) 杉田　昭ほか．難治性潰瘍性大腸炎の特徴像─外科の立場から．胃と腸2011；46：1938-46.

5）杉田　昭ほか．潰瘍性大腸炎手術例の術後長期経過の検討―多施設共同研究による術後5年以上経過例の分析．日消誌 2011；108：1996-2002.

6）杉田　昭ほか．Single stage surgery for ulcerative colitis―stapled IPAA with double stapling technique．第 70 回日本消化器外科学会　抄録集．2015.

7）杉田　昭．潰瘍性大腸炎手術後患者の QOL―SF36 を用いた回腸嚢肛門吻合術と回腸嚢肛門管吻合術の縦断的比較．厚生労働科学研究費補助金難治性疾患克服対策研究事業「難治性炎症性腸管障害に関する調査研究」班．平成 16 年度業績集．2004．p.53-5.

8）杉田　昭ほか．潰瘍性大腸炎，Crohn 病に合併した小腸，大腸癌の特徴と予後―第 10 報―Crohn 病に合併した直腸肛門管癌の surveillance program 確立についての提案．厚生労働科学研究費補助金難治性疾患克服対策研究事業「難治性炎症性腸管障害に関する調査研究」班．平成 26 年度業績集．2015．p.117-9.

9）日本消化器病学会編．クローン病診療ガイドライン．南江堂；2010.

10）東大二郎ほか．Crohn 病における縫合不全の予防と対策．日本大腸肛門病会誌 2009；62：818-22.

11）Kono T, et al. A new antimesenteric functional end-to-end handsewn anastomosis：surgical prevention of anastomotic recurrence in Cohn's disease. Dis Colon Rectum 2011；54：586-92.

12）厚生労働科学研究費補助金難治性疾患克服研究事業「難治性炎症性腸管障害に関する調査研究」班．平成 25 年度業績集．2013．p.454-5.

13）Williams JG, et al. Recurrence of Crohn's disease after resection. Br J Surg 1991；78：10-9.

14）杉田　昭ほか．Crohn 病に合併した難治性痔瘻に対する seton 法の治療効果．日外会誌 2015；116（1）.

15）杉田　昭．Crohn 病術後経腸栄養療法の再発予防効果の検討（RCT）．厚生科学研究費補助金難治性疾患克服対策研究事業「難治性炎症性腸管障害に関する調査研究」班．平成 24 年度業績集．2013．p.77-9.

III章 治療法総論

▶ 手術治療

腹腔鏡下手術

Point

1. 腸疾患に対する腹腔鏡下手術は，近年急速に普及している．
2. 盲腸，上行結腸，S状結腸，直腸S状部の癌は，cStageにかかわらず，腹腔鏡下手術の良い適応である．
3. 横行・下行結腸，上部・下部直腸の進行癌に対する腹腔鏡下手術の適応は慎重に決定する．
4. 大腸癌の術式は病変部位別に選択し，リンパ節郭清度はcT，cNにより決定する．
5. Crohn病や虫垂炎，大腸憩室炎など良性疾患に対しても，腹腔鏡下手術は有用である．

腸疾患に対する腹腔鏡下手術（laparoscopic surgery）は，1990年代前半にわが国に導入され，安全性と低侵襲性から近年急速に普及している．第12回日本内視鏡外科学会のアンケート調査[1]によると，腸疾患に対する腹腔鏡下手術は，2013年度で，良性疾患に対して11,862例，悪性疾患に対して20,728例に施行された（❶）．特に大腸癌に対する腹腔鏡下手術は，その安全性や長期成績について，これまでにわが国を含め海外の臨床試験から多数報告されており，腸管蠕動の回復や入院期間の短縮など，短期成績の優越性や，合併症発生率，再発率，生存率に関する同等性が示されてきた．同アンケート調査によると，腹腔鏡下手術は2013年度の大腸癌手術全体の57.2%（20,336/35,536）に施行され，進行癌が71.4%（14,524/20,336）を占めていた．

腹腔鏡下手術は，侵襲面での利点だけでなく，これまでの開腹手術にはない，高解像度画像や拡大視効果による微細解剖の理解と精緻な手術手技を可能にした．また，手術映像を共有することで教育面での有用なデバイスとしても利用され，手術手技の向上に貢献している．最近では標準的な腹腔鏡下手術の枠を超え，単孔式手術やreduced port surgery，robotic surgeryなどの報告も散見されるようになった．

豆知識

● reduced port surgery（RPS）

大腸癌に対する標準的な腹腔鏡下手術は，通常5ポートを留置して手術を行う．これに対し，整容性の向上を含め，さらなる低侵襲化を求め，留置ポート数を減らした術式が広義のreduced port surgery（RPS）である．RPSにはポート数を減らさずに細径鉗子を使用するneedlescopic surgery（NSS）も含まれる．また，単孔式手術（TANKO）は1つの切開創に複数のポートを留置して行うRPSの一つである．

● robotic surgery

わが国での大腸外科領域におけるロボット支援手術は，2009年のda Vinci® S^{HD} Surgical Systemの薬事承認後に導入された．ロボット支援手術システムは，腹腔鏡下手術の低侵襲性に加え，①高画質な三次元画像，②多関節機能を有する高い自由度をもった鉗子（Endo Wrist®），③モーションスケーリング機能および手振れ除去機能などの特徴をもち，直腸癌手術の狭小な深部骨盤領域で有用である．海外からはメタアナリシスも報告され，腹腔鏡下手術との比較で，術後の短期・中期成績において，機能予後を含め，腫瘍学的な安全性が示された[2]．しかし，現状では費用の面でいまだ自由診療であり，多くの施設で症例の蓄積に難渋している．

結腸癌に対する腹腔鏡下手術

手術適応

● 盲腸，上行結腸，S状結腸の癌は，cStageにかかわらず腹腔鏡下手術の良い適応である．原則的に切除可能病変であれば，腹腔鏡下に腸管切除およびリンパ節郭

III章 治療法総論

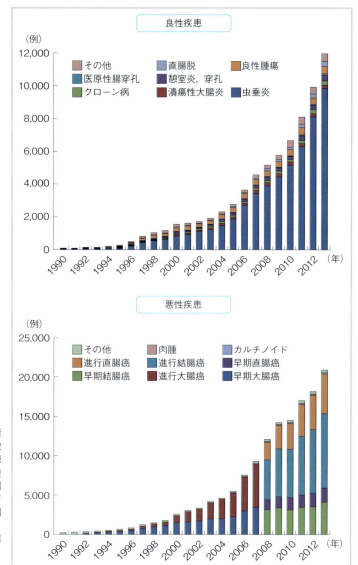

❶ 腸疾患に対する腹腔鏡下手術
1991年から小腸，大腸疾患に対する腹腔鏡下手術が開始され，2013年までの23年間で総手術件数は208,704例（良性疾患69,920例，悪性疾患138,784例）であった．良性疾患では虫垂炎が最多で，2013年度の良性疾患11,862例中9,797例（82.6%）を占めていた．また，悪性疾患では進行大腸癌が最多で，2013年度の悪性疾患20,728例中14,524例（70.1%）を占めていた．
（内視鏡外科手術に関するアンケート調査 第12回集計結果報告．日本内視鏡外科学会雑誌 2014；19：541-6[1]）より引用）

- 清を行う．
- 横行・下行結腸癌は，血管走行の解剖学的多様性や高度な技術を要する脾彎曲部授動の必要性から，内視鏡外科診療ガイドライン（2014年版）上，「術者の習熟度に応じて慎重に適応を決定すべき」とある[3]．
- 肝・肺転移合併例では，転移巣が切除可能であれば，原発巣切除後に転移巣切除を考慮する．肝転移は安全な同時切除も可能であるが，肺転移では異時切除が一般的である．転移巣が切除不能でも，原発巣による出血や狭窄症状がある場合は原発巣切除の適応がある．

エビデンス

- 海外の大規模臨床試験の結果，進行結腸癌に対する腹腔鏡下手術は，開腹手術

Japan Clinical Oncology Group（JCOG）0404 試験

StageⅡ/Ⅲ結腸癌に対する腹腔鏡下手術と開腹手術の根治性に関するランダム化比較試験（JCOG0404）が2004年からわが国で開始された．進行結腸癌（横行結腸，下行結腸を除く）および進行直腸S状部癌に対する試験で，国内30施設から1,057人が登録され，腹腔鏡下群533例，開腹群524例が解析された．短期成績では腹腔鏡下群に手術時間の延長が認められたが，出血量の減少，初回排ガス日数および入院日数の短縮が得られた．有害事象に関しては，腹腔鏡下群で創感染が少なく，縫合不全や腸閉塞の発症に両群間で差は認められなかった．また，郭清リンパ節個数に差はなく，開腹移行率は5.4%であった[4]．長期成績に関しては，5年無再発生存率（RFS）が，開腹群で79.7%，腹腔鏡下群で79.3%，5年全生存率（OS）がそれぞれ90.4%，91.8%であった（HR 1.056, 90%CI 0.790〜1.413, p=0.0732）[5]．OSにおいて，開腹群に対する腹腔鏡下群の非劣性は示されなかったが，両群のRFS，OSの推移は同様であり，StageⅡ/Ⅲ大腸癌に対する腹腔鏡下手術は治療選択肢の一つとして受容できるものであった．

❷ 結腸癌に対する術式選択

腫瘍占居部位	術式
盲腸	回盲部切除術
上行結腸	結腸右半切除術
横行結腸（肝彎曲部寄り）	結腸右半切除術
横行結腸（中央）	結腸部分切除術（横行結腸）
横行結腸（脾彎曲部寄り）	結腸左半切除術
下行結腸	結腸左半切除術
S状結腸	S状結腸切除術

原則的に腫瘍占居部位に従い術式が選択される．ただし，腫瘍支配血管に沿ったリンパ節郭清を行うため，処理した血管により最終的に術式は決定される．回結腸動脈が処理されれば回盲部切除術であり，加えて右結腸動脈および中結腸動脈右枝が処理されれば結腸右半切除術となる．また，左結腸動脈に中結腸動脈左枝が処理されれば結腸左半切除術となる．

に比べ，短期成績は良好であり，長期成績では腹腔鏡下手術の非劣性が証明された[6-8]．また，国内のランダム化比較試験（RCT）（JCOG0404）（**TOPICS**参照）においても，良好な短期成績と同等の長期成績が示されている[5]．
- 一方，結腸癌のうち，解剖学的多様性や手技的困難性から，横行結腸癌や下行結腸癌は臨床試験から除外されていることが課題としてあげられ，術式の定型化や普及のためには，今後，臨床試験による安全性の確認が必要と考えられる．

術式選択

- 結腸癌切除の基本は，腸管と領域リンパ節を含む腸間膜の一括切除である．腸管切離線は，腫瘍縁あるいは腫瘍への支配動脈から十分な距離を確保して決定される．
- 病変部位別によって術式を選択し（❷），リンパ節郭清度はcTとcNによって決定する（❸）[9]．

```
┌─────────────────────────────────────────────────┐    ┌──────────┐
│                    cN(−)                         │    │  cN(＋)  │
└─────────────────────────────────────────────────┘    └──────────┘

┌──────────┐  ┌──────────┐  ┌──────────┐  ┌──────────────┐
│ cTis(M)  │  │ cT1(SM)  │  │ cT2(MP)  │  │ cT3(SS, A)   │
└──────────┘  └──────────┘  └──────────┘  │  cT4a(SE)    │
                                          │ cT4b(SI, AI) │
                                          └──────────────┘

┌──────────┐  ┌──────────┐        ┌─────────────────────┐
│ D0*, D1  │  │    D2    │        │         D3          │
└──────────┘  └──────────┘        └─────────────────────┘
```

＊：直腸癌では直腸局所切除を含む.

❸ 大腸癌に対するリンパ節郭清度

cN（＋）：術前・術中診断でリンパ節転移を認める，または疑う場合は D3 郭清を行う.
cN（−）：術前・術中診断でリンパ節転移を認めない場合は，cT（壁深達度）に応じたリンパ節郭清を行う. ①cTis（M）癌はリンパ節郭清の必要はないが（D0），術前深達度診断の精度の問題もあり D1 郭清を行ってもよい. ②cT1（SM）癌は D2 郭清が必要である. ③cT2（MP）癌は少なくとも D2 郭清が必要であるが，術前深達度診断の精度の問題もあり D3 郭清を行ってもよい. ④cT3(SS, A)，cT4a（SE），cT4b（SI, AI）癌は D3 郭清を行う.
（大腸癌研究会編. 大腸癌治療ガイドライン 医師用. 2016 年版. 金原出版；2016[9]より引用）

術後合併症

- **術後出血**：術後早期の合併症として重要である. 腹腔ドレーン排液の性状や貧血進行の有無に注意する.
- **感染症**：他の消化器領域に比べ，手術部位感染（surgical site infection：SSI）に対する予防が必要である. 当科では手術開始時と術中 3 時間ごとに第二世代セフェム系抗菌薬を使用している.
- **腸閉塞**：胃管やイレウス管による減圧治療で保存的に軽快することがほとんどであるが，絞扼性イレウスが疑われる場合は，速やかに造影 CT を行い緊急手術を考慮する.
- **縫合不全**：直腸癌手術に比べ，結腸癌術後の縫合不全発生は少ない. major leakage が発生した場合は，腹腔洗浄ドレナージや人工肛門造設術を行う. 炎症が限局化していれば，ドレナージのみで保存的に経過をみることも可能である.

直腸癌に対する腹腔鏡下手術

手術適応

- 直腸 S 状部癌に対する腹腔鏡下手術は，結腸癌同様に多数の臨床試験から良好な短期・長期成績が示されており，cStage を問わず進行癌においても適応がある.

❹ 直腸癌に対する術式選択

吻合ライン	術式	肛門温存
腹膜反転部より口側	高位前方切除術	温存
腹膜反転部より肛門側～ 肛門挙筋付着部上縁（肛門管上縁）	低位前方切除術 超低位前方切除術	温存
肛門管内	括約筋間直腸切除術	温存
永久式人工肛門（吻合なし）	腹会陰式直腸切断術	非温存

腹膜反転部より口側で吻合する術式が高位前方切除術である. 腹膜反転部より肛門側で吻合する術式が低位前方切除術であり, なかでも肛門挙筋付着部上縁（肛門管上縁）の直上で吻合する術式を超低位前方切除術という. 括約筋間直腸切除術[★2]は, 内肛門括約筋を合併切除し, 会陰側から肛門管内で手縫い吻合を行う術式である. 腹会陰式直腸切断術は肛門非温存術式であり, 永久式人工肛門を造設する.

- 上部・下部直腸癌に対する腹腔鏡下手術のエビデンスは, 直腸S状部癌とは多少異なる. cStage 0/Ⅰの直腸癌に対する腹腔鏡下手術は, わが国での技術的安全性が確認されており[10], 良い適応とされる. 一方, cStage Ⅱ以上の進行直腸癌に対しては, ガイドライン上,「習熟度に応じて十分なインフォームド・コンセントのもとに適応を決定する」とある[3].

エビデンス

- 海外からの報告では, 進行癌においても, 上部・下部直腸癌に対する腹腔鏡下手術は, 開腹手術と比較し, 局所再発率や長期成績に差はないとされる[11].
- わが国では, 2013年にcStage 0/Ⅰ直腸癌に対する安全性が報告され[10], 直腸癌に対しても腹腔鏡下手術が許容されるようになった. 今後, 長期成績の結果, 腫瘍学的な安全性が確認されれば, 早期直腸癌に対する腹腔鏡下手術は標準術式として確立するであろう.
- 術前補助化学放射線療法（neoadjuvant chemoradiotherapy：NCRT）後の腹腔鏡下手術における安全性や長期成績は, 海外からすでに報告され[12], わが国においても下部進行直腸癌に対する集学的治療の一つとして徐々に普及しつつある.

術式選択

- 直腸癌切除の原則は, TME（total mesorectal excision：直腸間膜全切除）または TSME（tumor-specific mesorectal excision）である[★1]. 腸管切離線は, 腫瘍縁から十分な距離を確保して決定される.
- 腸管切離線（＝吻合ライン）の高さにより術式が選択され（❹）[★2], リンパ節郭清度は結腸癌に準ずる（❸参照）[9].
- 側方リンパ節郭清[★3]は, 腫瘍下縁が腹膜反転部より肛門側にあり, 深達度がcT3以深の場合に適応となるが[9], 側方郭清の腹腔鏡下手術手技は確立しておらず, 一部の施設において行われているのが現状である.

★1 TME（直腸間膜全切除）/TSME

TMEは, 肛門管直上までの直腸間膜をすべて切除する術式である. また, TSMEは腫瘍の位置に応じた直腸間膜を部分的に切除する術式である.

★2 括約筋間直腸切除術（intersphincteric resection：ISR）

ISRは, 肛門に近い下部直腸癌に対し, 内肛門括約筋を合併切除することにより肛門側切離端を確保し, 永久式人工肛門を回避する肛門温存術式である. 会陰側から肛門側を切離し, 肛門管内で手縫い吻合を行う.

★3 側方リンパ節郭清

海外における進行下部直腸癌に対する標準治療はNCRTおよびTMEである. 一方, わが国の標準治療は側方リンパ節郭清を伴うTMEである. 標準治療が異なる欧米とわが国の局所再発率は10%未満とほぼ同等であり, 術後の排尿障害や性機能障害を伴うこともある側方リンパ節郭清の是非については,「TME＋側方リンパ節郭清療法」に対する「TME単独療法」の非劣性を検討する無作為化比較試験（JCOG0212）が進行中である[13].

術後合併症

- **縫合不全**：直腸癌術後の縫合不全は少なからず認められる．低位吻合の場合には，手術時に一時的な回腸人工肛門を造設する（diverting ileostomy）．
- **排便機能障害**：頻便，便失禁（soiling），便意促迫（urgency）などが起こる．特に低位吻合の場合に多い．
- **排尿・性機能障害**：自律神経損傷により排尿障害や性機能障害（勃起・射精障害）が生じることがある．
- **術後出血，感染症，腸閉塞**：前述の「結腸癌の術後合併症」に準ずる．

炎症性腸疾患に対する腹腔鏡下手術

潰瘍性大腸炎に対する腹腔鏡下手術

- 潰瘍性大腸炎に対する腹腔鏡下手術と開腹手術を比較した RCT は少なく，腹腔鏡下手術の短期成績や長期成績については不明確であり，一部の施設においてのみ施行されているのが現状である．
- ただし，患者が若年層に多く，整容性がすぐれる点を含め，腹腔鏡下手術の潜在的利点は魅力的であり，今後のデータ蓄積が望まれる．

Crohn 病に対する腹腔鏡下手術

- Crohn 病には線維化による狭窄をきたす非穿孔型のほか，瘻孔，膿瘍，穿孔をきたす穿孔型があるが，腹腔鏡下手術は一般に初回手術の非穿孔型で回盲部限局性病変に対し良い適応とされる[3]．穿孔型で疾患活動性が高い場合や再手術例に対しては慎重に適応を決定する．
- Crohn 病に対する腹腔鏡下手術は，出血量・創感染の減少や在院日数の短縮といった良好な短期成績が報告されている．また，長期成績においては，腸閉塞や腹壁瘢痕ヘルニアなどの術後合併症の軽減を認めるが，再発・再燃による再手術は開腹手術と同等とされる[14]．

その他の腸疾患に対する腹腔鏡下手術

虫垂炎に対する腹腔鏡下手術

- 開腹手術と比較した多数のメタアナリシスにおいて，創感染の減少，創痛の軽減，在院日数の短縮といった短期成績の優越性が報告されており[15]，急性虫垂炎に対する腹腔鏡下手術は良い適応といえる[3]．

大腸憩室炎に対する腹腔鏡下手術

- 開腹手術との比較で，術後疼痛の軽減や在院日数の短縮，また創感染や腸閉塞

手術治療／腹腔鏡下手術

などの術後合併症を軽減させるといった良好な短期成績が報告されており[16]，腹腔鏡下手術は良い適応とされる[3].

● 膿瘍や瘻孔などの合併症を有する場合は，習熟度に応じて慎重に適応を決定する.

（山梨高広，渡邊昌彦）

● 参考文献

1) 内視鏡外科手術に関するアンケート調査 第12回集計結果報告. 日本内視鏡外科学会雑誌 2014；19：541-6.

2) Xiong B, et al. Robotic versus laparoscopic total mesorectal excision for rectal cancer：a meta-analysis. J Surg Res 2014；188：404-14.

3) 日本内視鏡外科学会編. 技術認定取得者のための内視鏡外科診療ガイドライン 2014年版. 日本内視鏡外科学会；2014.

4) Yamamoto S, et al. Short-term surgical outcomes from a randomized controlled trial to evaluate laparoscopic and open D3 dissection for stage Ⅱ/Ⅲ colon cancer：Japan Clinical Oncology Group Study JCOG 0404. Ann Surg 2014；260：23-30.

5) Inomata M, et al. A randomized controlled trial to evaluate laparoscopic versus open complete mesocolic excision (CME) for stage Ⅱ, Ⅲ colorectal cancer (CRC)：First efficacy results from Japan Clinical Oncology Group Study JCOG0404. J Clin Oncol 2015；33（suppl 3；abstr 656）.

6) Jayne DG, et al. Five-year follow-up of the Medical Research Council CLASICC trial of laparoscopically assisted versus open surgery for colorectal cancer. Br J Surg 2010；97：1638-45.

7) Colon Cancer Laparoscopic or Open Resection Study Group, Buunen M, et al. Survival after laparoscopic surgery versus open surgery for colon cancer：long-term outcome of a randomised clinical trial. Lancet Oncol 2009；10：44-52.

8) Fleshman J, et al. Laparoscopic colectomy for cancer is not inferior to open surgery based on 5-year data from the COST Study Group trial. Ann Surg 2007；246：655-62；discussion 662-4.

9) 大腸癌研究会編. 大腸癌治療ガイドライン 医師用. 2016年版. 金原出版；2016.

10) Yamamoto S, et al. Laparoscopic surgery for stage 0/Ⅰ rectal carcinoma：short-term outcomes of a single-arm phase Ⅱ trial. Ann Surg 2013；258：283-8.

11) Bonjer HJ, et al. A randomized trial of laparoscopic versus open surgery for rectal cancer. N Engl J Med 2015；372：1324-32.

12) Jeong SY, et al. Open versus laparoscopic surgery for mid-rectal or low-rectal cancer after neoadjuvant chemoradiotherapy (COREAN trial)：survival outcomes of an open-label, non-inferiority, randomised controlled trial. Lancet Oncol 2014；15：767-74.

13) Fujita S, et al. Postoperative morbidity and mortality after mesorectal excision with and without lateral lymph node dissection for clinical stage Ⅱ or stage Ⅲ lower rectal cancer (JCOG0212)：results from a multicentre, randomised controlled, non-inferiority trial. Lancet Oncol 2012；13：616-21.

14) Tan JJ, Tjandra JJ. Laparoscopic surgery for Crohn's disease：a meta-analysis. Dis Colon Rectum 2007；50：576-85.

15) McCall JL, et al. Systematic review of randomized controlled trials comparing laparoscopic with open appendicectomy. Br J Surg 1997；84：1045-50.

16) Gervaz P, et al. A prospective, randomized, single-blind comparison of laparoscopic versus open sigmoid colectomy for diverticulitis. Ann Surg 2010；252：3-8.

大腸癌に対する緩和治療

Point

① 進行・再発大腸癌患者にはさまざまな苦痛が生じるため，それぞれの苦痛を全人的苦痛の視点から的確に評価し，患者の全身状態，予後もふまえ適切な対処法を選択することが大切である．

② 痛みは，患者の訴え，診察所見，画像検査結果から病因を評価する．神経障害性疼痛，骨転移痛を見逃さない．痛みの治療はWHO方式癌疼痛治療法を基本とした薬物療法に加え，放射線療法，神経ブロックなどの適応を判断する．放射線治療医，ペインクリニック医への相談もためらってはいけない．

③ 腸閉塞は，患者の生活の質を著しく損なう症状であり，手術療法，ステント療法の適応を検討する．適応がない場合には，ドレナージ療法や制吐薬，消化管分泌抑制薬，副腎皮質ステロイド，鎮痛薬を状態に応じて組み合わせた薬物療法で苦痛緩和を図る．

④ 終末期大腸癌患者では全人的苦痛の視点がより重要となる．同時に，家族も病める存在であるという視点に立ち，家族のケアにも努める．

　　進行・再発大腸癌患者でも，化学療法の進歩により年単位の予後が期待できる場合も多い．しかしながら，病状の進行とともにさまざまな苦痛が認められるようになり，患者の生活の質を維持するために，これらの苦痛に対する緩和治療が必要となる．以下，進行大腸癌によくみられる代表的な苦痛である痛みと腸閉塞に対しての緩和治療および全面的な緩和ケアについて述べる．

痛みに対する緩和治療

● 痛みは進行・再発大腸癌で最もよくみられる苦痛であり，患者が一番恐れる苦痛でもある．癌の痛みは，WHO方式癌疼痛治療法[1]に基づいた方法で70〜90％は緩和できるといわれている[2]．大部分の痛みは軽減できるが，言い換えれば10〜30％の痛みは治療に難渋する場合が多いということでもある．治療に難渋する痛みは神経障害性疼痛，骨転移痛あるいは両者の混在した痛みであることが多い．以下，治療に難渋することが多い神経障害性疼痛について述べる．

神経障害性疼痛の原因

● 大腸癌患者にみられる神経障害性疼痛の原因を以下にあげる．
  ・骨盤内再発転移による腰仙骨神経叢障害（❶）．
  ・硬膜外脊髄圧迫．
  ・化学療法誘発末梢神経障害など．

神経障害性疼痛の診断

- 神経障害性疼痛の診断アルゴリズム（❷）[3]を用いて診断する．
- 大腸癌の治療中あるいは既往のある患者が腰下肢痛や会陰部痛を訴えた場合には，癌による神経障害性疼痛を疑い，CT あるいは MRI による評価を行う．

神経障害性疼痛の治療

薬物療法

- WHO 方式癌疼痛治療法は，神経障害性疼痛治療でも基本となる．加えて神経

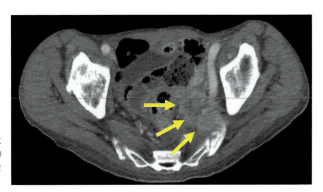

❶ 骨盤内再転移による腰仙骨神経叢障害
64 歳男性．診断：直腸癌術後再発．骨盤内再発（⇨）により大腿神経が障害され，大腿前面から下腿内側にかけての激痛を訴えた．オキシコンチン®，リリカ® を中心に治療を行った．麻痺の進行とともに痛みは軽減した．

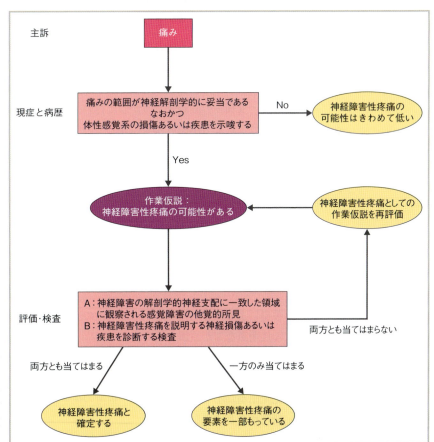

❷ 神経障害性疼痛の診断アルゴリズム
（Treed RD, et al. Neuropathic pain : redefinition and a grading system for clinical and research purposes. Neurology 2008 ; 70 : 1630-5[3] より引用）

障害性疼痛の薬物療法アルゴリズム[4]を参考とする.

- 第一選択薬は，複数の病態に対して有効性が確認されているノルトリプチリン（ノリトレン®），アミトリプチリン（トリプタノール®），イミプラミン（トフラニール®）などの三環系抗うつ薬，ガバペンチン（ガバペン®），プレガバリン（リリカ®）などのCaチャネル $\alpha_2\delta$ リガンド.
- 第二選択薬は，ノイロトロピン®，デュロキセチン（サインバルタ®），メキシレチン（メキシチール®）などの1つの病態に対して有効性が確認されている薬剤.
- 第三選択薬として，オピオイド鎮痛薬を用いる．しかしながら，癌性の神経障害性疼痛ではオピオイドを第一選択としてよいと考える．オピオイドのなかでもオキシコドン（オキシコンチン®），メサドン（メサペイン®）は神経障害性疼痛への効果が期待できる.
- 鎮痛補助薬は，電撃痛にはプレガバリン，ガバペンチン，しびれなどの異常感覚を伴った痛みにはアミトリプチリン，デュロキセチンを用いる．鎮痛補助薬は効果と副作用をみながら推奨された有効量まで増量することも重要である.

放射線療法

- 骨転移や骨盤内再発による神経障害性疼痛では，放射線療法が有用であることが多く，放射線治療医への相談をためらってはいけない.

神経ブロック

- 腰仙骨神経叢障害による痛みなどでは，持続硬膜外鎮痛法や持続脊髄くも膜下鎮痛法の適応になる場合があり，ペインクリニック担当医に相談する.

痛み治療がうまくいかないとき

- もう一度痛みの診断をしっかりと行い，治療法の評価を行う．鎮痛補助薬が投与されていても鎮痛有効量に達していない場合も多い．前述の放射線療法，神経ブロックなども考慮する.

腸閉塞に対する緩和治療

- 大腸癌での腸閉塞の発生率は4.4～24％といわれており[5]，どの時期の大腸癌でも認められるが，進行癌では発生率が上昇する.

大腸癌による腸閉塞の原因

- 腫瘍による腸管内腔の閉塞，壁外性の圧迫による閉塞，癌性腹膜炎によるびまん性閉塞などが原因となる.

大腸の腸閉塞による症状

- 完全閉塞か不完全閉塞か，単一箇所の閉塞か多発閉塞か，大腸のどの部位での閉塞かなどで異なる.
- 大腸癌による腸閉塞では，上部消化管閉塞に比べて腹部膨満感が著明であり，

嘔吐内容が便汁様で嘔吐量が少なく，腹痛の程度も軽い場合が多い．

大腸癌による腸閉塞の診断

- 立位腹部X線写真での鏡面像は診断に有用である．
- CTは閉塞部位の診断に有用であり，造影CTでは腹膜播種，癌性腹膜炎，腫瘍の広がりも診断でき，手術適応の決定に有用である．

大腸癌による腸閉塞の治療

- 手術療法，大腸ステント療法，ドレナージ療法，薬物療法がある．
- 手術療法：2か月以上の予後が見込まれる単一の閉塞部の症例で，結腸では部分切除，直腸では直腸切除術，Hartmann手術，人工肛門造設術などが行われる．
- 大腸ステント療法（❸）：内視鏡を用いて自己拡張型金属ステントを留置する方法は，手術のリスクが高い症例でも有用である．90％以上の症例で閉塞解除の効果が得られる[6]．消化管穿孔，ステントの脱落やずれ，再閉塞などの合併症を伴う場合がある．
- ドレナージ療法：手術や大腸ステント療法の適応にならない場合に，嘔吐をはじめとした症状緩和目的で，経鼻胃管を挿入する場合がある．長期間の留置は苦痛をもたらすため，胃瘻造設によるドレナージに変更する場合も多い．1日1～2回の嘔吐で患者が許容できれば胃管を挿入しない場合もある．
- 薬物療法：手術やステント療法の適応がない場合には，薬物を用いて症状緩和に努める．制吐薬（メトクロプラミド〈プリンペラン®〉，ハロペリドール〈セレネース®〉など），消化管分泌抑制薬（オクトレオチド〈サンドスタチン®〉），副腎皮質ステロイド（ベタメタゾン〈リンデロン®〉など），鎮痛薬（モルヒネ，フェンタニルなど）を組み合わせて用いる．

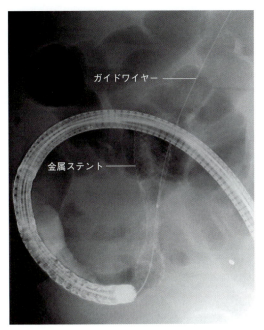

❸ 大腸ステント療法
79歳女性．S状結腸癌による腸閉塞に対しステント挿入が行われた．肝転移による肝不全で死亡するまでの1か月間，経口摂取可能であった．

全面的緩和ケア

- 緩和ケアは，癌の診断を受けた直後から提供されるべきものである．しかしながら，延命目的の抗癌剤治療の終了以降は全面的な緩和ケアが提供されるときであり緩和ケアの重要性がより増すと考えられる．
- 緩和ケアは，その患者がその人らしく人間らしく生きることを目的とする．同時に，患者家族も患者と同様に病む存在としてとらえケアを提供することが大切である．
- 具体的には，①徹底した身体症状の緩和，②精神的苦痛，スピリチュアルペイ

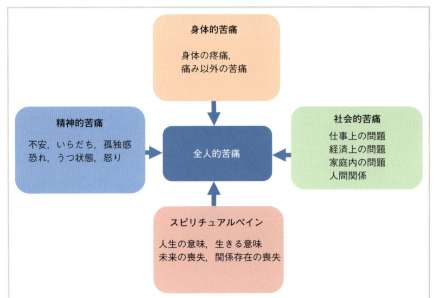

❹ 全人的苦痛
身体的苦痛のみならず，一人の人間として抱える苦痛（全人的苦痛）に目を向ける必要がある．

ンの緩和，③家族への援助を3本の柱として，患者および家族に提供する．
- 一人の患者と家族を支えることは，一つの職種でできるものではない．医師，薬剤師，栄養士，理学療法士，医療ソーシャルワーカーなどの多くの職種によるチームで支えることが重要である．医療職のみならずボランティア，友人などもケアの提供者になる．家族は患者への最良のケアの提供者であり，またケアを受ける立場でもある．
- 一人の患者は一人の人間であり全人的存在である．苦痛も全人的にとらえる必要がある（❹）．
- 医師は一人の人間として患者と向き合い，患者の心に目を向けて話し合う姿勢をもつことが緩和ケアの出発点である．

（福重哲志）

● 参考文献
1) 世界保健機関編，武田文和訳．がんの痛みからの解放—WHO方式がん疼痛治療法．第2版．金原出版；1996．
2) Azevedo São Leão Ferreira K, et al. The WHO analgesic ladder for cancer pain control, twenty years of use. How much pain relief does one get from using it? Support Care Cancer 2006；14：1086-93.
3) Treed RD, et al. Neuropathic pain：redefinition and a grading system for clinical and research purposes. Neurology 2008；70：1630-5.
4) 日本ペインクリニック学会 神経障害性疼痛薬物療法ガイドライン改訂版作成ワーキンググループ編．神経障害性疼痛薬物療法アルゴリズム．神経障害性疼痛薬物療法ガイドライン．改訂第2版．真興交易医書出版部；2016.
5) Cherny NI, et al. eds. Oxford Textbook of Palliative Medicine. 5th edition Oxford University Press；2015. p.919.
6) Meisner S, et al. Self-expandable metal stents for relieving malignant colorectal obstruction：short-term safety and efficacy within 30 days of stent procedure in 447 patients. Gastrointest Endosc 2011；74：876-84.

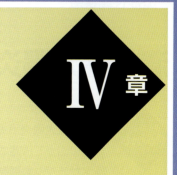

Ⅳ章 治療法各論

炎症性腸疾患

潰瘍性大腸炎

❶ 潰瘍性大腸炎治療は，個々の症例が有する重症度と病型を正確に把握し，病勢および病型に沿って決定される．
❷ メサラジン製剤を寛解導入・維持に十分活用することが潰瘍性大腸炎治療の基本になる．
❸ ステロイド投与開始時は十分量を投与し，迅速な寛解導入の実現を目指す．
❹ ステロイドには寛解維持効果はなく，寛解導入後は長期投与を回避し中止する．
❺ 難治症例の治療に際しては，適応となる各種治療法の特性を理解して実施する．

疾患概念 ▶p.2
疫学 ▶p.21
病態生理 ▶p.25

　潰瘍性大腸炎（ulcerative colitis）はCrohn病とともに炎症性腸疾患（inflammatory bowel disease：IBD）と総称される難治性の慢性炎症性腸疾患である．潰瘍性大腸炎の病因や病態はいまだ不明で，いったん発症すると完治は望めず，寛解と再燃を繰り返しながら慢性的に経過する．近年，わが国における潰瘍性大腸炎患者数の増加は著しく，患者総数は18万人を超え世界有数の潰瘍性大腸炎罹患国となった．したがって，日常診療において潰瘍性大腸炎患者に遭遇することはまれでなくなった今日，すべての消化器医が潰瘍性大腸炎治療の基本を理解することが求められている．

治療の基本

診断基準 ▶p.5

- 潰瘍性大腸炎に求められる治療の基本は，個々の症例の病態を的確に把握し，病態の改善を高率に可能にする必要かつ十分な治療法を選択し，迅速に寛解状態を実現する寛解導入療法を実施すること，その後得られた寛解状態を長期に維持する安全で患者受容性に優れた寛解維持療法を継続することにある．

臨床的重症度の分類 ▶p.71

- 一般消化器医が潰瘍性大腸炎治療を適正に実施可能にするための指針として，厚生労働省難治性炎症性腸管障害に関する調査研究班により潰瘍性大腸炎治療指針が作成・公表されており，この治療指針が潰瘍性大腸炎治療の基本になる（❶）[1]．その治療指針の骨格は，活動期に実施すべき寛解導入療法に適応となる各種治療法を病型と臨床的重症度によって区分して記載，また，標準的治療法で改善困難な難治症例に対する治療法をさらに区分して記載している．寛解導入後の寛解維持療法では，非難治症例と難治症例それぞれに対し推奨される治療法が区別して記載されている．そして，実際に病勢と治療効果に応じて治療法を強化していく治療手順を，難治症例はステロイド抵抗症例とステロイド依存症例に区別して，フローチャートで具体的にわかりやすく示している（❶〜❸）[1]．ただし，難治症例に対して実施が考慮される各種治療法の優先順位はエビデンスがないことから，併記されるにとどめられている．

炎症性腸疾患／潰瘍性大腸炎

寛解導入療法				
	軽症	中等症	重症	劇症
左側大腸炎型 全大腸炎型	経口剤：5-ASA 製剤 注腸剤：5-ASA 注腸，ステロイド注腸 ※中等症で炎症反応が強い場合や上記で改善ない場合はプレドニゾロン経口投与 ※さらに改善なければ重症またはステロイド抵抗例への治療を行う ※直腸部に炎症を有する場合はペンタサ®坐剤が有用		・プレドニゾロン点滴静注 ※状態に応じ以下の薬剤を併用 　経口剤：5-ASA 製剤 　注腸剤：5-ASA 注腸，ステロイド注腸 ※改善なければ劇症またはステロイド抵抗例の治療を行う ※状態により手術適応の検討	・緊急手術の適応を検討 ※外科医と連携のもと，状況が許せば以下の治療を試みてもよい ・ステロイド大量静注療法 ・タクロリムス経口 ・シクロスポリン持続静注療法[*1] ※上記で改善なければ手術
直腸炎型	経口剤：5-ASA 製剤 坐　剤：5-ASA 坐剤，ステロイド坐剤 注腸剤：5-ASA 注腸，ステロイド注腸		※安易なステロイド全身投与は避ける	
難治例	ステロイド依存例		ステロイド抵抗例	
	免疫調節薬：アザチオプリン・6-MP[*1] ※（上記で改善しない場合）： 　血球成分除去療法・タクロリムス経口・インフリキシマブ点滴静注・アダリムマブ皮下注射を考慮してもよい		中等症：血球成分除去療法・タクロリムス経口・インフリキシマブ点滴静注・アダリムマブ皮下注射 重　症：血球成分除去療法・タクロリムス経口・インフリキシマブ点滴静注・アダリムマブ皮下注射・シクロスポリン持続静注療法[*1] ※アザチオプリン・6-MP[*1]の併用を考慮する ※改善がなければ手術を考慮	
寛解維持療法				
	非難治例		難治例	
	5-ASA 製剤（経口剤・注腸剤・坐剤）		5-ASA 製剤（経口剤・注腸剤・坐剤） 免疫調節薬（アザチオプリン，6-MP[*1]），インフリキシマブ点滴静注[*2]，アダリムマブ皮下注射[*2]	

❶ 平成 27 年度潰瘍性大腸炎治療指針（内科）
＊1：現在保険適応には含まれていない，＊2：インフリキシマブ・アダリムマブで寛解導入した場合
5-ASA 経口剤（ペンタサ®顆粒/錠，アサコール®錠，サラゾピリン®錠），5-ASA 注腸剤（ペンタサ®注腸），5-ASA 坐剤（ペンタサ®坐剤，サラゾピリン®坐剤）
ステロイド注腸剤（プレドネマ®注腸，ステロネマ®注腸），ステロイド坐剤（リンデロン®坐剤）
※（治療原則）内科治療への反応性や薬物による副作用あるいは合併症などに注意し，必要に応じて専門家の意見を聞き，外科治療のタイミングなどを誤らないようにする．薬用量や治療の使い分け，小児や外科治療など詳細は本文を参照のこと．
（厚生労働科学研究費補助金　難治性疾患等政策研究事業「難治性炎症性腸管障害に関する調査研究」〈鈴木班〉．平成 27 年度分担研究報告書．2016[1]）より引用）

寛解導入療法

●潰瘍性大腸炎寛解導入療法は，主に臨床的重症度によって，さらに病型に伴い局所製剤の適応と併用が決定される．臨床的重症度分類は，主に難治性炎症性腸管障害に関する調査研究班作成による重症度分類に基づき，軽症，中等症そして重症に分類される．また，重篤な病状を呈する劇症例は，外科治療への速やかな移行を前提に大量ステロイドや強力な免疫抑制薬投与法を実施すべきとされている．局所製剤の適応や併用の判断のもととなる病型分類は，主に大腸内視鏡検査によって確認された病変範囲によって，直腸炎型，左側大腸炎型，全大腸炎型に分類される．

5-ASA 製剤 ▶p.126

サラゾスルファピリジン（SASP）とメサラジン（5-ASA 製剤）

●潰瘍性大腸炎治療の基本薬剤としてすべての症例に投与され，軽症から中等症の第一選択薬とされるのがサラゾスルファピリジン（SASP）とメサラジン（5-

❷ 潰瘍性大腸炎の治療フローチャート
(厚生労働科学研究費補助金 難治性疾患等政策研究事業「難治性炎症性腸管障害に関する調査研究」〈鈴木班〉．平成 27 年度分担研究報告書．2016[1]より引用)

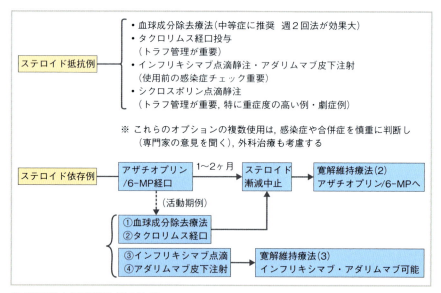

❸ 潰瘍性大腸炎難治例の治療
(厚生労働科学研究費補助金 難治性疾患等政策研究事業「難治性炎症性腸管障害に関する調査研究」〈鈴木班〉．平成 27 年度分担研究報告書．2016[1]より引用)

アミノサリチル酸〈5-ASA〉製剤）である.

- 5-ASA は，腸管粘膜局所で有効性を発揮する特性から，炎症粘膜面へ有効量を送達させるためのドラッグデリバリー様式が工夫され，各種製剤が開発されてきた.
- SASP は，腸内細菌により乖離するアゾ結合により 5-ASA を大腸へ高濃度に送達可能なように工夫されている．SASP ではアゾ結合の他成分 SP（スルファピリジン）による副作用から不耐症例が少なからず生じることから，SP 成分を除き 5-ASA 成分のみを有効に大腸へ送達させる各種製剤が開発され，時間依存型徐放製剤と pH 依存型徐放製剤がある．5-ASA の大腸炎症粘膜局所で抗炎症効果を発揮する特性から，十分量の製剤が炎症局所に到達するか否かが製剤の有効性発揮には重要である.
- また，SASP と 5-ASA 製剤には坐剤，そして 5-ASA 製剤には注腸剤という局所製剤があり，直腸炎型では単独で左側大腸炎型では経口剤との併用で治療効果の向上が期待できる.

副腎皮質ステロイド▶
p.128

ステロイド（PSL）

- 5-ASA 製剤抵抗性および中等症から重症例に対してはステロイド製剤プレドニゾロン（PSL）が投与される.
- PSL 投与に際しては，投与開始時に十分量を投与し早期の寛解導入を実現し，その後は早期に段階的減量を図ることが望まれる．少量から開始し治療効果を見極めながら段階的に増量するのは望ましくなく，最大 80 mg を上限として 1〜1.5 mg/kg 体重の通常は 30〜40 mg で開始する．寛解が得られた後は 1〜2 週間ごとに 5〜10 mg ずつ段階的に減量・中止し，長期投与を回避することが肝要である.
- 効果判定は，投与開始後 1〜2 週前後でなされ，改善に乏しい場合は PSL 抵抗性として難治症例に対するほかの強力な寛解導入療法への変更が望まれる.

寛解維持療法

- 寛解後は，再燃を予防し長期に寛解維持を可能にする寛解維持療法を速やかに開始する．寛解維持療法の基本は 5-ASA 製剤の長期継続投与で，可能な限り長期継続することが重要である．寛解導入を可能にした PSL に寛解維持効果はない.

難治症例に対する治療法

- 十分量の PSL 投与によっても改善を認めない症例や，PSL 投与で寛解に至るが PSL の減量および中止後，容易に再燃し，PSL 離脱困難な症例が存在する．それら PSL 抵抗および PSL 依存症例は難治症例として取り扱われる.

ステロイド（PSL）抵抗症例

寛解導入療法

- PSL 1〜1.5 mg/kg 体重（最大 80 mg, 通常 30〜40 mg）を投与後にも 7〜10 日以内に改善しない症例に対しては, 血球成分除去療法（cytapheresis : CAP）, シクロスポリン, タクロリムス（Tac）または抗 TNFα 抗体製剤が投与される. しかし, それら治療法の優先順位は明らかではなく, 個々の症例の病態に応じて適切に選択されるべきである. 以下に述べる治療法は漫然と実施すべきではなく, 内科治療の限界な重症例, 重篤な病勢の劇症例に対しては大腸全摘術の適応を迅速に判断することが求められる.

白血球除去療法 ▶p.170

- 血球成分除去療法（CAP）：薬物投与とは異なり, PSL 抵抗潰瘍性大腸炎症例に対する治療法で, 末梢血液を体外循環させ, 不織綿フィルター（leukocytapheresis : LCAP）あるいは酢酸セルロースビーズ（granulocyte/monocyte apheresis : GMA）を充填させたカラム内を通過させて潰瘍性大腸炎の病態形成に関与する活性化白血球を除去, あるいは機能の是正化を介して治療効果を発揮する. 副作用が少ない特性と PSL 同等の治療効果が発揮されることから, PSL 必要症例に対し PSL 投与を回避し寛解導入を図る積極的投与法も推奨されている.

- シクロスポリン A（CsA）：活性化リンパ球の増殖にかかわる細胞内伝達物質カルシニューリン阻害作用に基づき薬効を発揮する強力な免疫抑制薬で, 持続静注投与法によって PSL 抵抗重症例の寛解導入を可能にする[1]. 短期間で強力な有効性を発揮するが[2], 血中濃度のモニタリングや感染症合併対策, そして不可逆的腎障害発現に注意が必要で, 保険未承認であることから専門施設の実施に限られる.

免疫抑制薬（タクロリムス）▶p.132

- タクロリムス（Tac）：CsA と同様にカルシニューリン阻害作用を有するマクロライド系抗菌薬の一種で, PSL 抵抗性潰瘍性大腸炎に対する寛解導入に有効である[3]. 経口投与法であるが, 症例による血中濃度のバラツキが大きく, 有効性発揮と副作用回避に CsA 同様, 血中濃度のモニタリングが必須である. 短期間で有効血中濃度に到達させることが寛解実現に重要である.

生物学的製剤（抗 TNFα 抗体製剤）▶p.135

- インフリキシマブ（IFX）/アダリムマブ（ADA）：IFX/ADA は Crohn 病に対し画期的治療効果を発揮する抗 TNFα 抗体製剤で, 難治性潰瘍性大腸炎症例に対しても有効性を発揮する[4].

寛解維持療法

- 寛解導入後に 5-ASA 製剤投与を全例継続維持するのは非難治症例と同様である. CAP/CsA/Tac によって, 寛解後はそれらの実施は中止されるが, IFX/ADA 投与で寛解導入を実現した症例に対しては維持療法として IFX/ADA 投与が継続される.

ステロイド（PSL）依存症例

- PSL 依存症例とは, PSL で寛解後 PSL 減量・離脱困難な症例を意味する. PSL

炎症性腸疾患／潰瘍性大腸炎

依存症例は，PSL 開始時の不適切な過小投与や投与後の過剰長期投与の結果生じる可能性があることを忘れてはならない．

寛解導入療法

● PSL 減量・中止後の再燃時治療法は，再度 PSL 投与に代わり，PSL 抵抗症例に実施可能な各種寛解導入療法が試みられる．

寛解維持療法

免疫調節薬（アザチオプリン） ▶p.130

・アザチオプリン（AZA）/6-メルカプトプリン（6-MP）：PSL 減量・離脱とともに再燃した場合，PSL 離脱と再燃予防・長期寛解維持を可能にする薬剤としてAZA/6-MP がある．AZA/6-MP は，リンパ球核酸合成阻害作用によって免疫調節作用を発揮する薬剤である．効果の発現までには 1 か月前後の期間を有することや，有効性発現と副作用を回避する適正投与量には個人差があり，慎重な投与が求められる．有効性を発揮した場合は可能な限り長期継続投与が望ましいが，長期服用によるリンパ増殖性疾患や各種感染症発現の危険性の増大が危惧されている．

・IFX/ADA：寛解導入実現後，投与継続によって長期寛解維持を同時に高率に可能にすることから，PSL 依存症例に対しても寛解導入と同時にその後の PSL完全離脱と長期寛解維持を可能とする療法として期待されている．しかしCrohn 病同様，長期投与中に有効性が減弱する"二次無効症例"出現時の対応として免疫調節薬の併用の有無など，今後に解決すべき課題が存在する．

サイトメガロウイルス（CMV）感染

● 潰瘍性大腸炎難治化の要因として，CMV 感染腸炎の合併が注目されている[5]．CMV 感染腸炎は，本来全身的免疫不全状態で生じる日和見感染症の一つとして発症するが，潰瘍性大腸炎治療における長期 PSL 投与や免疫低下状態によって既感染 CMV が再活性化し，大腸粘膜内血管内皮細胞を中心に感染した血管炎による腸炎を潰瘍性大腸炎に併発，潰瘍性大腸炎を難治化すると想定されている．

● 治療には，潰瘍性大腸炎自体の治療強化とともに CMV 再活性化の誘因を排除することが重要で，症例により抗ウイルス薬投与も考慮される．

外科治療

開腹手術▶p.195

● 長期経過中，全大腸炎型を中心に炎症の慢性持続に伴い出現する大腸癌出現症例や劇症型および内科治療不応の重症例では絶対的適応として，長期 PSL 依存症例で PSL による副作用が高度に出現している症例や頻回の再燃を繰り返しQOLが著しく低下した症例などは相対的適応として外科的治療が実施される．

● 外科治療の基本は大腸全摘術で，最近では永久的人工肛門造設術に代わり本来の肛門による排便を可能にする回腸嚢形成術が一般的になっているが，術後に回腸嚢炎を発症する場合があり，その治療が必要となる．

219

おわりに

　潰瘍性大腸炎における治療の原則は，迅速な寛解導入とその後の継続的長期寛解維持を実現することである．個々の病状を正確に把握し，各種治療法のなかから必要かつ十分な効果を発揮する療法を迅速に実施することが重要である．基本治療を怠らず，不適切な治療の結果として生じる難治例を発現させない努力が必要となる．

（鈴木康夫）

● 参考文献

1）厚生労働科学研究費補助金　難治性疾患等政策研究事業「難治性炎症性腸管障害に関する調査研究」（鈴木班）．平成 27 年度分担研究報告書．2016.

2）Lichtiger S, et al. Cyclosporin in severe ulcerative colitis refractory to steroid therapy. N Engl J Med 1994；330：1841-5.

3）Ogata H, et al. A randomised dose finding study of oral tacrolimus（FK506）therapy in refractory ulcerative colitis. Gut 2006；55：1255-62.

4）Rutgeerts P, et al. Infliximab for induction and maintenance therapy for ulcerative colitis. N Eng J Med 2005；353：2462-76.

5）Goodgame RW. Gastrointestinal cytomegalovirus disease. Ann Intern Med 1993；119：924-35.

Ⅳ章 治療法各論

▶炎症性腸疾患

Crohn 病

Point

1. Crohn 病の診断に際し，病変範囲，重症度，合併症を考慮して予後を推測する．
2. 活動度を測る際，簡便な活動指数を用いることもできる．
3. 合併症（狭窄，膿瘍，肛門病変）の治療には，外科医との連携が必要である．
4. 活動期と寛解期治療中は，薬剤による副作用に注意する．
5. 内科的治療が不十分な場合や合併症が進行する場合，外科手術が必要となる．

概念

疾患概念 ▶p.2
病態生理 ▶p.25

- Crohn 病は，主として若年者に好発する原因不明の慢性炎症性腸疾患（inflammatory bowel disease：IBD）である．本症の呼称は，Crohn らの最初の報告（1932 年）に基づく．本症の概念は，厚生労働省難治性炎症性腸管障害に関する調査研究班（以下，厚生労働省研究班）が次のように定義した[1]．「本疾患は原因不明であるが，免疫異常の関与などが考えられる肉芽腫性炎症性疾患である．主として若年者に発症し，小腸・大腸を中心に浮腫や潰瘍を認め，腸管狭窄や瘻孔など特徴的な病態が生じる．原著では回腸末端炎と記載されているが，現在では口腔から肛門までの消化管のあらゆる部位に起こりうることが判明している．消化管以外にも種々の合併症を伴うため，全身性疾患としての対応が必要である．臨床像は病変の部位や範囲によるが，下痢や腹痛などの消化管症状と発熱や体重減少・栄養障害などの全身症状を認め，貧血，関節炎，虹彩炎などの合併症に由来する症状も呈する．病状・病変は再発・再燃を繰り返しながら進行し，治療に抵抗して社会生活が損なわれることも少なくない」．

疫学 ▶p.21

- 本症は，欧米では約 60 年前から多数の罹患患者数が報告されてきた．わが国では 1975 年から疫学調査が行われ，医療受給者証交付件数は，近年，著しい増加がみられる．患者数は，わが国で 39,000 人，米国で約 70 万人である（IBD 総数 140 万人）．2013 年のわが国の有病率は 10 万人あたり 33 と増加しつつある[2]．

診断的アプローチ

MRI ▶p.107
CT ▶p.103

- 若年者に慢性的に続く下痢や腹痛，発熱，体重減少，肛門病変などが本症を疑う契機となる．さらに，理学的検査や血液検査を行い，抗菌薬服用歴，海外渡航歴などを聴取する．腸管外合併症や既往歴についても聴取する．肛門病変は，大腸肛門病専門医による診察が必要である．上部消化管内視鏡検査，大腸内視鏡検査，小腸バルーン内視鏡検査，小腸・大腸 X 線造影，MRI や CT 所見などにより全消化管検査を行い，本症に特徴的な腸病変を診断する．

221

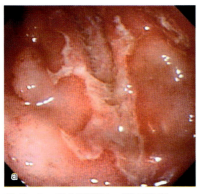
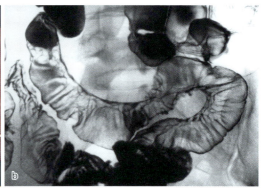

❶ Crohn病主要所見：縦走潰瘍
a：大腸内視鏡，b：小腸X線像

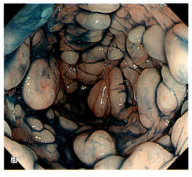
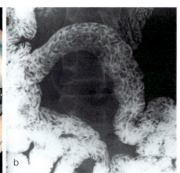

❷ Crohn病主要所見：敷石像
a：大腸内視鏡，b：小腸X線像

- その手順は，問診や身体所見などを系統的に行い，鑑別診断も慎重に進める必要がある[2]．典型的な画像所見を欠く場合にも，非乾酪性類上皮細胞肉芽腫が証明されると確診となるので，全消化管からの生検を行う．厚生労働省研究班では診断基準[1]が作成されているので，その項目に照らして診断を確定させる．

診断基準▶p.5

  - 鑑別診断を進めて虚血性大腸炎や潰瘍性大腸炎が除外されたうえで，主要所見である典型的な縦走潰瘍（❶）あるいは敷石像（❷）があれば確定診断できる．
  - また，診断基準と副所見である消化管の広範囲に認められる不整形潰瘍ないし類円形潰瘍またはアフタが存在すれば，非乾酪性類上皮細胞肉芽腫の証明と合わせて確診できる．
  - あるいは，副所見である特徴的な肛門病変と非乾酪性類上皮細胞肉芽腫が証明されると確診になる．
  - さらに副所見3所見が同時にみられると確診となる．

  以上の副所見がそろわない場合には疑診とされる場合もある．

- Crohn病の病変部位は，小腸・大腸（特に回盲部），そして肛門周囲に多く，小腸型，大腸型，小腸大腸型に分類されるが，腸管外合併症にも着目すべきである．疾患パターンとしては，炎症，瘻孔形成，狭窄の3通りに分類すること

❸ Crohn 病の分類と疾患パターン（Montreal 分類）

診断時年齢	A1	16 歳以下
	A2	17〜40 歳
	A3	40 歳以上
病変部位	L1	回腸
	L2	大腸
	L3	回腸，大腸
	L4	単独上部病変（修飾因子）[*1]
疾患パターン	B1	非狭窄，非穿孔
	B2	狭窄型
	B3	瘻孔形成型
	p	肛門部病変（修飾因子）[*2]

[*1]：L4 は上部病変があれば修飾因子として L1〜L3 に追加される．

[*2]："p" は肛門部病変があれば修飾因子として B1〜B3 に追加される．

(Satsangi J, et al. The Montreal classification of inflammatory bowel disease：controversies, consensus, and implications. Gut 2006；55：749-53[3]）より引用)

★1 CDAI（Crohn's Disease Activity Index）▶p.71, 72
150 点以下が非活動（寛解）期で，150 点以上が活動期である．450 点以上が重症とされる．

★2 IOIBD（International Organization for the Study of Inflammatory Bowel Diseases）スコア▶p.75
10 項目のうち 2 項目以下しか該当せず，CRP などの炎症値が正常なら非活動期と判定される．

が国際的に提唱されている[3]．この疾患パターンと罹患部位により治療選択が異なるので重要である（❸）[3]．

● さらに疾患の活動性をとらえる必要がある．症状が軽微または消失する寛解期と，種々の症状のため日常生活に支障をきたす活動期では，治療法が異なる．

● さらに活動度は重症度別に 3 段階に分けられる．本症の活動度は，臨床症状の組み合わせで指標として計算する（CDAI）[4]★1．CDAI は，世界的に治療効果の判定（寛解導入）にも使用されるので重要な指標である．

● より簡易な活動性指標として IOIBD アセスメントスコアが用いられる[5]★2．

● 厚生労働省研究班では，CDAI その他の指標に加え，合併症，治療反応性を総合的に用いた重症度評価基準（寛解期，軽症，中等症，重症を区分）を提唱している（❹）[6]．

活動期の Crohn 病に対する寛解導入期治療（❺）[2]

治療原則

● わが国でも診療ガイドライン[2]が完成したので，この方針に沿って治療を進めることが望ましい．一般的には外科手術後の再発率は高く，若年者が多い本症では，長い年月の間に再手術または再々手術が必要となり腸管の吸収面積が減少して栄養維持が難しくなることがあるので，できる限り薬物療法と栄養療法を単独ないし組み合わせた内科的治療が行われる．しかし，内科的治療にも決定的な方法がなく，長い年月の間には病勢が進行して腸管狭窄，腹部膿瘍などの合併症を起こし，結果的には手術が必要となることが多い．内科的治療は，長期にわたって病勢をコントロールすることが目標とされるので，患者に疾患の本質の理解を促し，治療に対する協力を得ることが大切である．

● 活動期には，入院安静，高カロリー，高蛋白を原則とする食事療法，腹痛，下痢に対する対症療法のほか，以下の治療が行われる．最近では，重症度（❹参照）に合わせて，治療を選択する．まずは臨床症状の鎮静化，すなわち寛解導

❹ Crohn 病の重症度分類

	CDAI	合併症	炎症（CRP 値）	治療反応
軽症	150〜220	なし	わずかな上昇	
中等症	220〜450	明らかな腸閉塞なし	明らかな上昇	軽症治療に反応しない
重症	450<	腸閉塞，膿瘍など	高度上昇	治療反応不良

(Stange EF, et al. European Crohn's and Colitis Organisation. European evidence based consensus on the diagnosis and management of Crohn's disease：definitions and diagnosis. Gut 2006；55 Suppl 1：i1-15[6]）より引用)

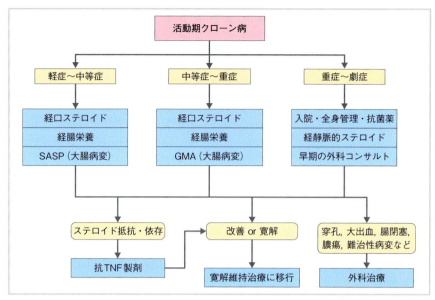

❺ 活動期の Crohn 病に対する寛解導入治療アルゴリズム
SASP：サラゾスルファピリジン，GMA：顆粒球除去療法
（日本消化器病学会編．炎症性腸疾患〈IBD〉診療ガイドライン 2016．南江堂；2016[2)]より引用）

★3
粘膜治癒状態とは，腸管に内視鏡上の潰瘍がない状態と考えられている．

入（CDAI＜150）を試み，その後寛解の維持を図る．
- 現在ではさらに腸管病変の治癒である粘膜治癒[★3]を目標として治療を進めることが一般的である．腸病変の粘膜治癒が果たせると長期予後が改善されることがわかっている．すなわち，長期的に手術率の低下，入院治療と症状再燃の回避が可能となる．逆に，症状が高度でなく，内視鏡上潰瘍があれば再燃として活動期治療を開始することも勧められる．早期治療により病変治癒が得られやすいからである．

薬物療法

- 薬物療法のうち，免疫抑制療法や生物学的製剤は以前より早い時期に，広く使用される．早期の寛解導入が合併症を避ける結果となる．しかし，再燃や無効例には栄養療法が必須である．また，炎症主体の場合，ステロイドも使用される．

副腎皮質ステロイド▶p.128
- 副腎皮質ステロイド（プレドニゾロン〈プレドニン®〉）：活動期の臨床症状を著明に改善する．しかし，本症が慢性に経過する疾患であるため，長期連用に陥りやすく，離脱が困難となり種々の副作用を起こすことが少なくない．

5-ASA 製剤▶p.126
- 5-アミノサリチル酸（5-ASA）製剤（メサラジン〈ペンタサ®〉）：軽症に有効とされ，自覚症状や炎症所見の改善が認められることがある．

免疫調節薬▶p.130
- 免疫調節薬：アザチオプリン（AZA）や 6-メルカプトプリン（6-MP）などのプリン体合成阻害薬は，以前より広く使用される．副腎皮質ステロイドの減量，離脱に有効である．また，生物学的製剤との併用が有力視されている．骨髄機能抑制に注意し，欧米人の約半量が適量とされる．

生物学的製剤（抗 TNFα 抗体製剤）▶p.135
- 生物学的製剤：抗 TNFα 抗体インフリキシマブやアダリムマブなどの新しい抗体製剤が寛解導入並びに寛解維持に治療効果をあげている．インフリキシマ

炎症性腸疾患／Crohn 病

ブは強力な抗 TNFα 抗体で，即効性があると同時に連続投与で寛解の維持が可能とされている．本剤は，症状のみならず腸病変を治癒させることにより Crohn 病の自然史を変えうる薬物と認識され，広く使用されている．

栄養療法

栄養療法 ▶p.174

- 完全静脈栄養（total parenteral nutrition：TPN）および成分栄養（elemental diet：ED）：食物の経口摂取を禁じた 4〜6 週間の TPN や ED は低栄養，脱水，電解質異常の是正に有効なだけでなく，多くの症例で本症の腸病変を治癒させ，自覚症状や赤沈値などの炎症所見，X 線・内視鏡所見を改善させて寛解に導くことができる．しかし，中止後しばらくすると病勢の再燃を起こしやすい欠点がある．

★4
在宅栄養療法には経管法と経口法がある．

- 在宅栄養療法★4：再発・再燃防止を目的として，あるいは短腸症候群に用いられる方法で，摂取カロリーの大部分は経腸栄養剤あるいは中心静脈栄養剤でまかなわれる．
- 在宅中心静脈栄養：上大静脈に挿入したカテーテル付きのポートを皮下に埋め込み，このポートを用いて高カロリー輸液を行う方法である．

活動度別の治療法[2]

- 大腸の軽症〜中等症活動期 Crohn 病に対しては，サラゾスルファピリジンまたはステロイドを投与する．
- 小腸病変に対しては，経腸栄養療法またはステロイド全身投与を選択する．
- ステロイド依存症例，ステロイド抵抗症例では抗 TNFα 抗体製剤の使用を考慮する．
- 活動期 Crohn 病に対するメサラジンも有効なことがある．
- 経口ステロイドは，プレドニゾロン 40 mg/日程度を投与する．寛解導入には，経腸栄養療法も考慮する．ステロイド抵抗例では，抗 TNFα 抗体製剤の投与を考慮する．大腸病変に対して，薬物療法や栄養療法が無効あるいは適用できない場合には顆粒球単球除去療法も選択肢になる．
- 重症から劇症例では，原則として入院のうえ，必要に応じて絶食，輸液，輸血を行い，感染があれば抗菌薬を開始する．感染を除外し，ステロイド（プレドニゾロン換算 40〜60 mg/日）を経静脈的に投与する．
- ステロイド抵抗例では，抗 TNFα 抗体製剤の投与を考慮する．全身状態不良例，抗 TNFα 抗体製剤不応例では，早期の外科コンサルトを行う．

▌Crohn 病の消化管合併症に対する治療 （❻）[2]

- 肛門周囲病変は，経験のある外科医か肛門科医の診察および各種画像検査によって，まず外科治療の適応を適切に判断する．痔瘻の内科的治療として，免疫調節薬を用いる．膿瘍などがコントロールされている場合は，痔瘻の内科的治療として抗 TNFα 抗体製剤が適応となることもある．

225

❻ Crohn 病の消化管合併症に対する治療アルゴリズム
（日本消化器病学会編. 炎症性腸疾患〈IBD〉診療ガイドライン 2016. 南江堂：2016[2] より引用）

- 腸管皮膚瘻に対しては，腸管狭窄や複雑瘻孔が存在しない場合，抗 TNFα 抗体製剤投与を考慮する．
- 膿瘍を形成する瘻孔および高度な吸収不良障害を認める内瘻は，外科治療が必要となる．
- 腸管狭窄にはステロイドや抗 TNFα 抗体製剤投与を考慮する．短い範囲の線維性狭窄には内視鏡的拡張術が有効である．すなわち，内科的治療が奏効して，潰瘍が治癒すれば腸管合併症として線維性狭窄が出現することがある．その場合には，狭窄長が短ければ内視鏡による狭窄拡張術を行うことも可能である．現在では，バルーン内視鏡を用いて，大腸のみならず小腸の狭窄も拡張治療可能となった．また，大量出血例では抗 TNFα 抗体製剤や血管造影止血を考慮する．

寛解期の Crohn 病に対する治療 （❼）[2]

- 生活上，喫煙者には禁煙を指導する．また，非ステロイド性抗炎症薬（NSAIDs）の過剰投与を避ける．
- 寛解維持を目的としてプリン体合成阻害薬（AZA/6-MP）投与を考慮する．抗 TNFα 抗体製剤により寛解導入された例では，抗 TNFα 抗体製剤の定期的維持投与を続ける．
- EN および 5-ASA 製剤が，寛解維持療法の選択肢として重要である．

外科治療

- 以上のような諸内科的治療法を組み合わせても，狭窄，内・外瘻，腹部腫瘤などの合併症を起こし，病勢をコントロールできないものでは外科的治療が行われる．
- 外科治療に際しては，切除腸管長を短くすることが基本的な考え方である．狭

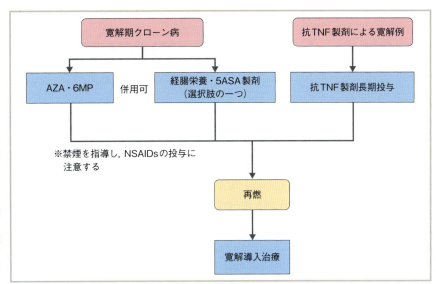

❼ 寛解期の Crohn 病に対する維持治療アルゴリズム
AZA：アザチオプリン，6MP：6-メルカプトプリン，5ASA：5-アミノサリチル酸製剤
（日本消化器病学会編．炎症性腸疾患〈IBD〉診療ガイドライン 2016．南江堂；2016[2)]より引用）

窄形成術は非切除で狭窄の治療が可能となる手法であるため，短い狭窄が多発する場合に活用が望ましい．
● 術後は高率に再発するので，早期に再発を診断することが望ましい．

（松井敏幸）

● 参考文献

1) 厚生労働科学研究費補助金 難治性疾患等政策研究事業「難治性炎症性腸管障害に関する調査研究」（鈴木班）平成 27 年度分担研究報告書．2016．
2) 日本消化器病学会編．炎症性腸疾患（IBD）診療ガイドライン 2016．南江堂；2016．
3) Satsangi J, et al. The Montreal classification of inflammatory bowel disease：controversies, consensus, and implications. Gut 2006；55：749-53.
4) Best WR, et al. Development of a Crohn's disease activity index. National Cooperative Crohn's Disease Study. Gastroenterology 1976；70：439-44.
5) Myren J, et al. The O. M. G. E. Multinational Inflammatory Bowel Disease Survey 1976-1982. A further report on 2,657 cases. Scand J Gastroenterol Suppl 1984；95：1-27.
6) Stange EF, et al. European Crohn's and Colitis Organisation. European evidence based consensus on the diagnosis and management of Crohn's disease：definitions and diagnosis. Gut 2006；55 Suppl 1：i1-15.

炎症性腸疾患

腸管 Behçet 病・単純性潰瘍

Point

① 腸管 Behçet 病とは，Behçet 病患者において回盲部の深掘れ潰瘍が発生し，それによる臨床像が主な病態となった疾病である．
② 単純性潰瘍とは，腸管 Behçet 病と同様の潰瘍を認めるが，Behçet 病の診断基準を満たさない場合である．ただし，腸管 Behçet 病との異同は不明である．
③ 腸管 Behçet 病と単純性潰瘍の第一選択薬は，副腎皮質ステロイドである．
④ 腸管 Behçet 病では，抗 TNFα 抗体が奏効する．

　Behçet 病は，口腔粘膜，皮膚，眼，外陰部の反復性ないし遷延性炎症性病変を特徴とする疾患であり，一部の症例で腸の潰瘍性病変を伴う．定型病変は回盲部に発生し（❶a），この消化管病変が臨床像の中心となる場合，腸管 Behçet 病と呼ばれる．一方，消化管外徴候を欠如するが，腸管 Behçet 病に酷似した消化管病変を認める場合，単純性潰瘍（simple ulcer）と称される（❶b）．Behçet 病自体の原因は不明であるが，ヒト白血球抗原（HLA）との関係，炎症性サイトカインの産生異常，トリソミー 8 に代表される染色体異常との関係などを背景とすることが明らかとなっている[1]．

腸管 Behçet 病，単純性潰瘍の診断基準

- わが国の Behçet 病診断基準では，主症状（口腔粘膜の再発性アフタ性潰瘍，皮膚症状，眼症状，外陰部潰瘍）と副症状（関節炎，副睾丸炎，消化器病変，血管病変，中枢神経病変など）によって完全型 Behçet 病，不全型 Behçet 病，Behçet 病疑いに大別される（❷）．腸管 Behçet 病では不全型 Behçet 病に多

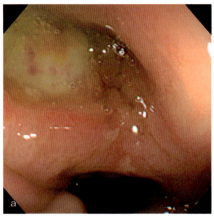 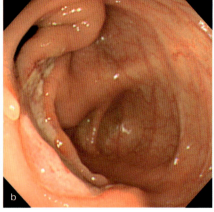

❶ 腸管 Behçet 病の終末回腸の潰瘍（a）と単純性潰瘍の盲腸潰瘍（b）

❷ Behçet 病の診断基準

わが国の診断基準（1998 年）

1. 主症状	(1) 口腔粘膜の再発性アフタ性潰瘍
	(2) 皮膚症状
	  a. 結節性紅斑
	  b. 皮下血栓性静脈炎
	  c. 毛囊炎様皮疹，アクネ様皮疹
	(3) 眼症状
	  a. 虹彩毛様体炎
	  b. 網脈ぶどう膜炎
	(4) 外陰部潰瘍

2. 副症状	(1) 関節炎 (2) 副睾丸炎 (3) 消化器病変 (4) 血管病変 (5) 中枢神経病変 (6) その他
3. 参考となる 検査所見	(1) 皮膚の針反応 (2) HLA 抗原 (3) 炎症反応 (4) γ-グロブリン，自己抗体

4. 病型診断の
   基準
	(1) 完全型：4 主症状すべて
	(2) 不全型：
	  a. 3 主症状，あるいは 2 主症状と 2 副症状
	  b. 眼症状とその他の 1 主症状，あるいは 2 副症状
	(3) 疑い：主症状の一部と副症状が出没するが不全型
	    を満たさない
	(4) 特殊な病型
	  腸管 Behçet 病
	  血管型 Behçet 病
	  神経型 Behçet 病

国際診断基準（1990 年）

1. 症状	(1) 口腔粘膜の再発性アフタ性潰瘍 (2) 外陰部潰瘍 (3) 眼症状（同上） (4) 皮膚症状（同上） (5) 皮膚の針反応
2. 診断基準	(1) と (2) 〜 (5) の 4 項目のうち 2 つ以上

く，完全型 Behçet 病では少ない．

- 国際診断基準では，5 項目の臨床症状ないし検査所見のなかで，口腔粘膜の再発性アフタ性潰瘍が必須項目であり，他の 4 項目のうち 2 つ以上を満たすものが確定診断となる．
- 消化管潰瘍が認められる症例で，わが国の診断基準の Behçet 病疑いにとどまるもの，あるいは Behçet 徴候を欠如するものを単純性潰瘍と診断する．ただし，Behçet 病疑い例は不全型 Behçet 病へと進展することがあるので，腸管 Behçet 病に分類すべきとの考え方もある．
- 現時点における腸管 Behçet 病と単純性潰瘍の考え方，および鑑別診断は❸のように要約される．

❸ 腸管 Behçet 病と単純性潰瘍の考え方と鑑別診断

腸管 Behçet 病	Behçet 病患者の一部に認められる回盲部を中心に発生した円形ないし卵円形の深い非特異的潰瘍
単純性潰瘍	腸管 Behçet 病に酷似した消化管病変で，Behçet 病の皮膚・粘膜病変を欠如するもの
鑑別診断	Crohn 病，腸結核，NSAIDs 起因性腸潰瘍，その他

症状，検査成績

- 腸病変による主な症状は，持続性の右下腹部痛である．右下腹部の腫瘤触知，発熱も高率であり，時に潰瘍からの出血による肉眼的血便を伴う．
- 血液検査では，C 反応性蛋白，赤沈，α_2-グロブリンなどの非特異的炎症所見が陽性となる．HLA-B51 や A26 など HLA のタイピングも補助的診断価値を有する．
- 腸管 Behçet 病の定型病変は，円形ないし類円形で下掘れ傾向の強い潰瘍である．大腸側の潰瘍は大きく周堤を形成し下掘れ傾向を示すのに対し，小腸では辺縁が明瞭で円形潰瘍を呈する傾向がある．
- 小腸病変は，腸間膜付着対側に発生し，大小の潰瘍が同時性あるいは異時性に多発する．潰瘍辺縁や介在粘膜はほぼ正常である．
- 定型病変は，組織学的には UI-Ⅳ[★1] の開放性潰瘍であり，潰瘍底には壊死組織，肉芽組織，線維化が認められ，全層性のリンパ球と非特異性炎症細胞浸潤を伴う．
- 上記の定型病変に加えて，非定型病変も高率に観察される．非定型病変は食道，胃，小腸，大腸に発生し，食道と小腸にはアフタ様の小病変，あるいは比較的大きな類円形潰瘍がみられる．小腸内視鏡検査では，より微細な小潰瘍，アフタ様病変などが観察される．
- 以上のように，腸管 Behçet 病と単純性潰瘍の診断には，上部消化管，小腸および大腸の X 線・内視鏡検査が必須である．

★1 UI-Ⅳ
筋層を貫く潰瘍で漿膜に達しているもの．

治療

治療の基本

- 腸管 Behçet 病と単純性潰瘍では，Behçet 病に準じた薬物療法を選択し[2]，難治例では外科的治療が適応となる．手術率はきわめて高く，さらに吻合部を含めた術後再発が多いことに留意する．近年，わが国から抗 TNFα 抗体の有効性が報告されている[3]．

内服療法

- 腸管 Behçet 病の治療コンセンサスに従って，全身ステロイドや免疫調節薬が

用いられる[2]. 単純性潰瘍にも同様の内服治療が選択される.

副腎皮質ステロイド▶
p.128

●軽症・中等症ではプレドニゾロン（0.5〜1 mg/kg）の経口投与で治療を開始し，自覚症状，C反応性蛋白，血沈値を参考にしながら漸減する. 漸減後の維持療法としてチオプリンやコルヒチンを併用することもある.

●腸管Behçet病と単純性潰瘍のステロイドに対する治療反応性の異同に関してはいまだ十分な臨床データはない. 基本的にはほぼ同様の治療効果が得られると考えてよい.

中心静脈栄養療法

●腹痛が強く，経口摂取できない場合，穿通，膿瘍，炎症性腫瘤を形成した場合は，待機的に絶食と中心静脈管理とし，抗菌薬を併用しながら炎症の鎮静化を図る.

生物学的製剤（抗TNFα
抗体製剤）▶p.135

抗TNFα抗体療法

●ステロイド不応例や依存性の腸管Behçet病では，抗TNFα抗体療法が適応となる. 現在，腸管Behçet病に対してインフリキシマブとアダリムマブの2剤が保険適用となっており，投与法は炎症性腸疾患に対するものと同じである.

●単純性潰瘍に対しては，抗TNFα抗体療法は承認されていない. また，抗TNFα抗体に効果減弱を示した腸管Behçet病に対して，インフリキシマブの増量は保険承認されているが，アダリムマブの増量は承認されていない.

●抗TNFα抗体療法と全身ステロイド投与の有効性の差異に関するデータは皆無であり，いずれを第一選択とすべきかに一定の結論はない.

●抗TNFα抗体療法前および開始後の注意事項は，Crohn病や潰瘍性大腸炎における投与時とまったく同じである. ただし，チオプリン系免疫調節薬の併用効果と有害事象に関するデータは現在のところ皆無に等しい.

外科的治療

●穿通ないし穿孔性潰瘍をきたした場合，あるいは大量出血などの重症は，直ちに入院とし，全身管理下に早急の外科的治療を考慮する.

（松本主之）

● 参考文献
1) Hisamatsu T, et al. Diagnosis and management of intestinal Behçet's disease. Clin J Gastroetnerol 2014；7：205-12.
2) Hisamatsu T, et al. The 2nd edition of consensus statements for the diagnosis and management of intestinal Behçet's disease：indication of anti-TNFα monoclonal antibodies. J Gastroenterol 2014；49：156-62.
3) Tanida S, et al. Adalimumab for the treatment of Japanese patients with intestinal Behçet's disease. Clin Gastroenterol Hepatol 2015；13：940-8.

Ⅳ章 治療法各論

▶炎症性腸疾患

腸管感染症

❶ 腸管感染症の原因となる病原体は細菌であることが多いが，真菌，ウイルス，原虫，寄生虫など多岐にわたる．経口感染が最も多いが，昆虫による媒介，性行為による性感染症（STD）のこともある．

❷ 治療方針の決定には，年齢，主症状（排便回数，重症度），随伴症状，発症時期，問診（食歴，渡航歴，既往歴〈免疫不全〉，腸炎患者や排泄物への接触歴，職業など）などの背景因子の検討が重要である．

❸ 多くの細菌性腸炎は対症療法のみで軽快するので，抗菌薬を必要とする症例は限られる．特に，渡航者下痢症，細菌性赤痢，カンピロバクター腸炎では治療の必要性を検討する．

❹ 初期治療においては，①脱水の評価と早期補液の必要性，②原因菌に対する抗菌薬投与，を検討する．

❺ 原因菌を想定した選択的な便の検査を行う．

❻ 血便や志賀毒素産生の病原性大腸菌が原因と想定あるいは証明された場合には，腸管運動抑制薬は避けるべきである．

病態生理 ▶p.54

　病原性細菌・毒素の経口摂取により腸管に感染し，下痢をはじめとして諸症状を発症する病態を腸管感染症（enteric infection），感染性腸炎（infectious enterocolitis）と総称する．原因病原体は細菌が最も多いが，真菌，ウイルス，原虫，寄生虫など多岐にわたる．経口感染以外に，昆虫媒介，性行為（性感染症〈sexually transmitted disease：STD〉）のこともある．症状にある程度の特徴はあるものの特異性はなく，同一病原体でも個人差がある．潰瘍性大腸炎，薬剤性大腸炎，虚血性大腸炎などの非感染性大腸炎の症状とも類似し，鑑別困難な例もある．細菌性腸炎は発症機序や臨床経過により分類される（❶）．

　治療方針の決定には，年齢，主症状（排便回数，下血，重症度），随伴症状（脱水症状など），発症時期，問診（食歴，渡航歴，既往歴〈免疫不全〉，腸炎患者や排泄物への接触歴，職業）などの背景因子とともに，原因菌を想定した選択的便培養などの検索が重要である．初期治療では，①脱水の評価と早期補液の必要性，②原因菌に対する抗菌薬投与，を検討することが重要である．多くの細菌性腸炎は対症療法のみで軽快するので，抗菌薬を必要とする症例は限られる．特に，渡航者下痢症，細菌性赤痢，カンピロバクター腸炎では，治療の必要性の有無を検討することが重要である．原因菌が同定されるまで数日以上（時に数週間）を要するため，多くの急性腸炎は原因菌同定前に経験的治療がなされる（❷）．

経験的治療

- 細菌性腸炎の多くは対症療法のみで軽快するため，抗菌薬を必要とする症例は

❶ 細菌性腸炎の分類

発症機序による分類	毒素型	ブドウ球菌，メチシリン耐性黄色ブドウ球菌（MRSA），ボツリヌス菌，セレウス菌，ウェルシュ菌，クロストリジウム・ディフィシル，コレラ，赤痢，毒素病原性大腸菌など
	感染型	細胞侵入性病原体（カンピロバクター，サルモネラ，腸管出血性大腸菌，腸管侵入性大腸菌など）
	混合型	エルシニア，腸炎ビブリオなど
臨床経過による分類	急性腸炎	赤痢，サルモネラ，腸炎ビブリオ，カンピロバクター，コレラ，エルシニア，病原性大腸菌など
	慢性腸炎	赤痢アメーバ，結核，放線菌，寄生虫など

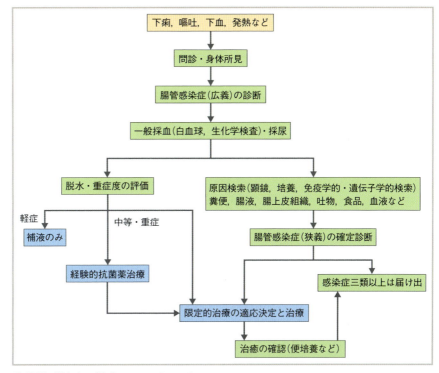

❷ 腸管感染症の診療フローチャート

MEMO
以下のような場合には，原因菌の同定にかかわらず，経験的治療を優先する．
①血圧の低下，悪寒戦慄など菌血症の疑われる場合
②重度の下痢による脱水やショック状態などで入院加療が必要な場合
③菌血症のリスクが高い場合（HIV感染症，ステロイド・免疫抑制薬投与中）
④合併症のリスクが高い場合（中高齢者，人工血管・人工弁・人工関節などがある患者）
⑤渡航者下痢症

限られる．初期治療では重症度を把握し，抗菌薬の必要性を判断することが大切である．特に渡航者下痢症，細菌性赤痢，サルモネラ腸炎，早期のカンピロバクター腸炎などは，適切な抗菌薬投与が有効である一方で，サルモネラ腸炎では，菌の排出期間を長引かせる可能性も指摘されている．
● 腸管出血性大腸菌による腸炎では，抗菌薬投与による毒素排出が合併症を起こす危険性が欧米の研究で指摘されており，国内でも議論のあるところである．
● 経験的治療では，第一選択薬としてキノロン系抗菌薬が推奨されるが，カンピロバクター腸炎を強く疑う場合やキノロン耐性が増加している地域からの渡航者下痢症には，第二選択薬であるマクロライド系抗菌薬を第一選択とすることもある．

IV章　治療法各論

原因限定的治療

● 分離菌の薬剤感受性結果を参考に治療する方法であり，以下に各論を記す．

サルモネラ腸炎

概要，症状

● ヒトに対して病原性をもつサルモネラ属の細菌は，三類感染症の腸チフスやパラチフスを起こすチフス菌（*Salmonella typhi*）やパラチフス A 菌（*S. para-typhi A*）と，食中毒性サルモネラであるネズミチフス菌（*S. typhimurium*）や腸炎菌（*S. enteritidis* など）とに大別される．

● 食中毒の原因として，1980 年代前半までは *S. typhimurium* が多くみられていたが，1980 年代後半からは鶏卵に関連した食品による *S. enteritidis* の食中毒が世界的に増加している．感染者や保菌者の糞便も，二次感染の原因となりうる．

● サルモネラ腸炎は，8〜72 時間程度の潜伏期間をおいて悪心・嘔吐，下痢，腹痛などの症状で発症し，発熱を伴う例も多い．また，菌血症が 2〜4% に起こり，腹腔内膿瘍，心内膜炎，骨髄炎，関節炎などの腸管外病変などを起こしやすいことも特徴である．

● 小児や高齢者は感受性が高く，脱水や菌血症で重症化もしやすい．中高年齢者では細菌性動脈瘤の合併率が高い報告もあり注意が必要である．

治療

● 健常者における軽症〜中等症のサルモネラ腸炎では，抗菌薬は投与せずに，症状や脱水への対症療法のみを行うことが基本となるが，止痢薬は，菌の排出を長引かせたり，麻痺性のイレウスを起こす可能性もあるため，できる限り投与は避けるべきである[1]．成人ではニューキノロン系抗菌薬が第一選択である．

● 一般的な投与期間は 3〜7 日間であるが，腸管外病変には各病態に応じた期間の投与が必要で，菌血症の場合には 14 日間投与する．

● 近年，薬剤耐性菌の増加が問題となっており，ニューキノロン系抗菌薬に対する感受性の低下や薬剤アレルギーがある場合には，セフトリアキソン（CTRX）やアジスロマイシン（AZM）などが選択される．

● 薬剤感受性が良好にもかかわらず，治療後も長期に菌が検出される場合には，胆石保有などによる胆嚢内保菌も疑う必要がある．

カンピロバクター腸炎

概要，症状

● ヒト腸炎の原因菌は，カンピロバクター・ジェジュニ（*Campylobacter jejuni*），カンピロバクター・コリ（*C. coli*），カンピロバクター・フィタス（*C. fetus*）などで，最も多いのが *C. jejuni* である．カンピロバクター属菌は，多くの動物が保有している．

● 経口感染が主な感染経路であり，特に鶏肉関連の発生数が多いが，ヒトからヒ

★1
サルモネラ腸炎において，特に抗菌薬の投与が考慮される状況としては以下のような例があげられる．
・乳幼児や高齢者で比較的症状が重い患者
・菌血症や膿瘍などの腸管外病巣がある患者
・基礎疾患として HIV 感染症などの細胞性免疫障害を有する患者
・ステロイドや免疫抑制薬などの投与を受けている患者
・人工血管，人工弁，人工関節などがある患者

トへの二次感染，イヌやネコなどのペットからの感染もある．

●腸管外への感染では，髄膜炎，虫垂炎，胆嚢炎，腹膜炎，膿瘍，菌血症などがある．感染から1〜2週以降に起こることがある反応性関節炎は，下痢症状が改善した後も数週以上の長期にわたり続くこともある．

●また，Guillain-Barré症候群の原因としても重要であり，その約30％でカンピロバクターの感染が先行しているともいわれる．

治療

●一般には補液などの対症療法のみで自然軽快するが，重症例や免疫不全患者では抗菌薬投与が適応となる．カンピロバクターは，世界的にキノロン系抗菌薬の耐性化がすすんでおり，現在はマクロライド系抗菌薬が第一選択となっているが，マクロライド耐性の菌も出現している．

ビブリオ/プレジオモナス/エロモナス/エルシニア腸炎（重症例）

●これらの原因菌による腸炎でも，軽症〜中等症では抗菌薬投与はすすめられておらず，重症例に限って投与の必要性が検討される．

●治療薬にはニューキノロン系抗菌薬が推奨されているが，感受性低下やアレルギーのある場合にはCTRXやAZMなどが選択される．

腸管出血性大腸菌腸炎

概要，症状

●以前は，下痢などの症状を起こす大腸菌を病原性大腸菌と称したが，病原性をもつ大腸菌群全体を下痢原性大腸菌と称するようになった．ヒトに下痢などの症状をきたす下痢原性大腸菌は，大きく5つに分類されている（❸）．

●このうち，腸管出血性大腸菌（EHEC）では，血清型O157が最も多く，そのほかにもO26，O111など複数の種類の血清型がみられる．

●EHECは，産生する血管障害性のベロ毒素（志賀毒素）により，下痢，血便，さらに溶血性尿毒症症候群（hemolytic uremic syndrome：HUS），脳炎を合併することで重症化しやすい．5〜10％の患者でHUSをきたし，その約10％は死亡または永久的な腎不全となる．

●三類感染症に指定され，全例の届け出が義務づけられている．

治療

●一般的にEHEC以外の下痢原性大腸菌では，経過観察か補液などの対症療法のみで自然軽快することがほとんどである．しかし，EHECの場合には小児や高齢者での重症例が多くみられ，HUSや脳症を合併した場合には死亡する可能性が高い．

●止痢薬はHUSの発症リスクを高める可能性があるため，できる限り使用しない．

●EHECに対する抗菌薬投与は，必要と不必要意見の両方があり，現時点で抗菌薬治療に対しての推奨は統一されていないが，抗菌薬を投与する場合は，ニューキノロン系抗菌薬などの早期投与がすすめられる．

❸ 下痢原性大腸菌の分類

・腸管毒素原性大腸菌（enterotoxigenic Escherichia coli：ETEC）
・腸管病原性大腸菌（enteropathogenic Escherichia coli：EPEC）
・腸管出血性大腸菌（enterohemorrhagic Escherichia coli：EHEC）
・腸管侵入性大腸菌（enteroinvasive Escherichia coli：EIEC）
・腸管凝集性大腸菌（enteroaggregative Escherichia coli：EAEC or EAggEC）

細菌性赤痢

概要，症状

- 赤痢菌は，シゲラ・ディゼンテリエ（*Shigella dysenteriae*），シゲラ・フレキシネリ（*S. flexneri*），シゲラ・ボイディ（*S. boydii*），シゲラ・ソンネイ（*S. sonnei*）の4菌種に分類される．
- *S. dysenteriae* は志賀毒素を産生するが，この毒素は腸管出血性大腸菌が産生するベロ毒素と同じで，より重症となりやすい．
- 一方，近年の流行の中心となっている *S. sonnei* は比較的軽症例が多い．途上国からの帰国者に輸入感染症として発症する例が中心であるが，輸入食品などを原因とした食中毒としての国内発生もある．
- 細菌性赤痢は感染症法の三類感染症に指定されており，届け出が義務づけられている．

治療

- 少数菌量でも感染が広がる危険性があり，有症状の患者だけでなく保菌者に対しても治療が必要である．
- 第一選択薬はニューキノロン系抗菌薬であり，重症度も考慮して3〜5日投与する．免疫機能の低下した患者では7〜10日間の治療を考慮する．ニューキノロン耐性菌には AZM などが選択される．

コレラ

概要，症状

- コレラ菌（*Vibrio cholerae*）は，ビブリオ科ビブリオ属のグラム陰性桿菌である．表面抗原（O抗原）で，O1とO139の2種類の血清型にコレラ毒素を産生する菌のみがコレラ菌と診断される．
- 経口感染し，大量の水様性下痢を特徴とする．
- 感染症法において三類感染症に指定されており，届け出義務がある．

治療

- 重症例では補液による脱水や電解質異常の補正が大切である．
- ニューキノロン系抗菌薬が第一選択である．近年は，キノロン耐性のコレラ菌も増加傾向であり，この場合には AZM の投与も検討される．

腸チフス，パラチフス

概要，症状

- 腸チフスはチフス菌，パラチフスはパラチフスA菌によって起こる．経口摂取された菌は，腸管上皮から侵入し，貪食されたマクロファージ内で増殖しながら，リンパ節などの細網内皮系から血液に入って菌血症を起こす．
- 通常の潜伏期間は7〜14日間程度であるが，摂取した菌量や宿主の免疫状態などによって5〜21日と発症までの期間も異なる．
- 典型例では比較的徐脈，バラ疹，脾腫が三主徴とされるが，下痢を伴わないこ

炎症性腸疾患／腸管感染症

とも多く，便秘となる例もある．肝脾腫，鼓腸，難聴，重症例では意識障害を伴うこともある．腸管出血や腸管穿孔は死亡の原因となることがある．

●便培養でチフス菌，パラチフス A 菌を同定すれば診断できるが，菌血症を起こすことから，有熱期の血液培養の検出率は高い．

●いずれも感染症法で三類感染症に指定され，届け出義務がある．

治療

●かつてはニューキノロン系抗菌薬が第一選択となっていたが，耐性菌の増加により，現在は CTRX が選択されている．また，AZM の有効性も示されている（保険適用外）．しかし，CTRX や AZM 耐性菌の報告も散見されつつある．

●腸チフス，パラチフスでは，発症後 1 か月以上経過し，抗菌薬終了後 48 時間以降に，24 時間以上の間隔を空けて 3 回連続の便培養で原因菌の陰性を確認し報告する義務がある．

●胆石を伴う長期保菌者においては，胆嚢切除も検討される．

クロストリジウム・ディフィシル腸炎（CDI）

概要，症状

●セフェム系・リンコマイシン系抗菌薬などの投与後に発生するため，偽膜性腸炎と称する抗菌薬起因性腸炎の一つとされていた．実体は，抗菌薬による菌交代現象として嫌気性グラム陽性有芽胞菌のクロストリジウム・ディフィシル（*Clostridium difficile*：CD）が増殖し，その毒素による腸炎である．抗菌薬以外のリスクは，プロトンポンプ阻害薬（PPI）投与，高齢者，ICU 入室歴，経鼻チューブ挿入，手術後，免疫不全患者，肥満などである．

●下痢，発熱，腹痛，イレウスをきたす場合もある．重症例では中毒性巨大結腸症となり外科的治療を要する場合もあり，外科的治療を要する CDI の死亡率は高い．

●バンコマイシン（VCM）により治療可能となったが，VCM 耐性菌の出現が問題になっている．

●院内感染を予防するために，接触感染対策を行う必要がある．芽胞菌のため，アルコールで死滅しないので，処置後は必ず流水による手洗いを行う．

●臨床症状と糞便中の CD 毒素（CD トキシン）が陽性となった場合に CDI と診断される．CD トキシンは 60～80% 程度の陽性率であり，トキシン陰性の場合でも臨床症状や内視鏡検査での偽膜性腸炎所見も含めて総合的に診断できる．

●海外では 2002 年頃から重症化をもたらしやすい強毒のバイナリートキシン（binary toxin）を産生する NAP1 株のアウトブレイクが北米からヨーロッパに起こり，アジア地域にも波及しつつあり，今後わが国でも注視すべき状況である．

糞便微生物移植（FMT）
▶p.296

●再発難渋例に対しては，健常な腸内細菌叢環境にもどす効果を期待して，健康家族からの糞便微生物移植（fecal microbiota transplantation：FMT）の有用性が海外から報告されているが，実施には解決すべき倫理的問題点も多く，わが国ではまだ臨床研究段階である．

治療

- すべての抗菌薬がCDI発症のリスクとなりうるので，投与中の抗菌薬を可能な限り中止することと，軽症から中等症までの初発例では，メトロニダゾール（MNZ）とVCMの治療効果に明らかな差はなく，MNZが第一選択として推奨されるが，重症例や2回目以降の再発例ではVCM内服が推奨される．

腸結核

概要，症状

- 結核菌（*Mycobacterium tuberculosis*）の感染により起こる腸管感染症であり，近年，肺結核を主とする他病巣に続発する腸結核よりも，腸管を初感染巣とする原発（孤在）性腸結核が増加傾向にある．
- 多くは無症状であるが，活動性の強い場合には，発熱，全身倦怠感，食思不振，体重減少，下痢などの症状を呈する．
- 腸管粘膜内リンパ装置（リンパ濾胞，Peyer板）に定着増殖し，乾酪性肉芽腫（いわゆる結核結節）が形成され，これが自壊し，大きな潰瘍を形成することから，結腸よりもリンパ装置の豊富な回腸末端〜盲腸に好発する．リンパ装置の配列から，小腸結核は輪状潰瘍，大腸結核では不整型・帯状潰瘍を形成しやすいが，自然治癒傾向が強く瘢痕収縮する特徴がある．
- 診断は，X線造影や内視鏡検査にて帯状潰瘍，輪状潰瘍，瘢痕，狭窄所見とともに，腸上皮組織に対する抗酸菌染色，抗酸菌培養，PCR法などで結核菌同定や病理組織所見で乾酪性肉芽腫を認めることから確定診断できる．
- 非特異的な潰瘍形成と狭窄所見とともに非乾酪性肉芽腫を認めCrohn病との鑑別が困難な例が10〜20％程度あるが，抗結核薬投与により診断できることも多い．

治療

- 肺結核と同じく，リファンピシン，イソニアジドを軸に最初4剤，続いて2〜3剤を6か月投与するが，近年は多剤耐性結核菌による腸結核も認められ問題となっている．

ウイルス性腸炎

概要，症状

- ウイルス性腸炎の原因にはロタウイルス，ノロウイルスが多く，成人では治療介入が不要な軽症でかつ短期間で自然軽快する症例が多い．
- 診断は，臨床経過から判断する．病原体診断に，ウイルスPCRや抗原キットも使用できる．
- 高齢者や免疫不全患者におけるウイルス性腸炎は，健康成人に比較して重症化，遷延しやすく，時に健康成人では腸炎を起こさないサイトメガロウイルスによる腸炎が問題となる．サイトメガロウイルス腸炎は，大腸内視鏡による病変の確認および病変部位の生検による細胞内封入体などにより診断できる．

炎症性腸疾患／腸管感染症

治療

● 健康成人のウイルス性腸炎は，対症療法のみ行う．脱水所見を呈していない場合，市販のスポーツドリンクなどにより水分補給を行う．重篤な脱水，意識障害や麻痺性イレウスを伴う場合は，経口摂取は行わずに点滴で補液を行う．

● 感染拡大防止が重要であり，糞便や吐物の処理時の吸入，接触による感染拡大防止にアイシールドやマスクを用いて保護する．特にノロウイルス腸炎の流行時は，石けんと流水による手洗いが有効である．

● 多くの場合，ウイルス性腸炎の治療薬はないが，HIV 免疫不全や骨髄移植後患者に発症したサイトメガロウイルス腸炎の場合，多くは経験的治療としてガンシクロビルによる治療を行うが，効果がないという報告もある．

寄生虫感染症

概要，症状

● 原生動物（protozoa：単一細胞動物，原虫）と後生動物（metazoa：多細胞動物，蠕虫）に分類される．

● 現在の日本国内において寄生虫症に遭遇する機会は多くはないが，比較的遭遇する頻度が高い腸管寄生虫症として，原虫症では根足類（赤痢アメーバ症），鞭毛虫類（ランブル鞭毛虫〈ジアルジア症〉），胞子虫類（クリプトスポリジウム症，イソスポーラ症）が，蠕虫症では回虫症，鉤虫症，鞭虫症，蟯虫症，糞線虫症，横川吸虫症，異形吸虫類症，日本海裂頭条虫症，無鉤条虫症，アジア条虫症がある．まれに遭遇する腸管寄生虫症として，サイクロスポーラ症，腸アニサキス症，旋尾線虫症，大複殖門条虫症，有鉤条虫症などがある．

● 主症状は下痢であるが，腹痛や発熱を伴う患者も存在する．原則として，虫卵，虫体，シスト，あるいはオーシストを患者便中から検出して診断する．

原虫症

● **根足類感染症；赤痢アメーバ腸炎，アメーバ赤痢**：赤痢アメーバ（*Entamoeba histolytica*）の経口感染で発症し，多くは海外渡航中の食物感染で，同性愛者のHIV 感染患者では経肛門的感染もある．便からの赤痢アメーバの栄養型やシストの検出，あるいは大腸内視鏡の生検組織から赤痢アメーバの栄養型を検出して診断する．便からシストのみが検出され，かつ感染者が無症状であれば，*Entamoeba dispar* の可能性がある．感染症法で規定されているアメーバ赤痢とは赤痢アメーバ感染症のことで，腸管感染症，腸管外感染症を問わない．

● **鞭毛虫感染症；ランブル鞭毛虫（ジアルジアランブリア〈*Giardia lamblia*〉）**：ヒトの病原体であると同時に，ウシ，イヌ，ネコなどの寄生虫である．寄生部位はヒトの場合，十二指腸から小腸上部であるが，胆嚢へ及ぶこともある．感染症法では四類感染症（全数把握疾患）に指定されている．感染経路はいわゆる糞-口感染で，人と人の接触や食品を介した小規模集団感染と飲料水を介した大規模な集団感染が知られている．便中から栄養型やシスト検出により診断する．

● **胞子虫類感染症（クリプトスポリジウム，イソスポーラ，サイクロスポーラ）**：

239

クリプトスポリジウムは海外帰国者の下痢症の3%程度であるが，塩素抵抗性であるため，近年は河川汚染による水道水への混入が問題となっている．便中からオーシスト検出により診断する．

蠕虫症

● 便中検査により，回虫症，鉤虫症，鞭虫症，横川吸虫症，異形吸虫症，日本海裂頭条虫症ではそれぞれの虫卵（あるいは排出した虫体）を，糞線虫症では幼虫を検出して診断する．蟯虫症では，肛門周囲にテープを付着させ虫卵を検出するか排出虫体を観察して診断する．

治療

● 赤痢アメーバ症やジアルジア症ではMNZが，回虫症，鉤虫症，鞭虫症，蟯虫症ではピランテルが，糞線虫症ではイベルメクチンが，横川吸虫症，異形吸虫類症，日本海裂頭条虫症，無鉤条虫症，アジア条虫症ではプラジカンテルが有効である．

（岡崎和一）

● 参考文献

1）大西健児ほか．日本感染症学会，日本化学療法学会（JAID/JSC）感染症治療ガイドライン2015—腸管感染症．感染症学雑誌 2015：90：31-65.

Ⅳ章 治療法各論

▶炎症性腸疾患

NSAIDs 腸症

Point

❶ 非ステロイド性抗炎症薬関連腸症（NSAIDs 腸症）治療の原則は NSAIDs の中止である．
❷ NSAIDs を中止して治癒しない腸炎は NSAIDs 起因性ではない．
❸ 通常型 NSAIDs より，シクロオキシゲナーゼ（COX）-2 選択的阻害薬のほうが小腸粘膜傷害は少ない．
❹ 現在コンセンサスを得た治療薬はないが，NSAIDs 腸症に有効と複数報告されている薬剤には，イルソグラジン，ミソプロストール，レバミピド，テプレノン（アルファベット順）がある．
❺ カプセル内視鏡出現以前にメトロニダゾール，スルファサラジンが NSAIDs 腸症に有効と報告されている．
❻ 腸内細菌叢を整えることが NSAIDs 腸症に有効と考えられている．

　現在，非ステロイド性抗炎症薬関連腸症（NSAIDs 腸症）に対するコンセンサスを得た薬物療法はなく，NSAIDs 腸症の治療の基本は NSAIDs の中止である．しかし，実際には，アスピリンなど NSAIDs の中止が困難な場合が存在する．NSAIDs 腸症にはイルソグラジン，ミソプロストール，レバミピド，テプレノン，スルファサラジンなどの同時投与が予防・治療に有効である可能性がある．シクロオキシゲナーゼ（COX）-2 選択的阻害薬であるセレコキシブは，通常型 NSAIDs より胃・小腸粘膜傷害が少ない．NSAIDs 腸症には腸内細菌が深く関与しているため，プロバイオティクスなどにより腸内細菌叢を改良することがNSAIDs 腸症を改善するのではないかと考えられている．

治療の考え方 ❶

NSAIDs 腸症の治療の基本は NSAIDs の中止

- NSAIDs 腸症は，NSAIDs の中止により粘膜傷害が治癒することが診断上重要であり，NSAIDs を中止しても治癒しない小腸粘膜傷害は NSAIDs 腸症とは診断できない．カプセル内視鏡などの前検査で指摘した NSAIDs 腸症による微小病変は，指摘病変の治癒同定が困難だが，比較的大型の潰瘍は NSAIDs の中止により瘢痕治癒し，粘膜治癒が確認できる．近年，関節リウマチ治療薬や鎮痛薬には非 NSAIDs が多く開発されており，可能な限り中止することが基本である．
- 抗血小板薬として使用しているアスピリンは中止が困難な場合が多いと考えられるが，現時点でチクロピジンやクロピドグレルなどのチエノピリジン系の抗血小板薬が単独で小腸潰瘍症を引き起こすとのエビデンスはなく，変更が有効

IV章 治療法各論

❶ 通常型 NSAIDs 腸症の診断・治療の流れ
＊：アスピリンの場合，チクロピジンやクロピドグレルに変更を試してみるのも有効な可能性がある．

である可能性がある．ただし，小腸潰瘍が治癒していないまま変更を余儀なく
されると考えられるので，消化管出血の増悪に注意が必要である．また，アス
ピリンとチエノピリジン系の2剤服用中の場合は，小腸潰瘍がアスピリン単剤
より増悪するとの報告もあり[1]，アスピリンをチエノピリジン系に変更すれば
治癒する可能性が高いとはいえない．さらに2剤服用中の場合には両薬剤中止
は困難と考えられる．循環器科などと相談が必要であるが，アスピリン継続が
必要な場合には，後述の治療薬の併用投与を試みるのがよいと考えられるが，
潰瘍が治癒する保証はなく，消化管出血の程度とアスピリンの必要性を天秤に
かける必要がある．

小腸粘膜傷害の少ない COX-2 選択的阻害薬

● NSAIDs腸症においてアスピリンの中止が困難であることが臨床上最も問題と
なりやすいが，鎮痛目的の NSAIDs についても，中止を勧めているのにもかか
わらず患者が継続して病状を悪化させることがある．COX-1は構成酵素とし
て多様な組織に恒常的に発現し，プロスタグランジン（PG）を介して消化管で
は粘液産生や血流増加などで消化管保護に関与するとされる．一方COX-2は
誘導酵素で主に炎症部位で発現し，PGを介して炎症反応に関与している．抗
炎症が目的ならばCOX-2を単独で阻害するほうが消化管副作用は少ないと推
定され，COX-2選択的阻害薬が開発された．実際，通常型 NSAIDs より COX-
2選択的阻害薬のほうが小腸潰瘍性病変の発現率は非常に少なく[2]，通常型
NSAIDs を COX-2選択的阻害薬に変更することは一つの選択肢である．しか
し，長期間 COX-2選択的阻害薬を投与した場合に，小腸粘膜傷害の出現率は
通常型 NSAIDs による小腸粘膜傷害出現率に近くなるとの報告もあり[3]，小腸

潰瘍性病変が生じている状態でCOX-2選択的阻害薬に変更しても潰瘍治癒の可能性は高くない．そこで，薬物の同時投与がさまざまに検討された．

予防と治療薬剤の候補

● 通常型NSAIDsと同時投与において，小腸粘膜傷害を抑制したとする報告があるのは，カプセル内視鏡を用いた試験では，ミソプロストール，レバミピド，テプレノン，イルソグラジンである[4]．近年，イルソグラジンはNSAIDs腸症を軽快させるとの報告もある[5]．ただし，テプレノンはアスピリン腸症については無効との報告もある．古くには便中のインジウム111でラベルされた白血球とクロミウム51でラベルされた赤血球の便中排泄量を測定し，スルファサラジンとメトロニダゾールがNSAIDs起因性の腸炎を抑制することが報告されている[6]．このことから，メサラジンが有効な可能性が考えられるが試験報告はない．また，抗菌薬も有用と考えられるが，こちらは副作用の点からもなかなかヒトへの応用は進んでいない．

● アスピリンと同時投与において，小腸粘膜傷害を抑制したとする報告のある薬剤は，ミソプロストール，レバミピドである[4]．ミソプロストールについては，すでに生じている粘膜傷害を軽快させたと報告されている[7]．また，薬剤ではないが，プロバイオティクスの一種であるカゼイ菌（*Lactobacillus casei*）が小腸粘膜傷害を抑制したとの報告がある[8]．

● ここに示した治療候補薬はNSAIDs腸症のみの診断では基本的に保険診療適用はないので注意が必要である．

● NSAIDs起因性小腸粘膜傷害発生の主要な小腸内攻撃因子の一つに腸内細菌があげられる．胃酸による殺菌作用のため腸内細菌は小腸口側で少なく，肛門側では嫌気性菌を主に急速に増加する．実際，NSAIDs起因性小腸潰瘍は肛門側に多い．NSAIDs腸症に腸内細菌が関与していることは確実と考えられている[9]．前述した抗菌薬がNSAIDs腸症に有効と考えられることは一つの実証となっている．プロバイオティクスを用いたNSAIDs腸症予防の試みは，副作用が少ないことから有望であり開発が望まれている．そこでカゼイ菌が有用との報告が出てきているのである．また，プロトンポンプ阻害薬（PPI）は胃内低酸環境により殺菌力の減少をもたらし，腸内細菌叢に影響を与えると考えられ，PPIがNSAIDs腸症を増悪させるとの報告が出てきている[10]．今後，腸内細菌叢を整えることがNSAIDs腸症治療の重要な目標になる可能性が高い．

● ここに記した薬剤の多くの試験はわが国で多く行われ，二重盲検無作為化比較試験も行われているが，サンプルサイズが不十分である．今後，有望な薬剤などに関して臨床における有効性の確立が望まれている．

（藤森俊二，岩切勝彦）

IV章 治療法各論

● 参考文献

1）Shiotani A, et al. Combination of low-dose aspirin and thienopyridine exacerbates small bowel injury. Scand J Gastroenterol 2011；46：281-6.

2）Fujimori S, et al. Celecoxib monotherapy maintained small intestinal mucosa better compared with loxoprofen plus lansoprazole treatment：a double-blind, randomized, controlled trial. J Clin Gastroenterol 2016；50：218-26.

3）Maiden L, et al. Long-term effects of nonsteroidal anti-inflammatory drugs and cyclo-oxygenase-2 selective agents on the small bowel：a cross-sectional capsule enteros-copy study. Clin Gastroenterol Hepatol 2007；5：1040-5.

4）Fujimori S, et al. Prevention of traditional NSAID-induced small intestinal injury：recent preliminary studies using capsule endoscopy. Digestion 2010；82：167-72.

5）Isomura Y, et al. Irsogladine improves small-intestinal injuries in regular users of non-steroidal anti-inflammatory drugs. Gastrointest Endosc 2014；80：118-25.

6）Bjarnason I, et al. Metronidazole reduces intestinal inflammation and blood loss in non-steroidal anti-inflammatory drug induced enteropathy. Gut 1992；33：1204-8.

7）Watanabe T, et al. Small bowel injury by low-dose enteric-coated aspirin and treatment with misoprostol：a pilot study. Clin Gastroenterol Hepatol 2008；6：1279-82.

8）Endo H, et al. Efficacy of Lactobacillus casei treatment on small bowel injury in chronic low-dose aspirin users：a pilot randomized controlled study. J Gastroenterol 2011；46：894-905.

9）Whittle BJ. Mechanisms underlying intestinal injury induced by anti-inflammatory COX inhibitors. Eur J Pharmacol 2004；500：427-39.

10）Wallace JL, et al. Proton pump inhibitors exacerbate NSAID-induced small intestinal injury by inducing dysbiosis. Gastroenterology 2011；141：1314-22, 1322. e1-5.

▶ 炎症性腸疾患

虚血性腸疾患

Point

❶ 虚血性腸疾患は，血流障害が主因となり腸管に炎症を生じる疾患の総称である．
❷ 主幹動脈の閉塞を伴わない，可逆性の血行障害が原因で発症する大腸炎を虚血性大腸炎と称する．
❸ 虚血性大腸炎は血管側因子と腸管側因子を成因とし，突発的に起こる左下腹部痛，血便，下痢などの症状を特徴とする．多くは軽症例であり，保存的治療で改善する．
❹ 複数の鑑別疾患が存在するため，病歴聴取，各種検査結果を総合的に判断して適切に診断する必要がある．
❺ 急性腸管虚血の多くは不可逆性の血行障害を有し，緊急手術を要する．

　虚血性腸疾患（ischemic bowel disease）とは，血流障害が主因となって腸管に炎症を生じる疾患の総称である．その原因としては動脈閉塞（粥状硬化，血栓，塞栓），静脈閉塞（静脈炎，静脈硬化，血栓），腸壁小血管病変（糖尿病，膠原病，血管炎，放射線照射），低循環状態（心疾患，脱水，出血），腸管内圧上昇（癌，宿便，憩室，癒着），絞扼（ヘルニア嵌頓，腸捻転，重積），細菌感染，薬剤など多岐にわたる．
　本項では，虚血性腸疾患のうち，主幹動脈の閉塞を伴わない限局性，一過性の虚血と定義される虚血性大腸炎を中心に解説する．

虚血性大腸炎

疾患概念

- 虚血性大腸炎（ischemic colitis）の概念は，1963年のBoleyらの報告にはじまり，1966年にMarstonらが主幹動脈に明らかな閉塞を認めない一過性大腸虚血性疾患として疾患概念を統一した[1]．このとき，病型分類としては一過性型，狭窄型，壊死型に分類が提唱されていたが，Marstonは後に一過性型，狭窄型の非壊死型を虚血性大腸炎と呼ぶことに改めている[2]．
- 本疾患の正確な発症頻度は不明であるが，吉田らは疫学調査において4,990例の注腸X線検査施行例のなかで12例（0.24％）に虚血性大腸炎を認めたと報告している[3]．
- 好発年齢は50歳以上であるが，若年発症例も存在する．
- 軽症例がほとんどであるが，高齢者や基礎疾患合併例ではまれに重症化することがある．
- 病型分類としては一過性型が最も多く，狭窄型は少ない[4]．

245

❶ 虚血性大腸炎の診断基準

①腹痛と下血で急激に発症
②直腸を除く左側結腸に発症
③抗生物質の未使用
④糞便あるいは生検組織の細菌培養が陰性
⑤特徴的な内視鏡像とその経時的変化
　　急性期：発赤，浮腫，出血，縦走潰瘍
　　慢性期：正常～縦走潰瘍瘢痕（一過性型）
　　　　　　管腔狭小化，縦走潰瘍瘢痕（狭窄型）
⑥特徴的なX線像とその経時的変化
　　急性期：拇指圧痕像，縦走潰瘍
　　慢性期：正常～縦走潰瘍瘢痕（一過性型）
　　　　　　管腔狭小化，縦走潰瘍瘢痕（狭窄型）
⑦特徴的な生検組織像
　　急性期：粘膜上皮の変性脱落・壊死・再生，出血，浮腫，水腫，蛋白成分に富む滲出物
　　慢性期：担鉄細胞

（宮本彰敏．虚血性大腸炎．松川正明監．消化器疾患の臨床分類．羊土社；2008．p.161[5]）より引用）

原因

- 血管側因子と腸管側因子が発症に関与する因子として指摘されている．
- 血管側因子としては高血圧症，動脈硬化性疾患，虚血性心疾患，不整脈などがあり，腸管側因子としては便秘症，大腸内視鏡検査，浣腸などがある．
- 頻度はまれであるが，経口避妊薬，下剤，抗精神病薬，分子標的薬を含めた抗癌剤，インターフェロンなどの薬物に起因する虚血性大腸炎も存在する．

症状

- 突然発症する腹痛，下痢，血便が特徴的である．典型例では便秘が続いた後に突然の左下腹部痛で始まり，その後に新鮮血の血便や下痢が認められる．
- 大腸は上・下腸間膜動脈の支配領域にあるが，脾彎曲部から下行結腸はこれらの動脈が支配する領域にあたるため，虚血になりやすい．左下腹部痛が多いのは虚血性大腸炎の好発部位が左側結腸であることに起因する．
- 反跳痛など腹膜刺激症状を認めた場合には壊死型も考慮するが，発症初期では腹膜刺激症状を認めないこともあり，さらに高齢者や糖尿病においては急性期においても腹部所見に乏しいこともあり，注意深い診察と問診が必要である．
- 臨床病期分類として，発症から1週間以内を急性期，1～2週間を治癒期，2週間以降を瘢痕期と定義している[5]．

診断と検査

- 1993年に飯田ら[6]は，虚血性大腸炎の診断基準を提唱した（❶）．急性の腹痛や血便で疑い，薬剤性大腸炎，感染性大腸炎を除外することを必須とし，内視鏡像あるいはX線像とその経時的変化で診断する．
- 血液検査所見ではWBC（白血球数），CRP（C反応性蛋白）の上昇などの炎症所見を認める場合もあるが，発症初期では異常を示さない場合もある．

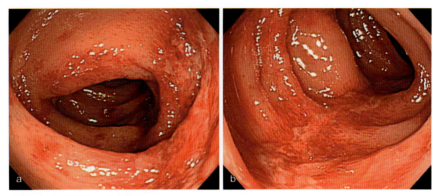

❷ 虚血性大腸炎の内視鏡像
a：結腸ひもに一致したうろこ模様の発赤を認める．
b：縦走傾向を有し，周囲に発赤を伴う浅いびらんを認める．

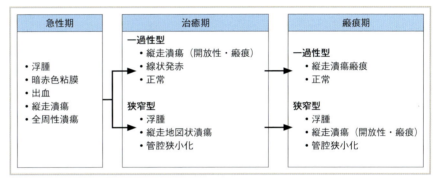

❸ 虚血性大腸炎の病型分類と内視鏡像
（宮本彰敏．虚血性大腸炎．松川正明監．消化器疾患の臨床分類．羊土社；2008．p.161[5]より引用）

★1
大川らは，内視鏡像を血管拡張，うろこ模様，偽膜性模様，チアノーゼ所見の4つに分類し検討したところ，うろこ模様が最も高率であり，また形態は全周性病変62％，縦走性病変51％，横走性病変58％であったと報告している[7]．

★2
腹部超音波検査は救急外来などで容易に，かつ非侵襲的に施行可能な検査であり，問診，診察と同時に行うことで典型的な症例は容易に診断可能となる場合があり有用である．

- 診断の第一選択は内視鏡検査である．急性期では結腸ひもに沿った縦走潰瘍，浮腫，発赤，びらんなどの所見を認める（❷）．それぞれの病期における内視鏡像の特徴を❸[5]に示す★1．
- 生検では，粘膜上皮の立ち枯れ像（ghost like appearance），間質内のうっ血，出血，浮腫などが特徴とされている．
- 診断を目的とした大腸内視鏡検査において，急性の下痢および血性下痢がみられている期間では，前処置はほとんど不要である．左側大腸が好発部位で，全大腸の観察は不要であり，病変粘膜の状態の観察と区域性の確認を行えればよい．
- 臨床所見から壊死型が疑われる場合には穿孔の危険性も考慮し，腹部造影CT検査や腹部超音波検査★2を先行すべきである．
- 腹部超音波検査では，脾彎曲から下行結腸にかけて区域性の腸管浮腫による壁肥厚を認める．腹水を伴う場合には注意が必要である．
- 腹部造影CTでは，腸管浮腫の程度や範囲，腸管外への炎症の波及の有無，腹水や穿孔の有無の評価などが可能である．腹腔内遊離ガス像，門脈内ガス像，腸管壁内ガス像などを認めた場合には壊死型を疑う．

IV章 治療法各論

- 近年では，まず内視鏡検査を行う場合が多いが，注腸造影検査でも特徴的な所見が得られ，病変の範囲，狭窄の程度をみる場合に有用である．発症初期には母指圧痕像（thumb printing），縦走潰瘍などの所見が認められる．

治療

- 基本的に保存的治療（腸管安静）を行う．臨床症状，検査所見などから重症度を正しく把握し，治療方針を決定する．一般的には入院のうえ治療を行うことが望ましいが，軽症例では自然経過で速やかに改善し，入院加療を必要としない場合も多い．高齢者や糖尿病患者などでは，軽症例でも入院加療を検討する．
- 保存的療法としては，安静，腸管安静のため絶食が選択される．抗菌薬投与に関してRCTでの報告はない．軽症例では原則として抗菌薬投与の必要性はない．
- 症状が高度で持続する場合には，中心静脈栄養を行う．狭窄型の治癒期に閉塞症状を呈した場合には内視鏡的拡張術や手術が適応となるが，狭窄症状が軽減することもあるため，十分な期間の経過観察の後に治療方針を慎重に決定する必要がある．
- 疼痛時にはブチルスコポラミン（ブスコパン® 20 mg/回），ペンタゾシン（ペンタジン® 15〜30 mg/回），ブプレノルフィン（レペタン® 0.2 mg/回）などを用いる．
- 再発予防としては，リスクである便秘症を回避する[★3]ことが重要である．また，虚血性大腸炎の多くは動脈硬化を背景に発症する．高血圧症，脂質異常症，糖尿病などがある場合，それらの治療を十分に行うことが重要である．

[★3]
食物繊維の摂取，十分な水分補給，適度な運動を心がける．

鑑別疾患

抗菌薬起因性急性出血性大腸炎
- 起因薬剤として合成ペニシリンが大半を占めるが，セフェム系，テトラサイクリン系，マクロライド系でも発症することがある．基礎疾患のない若年に多く，服薬後1〜7日後に急激に腹痛，下痢，血性下痢が出現する．
- 病変は横行結腸を中心とした深部大腸に区域性に分布し，直腸には少ない．肉眼的には全周性または亜全周性の発赤，びらんを認める．縦走潰瘍や縦列する斑状発赤がみられることが多いが，結腸ひもに一致するとは限らない．

腸管感染症の病態 ▶p.54

感染性腸炎
- 細菌性腸炎は，一般的に炎症がびまん性ではなく非連続性であり，また浮腫が強い，潰瘍形成が少ないなどの特徴があるが，内視鏡像は虚血性大腸炎に類似することがある．エロモナス，O157，サルモネラ菌，腸炎ビブリオ菌による腸炎は縦走病変が特徴であるが，回腸〜右側結腸が好発部位であることが細菌性腸炎の特徴である．
- 培養検査にて原因菌の特定は可能であるが，結果確認まで時間を要する．

collagenous colitis
- プロトンポンプ阻害薬や非ステロイド性抗炎症薬（NSAIDs）の服用を成因と

して発症する．元来，ほぼ正常から軽度の発赤，浮腫，血管透見像の乱れなどの軽微な内視鏡所見を呈し，上皮直下における 10 μm 以上の厚さの collagen band を病理組織学的に認めた場合に診断されてきた．その後，血管網の増生，拡張や微細顆粒状粘膜，細長く縦走する線状粘膜欠損などを認めると報告されるようになった．

● 虚血性大腸炎急性期の潰瘍は幅広く辺縁に不整を伴うが，治癒期では collagenous colitis の線状粘膜欠損と類似し，内視鏡所見だけでは鑑別が困難なことがある．

Crohn 病と潰瘍性大腸炎

● Crohn 病との鑑別では臨床経過を詳細に聴取することが重要である．内視鏡所見では活動期の場合，潰瘍は深く厚い白苔を有し，敷石状隆起とともに小潰瘍，縦走潰瘍やアフタ性病変を伴う．潰瘍間の粘膜には発赤や出血はほとんどないことが特徴であり，虚血性大腸炎のような広範な発赤粘膜とは鑑別できる．寛解期では縦走潰瘍の瘢痕化を認めるが，潰瘍瘢痕周囲の玉石状隆起の存在や skip lesion の存在から診断できることが多い．

● 潰瘍性大腸炎との鑑別では，やはり臨床経過を詳細に聴取することが重要である．粘血便を慢性の経過で認めることが多い．ただし，初回発作型では症状の出現が比較的急なため，虚血性大腸炎と鑑別が必要なこともある．内視鏡所見では直腸から連続するびまん性炎症が特徴で，膿性粘液やびらん，潰瘍を認める．重症例では縦走潰瘍を認めることもある．直腸に病変があるかどうかが虚血性大腸炎との鑑別に重要である．

その他

● 近年では本症の若年発症例が増加している．要因としては，大腸内視鏡検査の普及，食生活の欧米化に伴う便秘の増加，経口避妊薬の使用が関与していると考えられている[8]．

● 再発予防としての下剤使用に関して，RCT の報告はない．便秘症は危険因子であるが，大腸内視鏡の前処置，刺激性下剤使用が誘引となり虚血性大腸炎を発症した報告もあり[9,10]，安易な下剤の投与は避けるべきである．

● 明らかな誘引を指摘できない虚血性大腸炎の発症も多く，血液凝固・線溶系因子の遺伝子多型による機能異常と若年者発症虚血性大腸炎との関係が報告されている[11]．特に第 V 因子の遺伝子多型がプロテイン C に抵抗性を示す結果，凝固能の亢進をきたし，またプラスミノゲンアクチベータインヒビター-1（PAI-1）の変異は，PAI-1 の産生亢進による線溶系機能の低下を招き，いずれも血栓症のリスクが高まるとされている．すなわち，若年者における虚血性大腸炎は，後天的要因に加え，血液凝固・線溶系因子の遺伝的素因の関与も示唆される．

IV章 治療法各論

急性腸管虚血の病態 ▶
p.50

急性腸管虚血

- 非閉塞性腸間膜虚血（non-occlusive mesenteric ischemia：NOMI），腸間膜動脈閉塞症，腸間膜静脈血栓症などがあげられる．
- いずれも腸管が広範に壊死する致死率の高い重篤な疾患である．腸管壊死が生じると腸管切除が必要となるため，早期発見，早期治療が重要である．
- しかしながら，特にNOMIでは発症時の特異的症状や検査所見に乏しく，早期診断と治療が困難である場合が多い．

おわりに

　虚血性腸疾患についての病態と診断，治療について述べた．虚血性大腸炎は，腹痛や血便を訴えて救急外来を受診することで比較的診察する機会の多い疾患である．症状が典型的な場合には容易に診断を推定できる．しかしながら，まれに重症化することや，感染性腸炎，炎症性腸疾患などとの鑑別が困難な場合があり，注意が必要である．

（齋藤大祐，久松理一）

◉ 参考文献

1) Marston A, et al. Ischaemic colitis. Gut 1966；7：1-15.
2) Marston A. Ischaemic colitis—clinical aspects. Bibl Gastroenterol 1970；9：137-42.
3) 吉田　豊ほか．虚血性大腸炎の疫学．臨牀消化器内科 1998；3：1109-14.
4) 柏木和弘ほか．虚血性大腸炎．Intestine 2014；18：339-45.
5) 宮本彰敏．虚血性大腸炎．松川正明監．消化器疾患の臨床分類．羊土社；2008．p.161.
6) 飯田三雄ほか．虚血性腸病変の臨床像—虚血性大腸炎の再評価と問題点を中心に．胃と腸 1993；28：899-912.
7) 大川清孝ほか．虚血性大腸炎急性期の内視鏡像の検討．日本消化器内視鏡学会雑誌 2004；46：1323-32.
8) Theodoropoulou A, et al. Genetic risk factors in young patients with ischemic colitis. Clip Gastroenterol Hepatol 2008；6：907-11.
9) 棟方正樹ほか．大腸内視鏡検査前処置が誘引となったと考えられる虚血性大腸炎の1例．日消誌 2002；99：1334-8.
10) Oh JK, et al. Ischemic colitis caused by oral hyperosmotic saline laxatives. Gastrointest Endosc 1997；45：319-22.
11) Matsumoto T, et al. Clinical features in young adult patients with ischaemic colitis. J Gastroenterol Hepatol 1994；9：572-5.

Ⅳ章 治療法各論

▶ 腫瘍性疾患

大腸ポリープ（早期癌を含む）

① 大腸ポリープを発見した際には，上皮性か非上皮性か，上皮性であった場合には腫瘍か非腫瘍かを鑑別する．
② 腫瘍性であった場合には，腺腫，早期癌，鋸歯状病変の鑑別を進める．
③ これらの鑑別のためには，通常観察・色素散布下観察に加えて，narrow band imaging（NBI）併用拡大内視鏡観察，色素染色下拡大内視鏡観察が有用である．
④ 内視鏡治療の適応は cT1a（SM1）までであり，pit pattern で V_I 高度不整（invasive pattern），V_N 型 pit を認めないことが必要条件となる．
⑤ 内視鏡的粘膜切除術（EMR）による一括切除が困難な早期癌に対しては内視鏡的粘膜下層剥離術（ESD）が勧められる．
⑥ 内視鏡切除された cT1（SM）癌において，非治癒因子を認めた際には追加腸切除を考慮する．

　大腸ポリープ（colorectal polyp）の治療方針は，そのポリープの質的診断および深達度診断に従う．そのため，術前の正確な内視鏡診断が重要となる．

　大腸ポリープを発見した際には，表面性状や表面微細構造などを評価し，まずは上皮性か非上皮性かを鑑別する．次に上皮性であった場合には，形態，表面性状，硬さ，色調などから腫瘍か非腫瘍かを鑑別する．

　さらに腫瘍性であった場合には，腺腫，早期癌（粘膜内癌，粘膜下層浸潤癌），鋸歯状病変（sessile serrated adenoma/polyp〈SSA/P；広基性鋸歯状腺腫/ポリープ〉，traditional serrated adenoma〈TSA；鋸歯状腺腫〉）の鑑別を進める．

　これらの鑑別のために，以前から通常観察，インジゴカルミン散布下観察が行われてきた．さらに近年では narrow band imaging（NBI）拡大観察，クリスタルバイオレット（CV）染色下拡大観察が可能となり，生検を行わなくとも高い精度でポリープの質的診断，深達度診断が可能となった．

　内視鏡治療による治癒切除が望めるのは cT1a（SM1）癌までであるため，cTis（M）癌/cT1a（SM1）癌と cT1b（SM2）癌の鑑別が治療方針決定のうえで最も重要である．そのためには，V_I 高度不整（invasive pattern），V_N 型 pit の有無を評価することが必要である．

　2 cm 以上の平坦病変，陥凹型病変，大きな病変，線維化を伴う病変などのうち，内視鏡的粘膜切除術（endoscopic mucosal resection：EMR）による一括切除が困難と予想される早期癌に対しては，確実な一括切除および詳細な病理学的評価のため，内視鏡的粘膜下層剥離術（endoscopic submucosal dissection：ESD）にて治療することが望ましい．

　内視鏡切除された SM 癌において，深達度，組織型，脈管侵襲，簇出など非治癒因子を認めた際には，原則，追加腸切除を考慮する（❶）[1]．時には患者の年

❶ 内視鏡的摘除後の pSM 癌の治療方針

粘膜下層浸潤癌（SM 浸潤癌）では，全体で約 10％にリンパ節転移の危険性がある．『大腸癌治療ガイドライン（2014 年版）』によると，内視鏡治療した SM 癌のうち，追加手術を考慮すべき因子として，①垂直断端陰性，②組織型が高分化または中分化，③深達度が SM1（SM＜1,000μm），④脈管侵襲陰性，⑤簇出 Grade 1，のいずれか 1 つでも満たさなかった場合とある．このうち，治療前に内視鏡的に予測可能な因子としては③深達度のみである．このように，SM1 と SM2 では治療方針が内視鏡治療から外科手術へと侵襲度が大きく変わるため，患者に過少・過大な治療を避けるために，深達度診断のうちでも M/SM1 と SM2 の鑑別は最も重要である．

（大腸癌研究会編．大腸癌治療ガイドライン 医師用．2014 年版．金原出版；2014[1]より引用）

齢，並存疾患などに応じて柔軟に対応するが，必ず外科医にコンサルトすることが重要である．

2014 年に『大腸ポリープ診療ガイドライン 2014』[2]，『大腸 ESD/EMR ガイドライン』[3]，『大腸癌治療ガイドライン（2014 年版）』が発刊された．大腸ポリープの診断・治療のさらなる標準化が期待される．

通常観察

- 腺腫と粘膜内癌の鑑別は，病理診断基準の問題と，治療方針に大きな違いがないことから，臨床的にはあまり問題となることはなく，むしろ腺腫～SM1 と SM2 の鑑別が重要である．
- 一方，手術適応となる SM 高度浸潤癌の所見としては，隆起型では，緊満感，病変の崩れ，凹凸不整，潰瘍形成，台状挙上，壁の硬化などが，表面型では明瞭な陥凹境界，陥凹部の凹凸不整，陥凹内隆起，台状挙上，ヒダ集中，Ⅰs＋Ⅱc 型などがあげられる（❷，❸）[2,4]．
- SSA/P は右側結腸に多く，病変径は 10 mm 以上で扁平ないし広基性を示すものが多い．表面は平滑ないし微細乳頭状を呈する．色調は褪色調であり，また粘液の付着をしばしば認める．
- TSA は左側結腸に多く，病変径はさまざまであるが，10 mm 以下が多い．色調は発赤調で肉眼型は有茎～亜有茎性のものが多く，表面性状は松毬様や枝サ

腫瘍性疾患／大腸ポリープ（早期癌を含む）

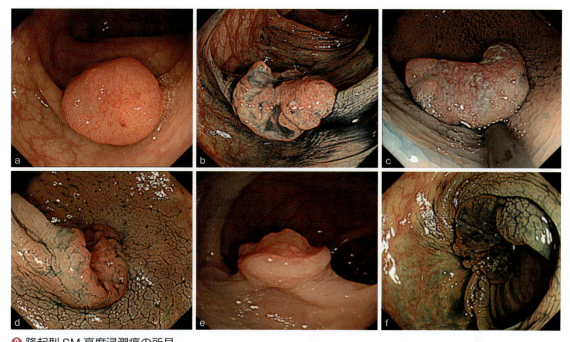

❷ 隆起型 SM 高度浸潤癌の所見
a：緊満感，b：病変の崩れ，c：凹凸不整，d：潰瘍形成，e：台状挙上，f：壁の硬化

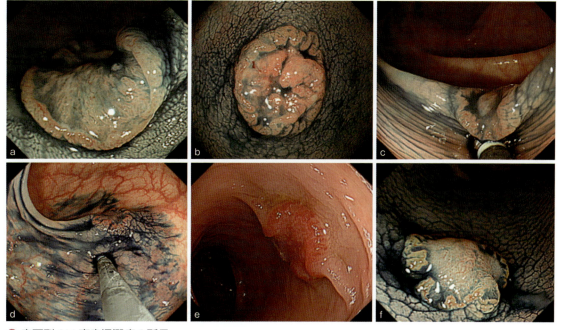

❸ 表面型 SM 高度浸潤癌の所見
a：明瞭な陥凹境界，b：陥凹部の凹凸不整，c：陥凹内隆起，d：台状挙上，e：ヒダ集中，f：Ⅰs＋Ⅱc型

ンゴ様の形態を呈する．
- 過形成性ポリープ（hyperplastic polyp：HP）は直腸・左側結腸に好発し，大きさは5mm以下のものが多い．褪色ないし同色調の扁平隆起を呈する[5]．

❹ JNET 大腸拡大 NBI 分類

NBI	Type 1	Type 2A	Type 2B	Type 3
vessel pattern	・認識不可[*1]	・口径整 ・均一な分布（網目・らせん状）[*2]	・口径不同 ・不均一な分布	・疎血管野領域 ・太い血管の途絶
surface pattern	・規則的な黒色または白色点 ・周囲の正常粘膜と類似	・整（管状・樹枝状・乳頭状）	・不整または不明瞭	・無構造領域
予想組織型	過形成性ポリープ	腺腫〜低異型度癌（Tis）	高異型度癌（Tis/T1a）[*3]	高異型度癌（T1b〜）

＊1：認識可能な場合，周囲正常粘膜と同一径．＊2：陥凹型においては，微細血管が点状に分布することが多く，整った網目・らせん状血管が観察されないこともある．＊3：T1b が含まれることもある．
（佐野 寧ほか．The Japan NBI Expert Team〈JNET〉大腸拡大 Narrow Band Imaging〈NBI〉分類．Intestine 2015：19：5-13[6]）より引用）

❺ JNET Type 2B（a）と Type 3（b）の違い

a：Type 2B では vessel pattern は血管の口径は整ではなく，その分布も網目状，らせん状が崩れた形態を呈している．surface pattern は不整・不明瞭となっている．

b：Type 3 では vessel pattern では拡張した血管の途絶を認める．一部には血管のない領域も認める．一方，surface pattern は認識できない．

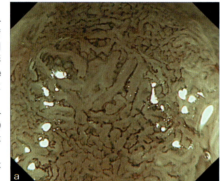 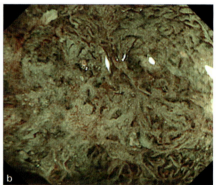

NBI 拡大観察

- NBI 拡大観察については，これまで種々の分類が発表されていた．ただし，いずれの分類も表現方法は異なるものの NBI 拡大観察にて腫瘍の表層部を観察しており，同様の所見を述べていると考えられた．そのため，近年それらの分類の統合が図られ，JNET（The Japan NBI Expert Team）分類として統一された（❹）[6]．これは Type 1 から Type 3 に分類され，vessel pattern に surface pattern を加味し，組織型，深達度を予測するものである．現在，その validation study が進行中である．
- 基本的に内視鏡治療の適応は JNET Type 2B までであり，Type 3 は外科治療の適応である（❺）．ただし，Type 2B においては組織学的に高異型度癌が想定され，SM 浸潤の可能性もあるため，NBI だけで診断を終わらせず，引き続いて CV 染色による拡大観察下での pit pattern 診断を行うことが重要である．
- 一方，鋸歯状病変に関する NBI 拡大観察の知見はまだ少ないものの，SSA/P に関しては，拡張・蛇行した血管 varicose microvascular vessel（VMV）[7]や dilated and branching vessel（DBV）[8]が特徴的所見として報告されている．

腫瘍性疾患／大腸ポリープ（早期癌を含む）

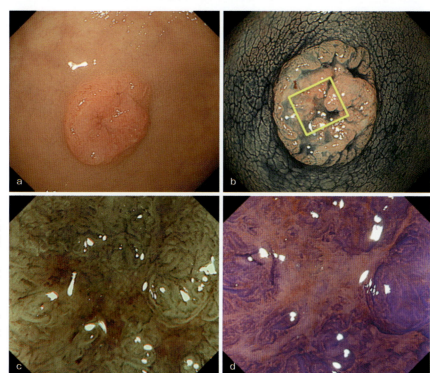

❻ invasive pattern
黄色点線内の陥凹局面に一致して V_I 高度不整（一部 V_N としてもよい）を認める．

❼ 表面型 SM 高度浸潤癌における通常観察（a），インジゴカルミン散布（b），NBI 拡大（c），CV 染色拡大（d）の比較
NBI 拡大（JNET Type 3），CV 染色拡大（V_N pit pattern）は黄色枠内を観察．
NBI：narrow band imaging，CV：クリスタルバイオレット

色素散布・染色拡大観察

- 工藤，鶴田らにより提唱された pit pattern 分類が広く用いられている．さらに藤井らにより提唱された，この分類の V_I 型に陥凹局面や発赤，粗大結節などの領域性を加味した invasive pattern が有用である．これは SM 深部浸潤を示す所見であり，腺腫〜SM 軽度浸潤癌と SM 深部浸潤癌との鑑別に有用である（❻）[9,10]．

- 以上から，内視鏡的治療の対象となるのは V_I（non-invasive pattern）までの病変であり，V_I 高度不整（invasive pattern）・V_N 型は外科手術の適応である（❼）．

- なお，鋸歯状病変に関しては，SSA/P についてはⅡ型 pit が開大・拡張した

255

TOPICS Japan Polyp Study（JPS）

JPS は，ポリープ切除の大腸癌予防に及ぼす効果の評価と内視鏡検査間隔の適正化に関する前向き臨床試験であり（研究代表者：松田尚久），内視鏡を基盤とした初めての大規模な多施設共同前向き比較試験（RCT）である．この試験では，clean colon 後の index lesion（IL）（10 mm 以上の上皮性腫瘍，高度異型腺腫，癌腫）の発生割合をプライマリーエンドポイントとし，大腸内視鏡検査（colonoscopy：CS）の至適検査間隔期間について検討した．2006（平成 18）年に患者登録が完了した（最終登録者数：3,926 人）．この試験では参加した患者にまず 2 年連続で CS を行い，発見された腺腫性ポリープをすべて摘除し clean colon とした 1,464 人の患者を無作為に 2 群に割り付けた．一方の群（701 人）は割り付け後の 1 年後と 3 年後に CS を行い，もう一方の群（763 人）は 3 年後のみ CS を行い，IL の発生頻度などを比較した．結果，両群とも IL の発生率は非常に低く，有意差も認められなかった．この結果から clean colon 後の CS の実施時期は，摘除から 3 年後で問題ないと結論づけられた[13]．すなわち，現在では経過観察が容認されている 5 mm 以下の平坦型/隆起型腺腫性ポリープもすべて摘除することによりサーベイランス CS が 3 年後に延長可能となり，患者の身体的・経済的負担を軽減させることができると考えられた．

Type Ⅱ-O pit[11]が，TSA については Ⅳ型 pit に鋸歯状変化が加わった Ⅳ_H 型 pit[12]が，それぞれ特徴的な所見として報告されている．なお，Ⅲ_L pit に鋸歯状変化が加わった Ⅲ_H pit（シダの葉様 pit）[12]については SSA/P のほうがやや多く認めるものの TSA でもしばしば認められ，前二者と比べると特異度は低い．

治療方針

- 病変径 5 mm 以上の腫瘍性病変は 5 mm 未満の病変と比較すると，癌の頻度も高くなり，基本的には内視鏡的摘除の対象である．
- ただし，5 mm 未満であっても平坦陥凹型病変に対しては，一定の担癌率を有するため内視鏡的摘除が勧められる．一方，5 mm 未満の隆起性病変は癌合併の可能性がきわめて低く，経過観察も許容される（**TOPICS** 参照）．
- HP に関しては，直腸・S状結腸に好発する病変径 5 mm 未満のものは放置でよい．
- 右側結腸にあり病変径 10 mm 以上で，SSA/P との鑑別が問題となる病変については，現時点では内視鏡的摘除の対象となっている．
- 鋸歯状病変のうち SSA/P と TSA は癌化の可能性を有しており，治療が勧められる．TSA は，通常の腺腫と同様，病変径 5 mm 以上，SSA/P では病変径 10 mm 以上の病変が治療適応となっている．しかしながら，SSA/P の自然史や長期予後は不明な点も多いため，今後の検討課題である．
- 側方発育型腫瘍（laterally spreading tumor：LST）は，顆粒型（granular：G）と非顆粒型（nongranular：NG）に亜分類され，それぞれの肉眼型で生物学的特徴が異なるため，治療方針を決定する際にも LST の亜分類が有用である．
- LST-G 顆粒均一型（homogenous type：Homo）は腫瘍径が大きくなってもほ

❽ 大腸 ESD の適応病変

内視鏡的一括切除が必要な下記の病変
1) スネア EMR による一括切除が困難な,
   - LST-NG, 特に pseudo-depressed type
   - V_I 型 pit pattern を呈する病変
   - T1 (SM) 軽度浸潤癌
   - 大きな陥凹型腫瘍
   - 癌が疑われる大きな隆起性病変[*1]
2) 粘膜下層に線維化を伴う粘膜内腫瘍[*2]
3) 潰瘍性大腸炎などの慢性炎症を背景とした sporadic な局在腫瘍
4) 内視鏡的切除後の局所遺残早期癌
   注) *1: 全体が丈高の結節集簇病変 (LST-G) も含む
       *2: biopsy や病変の蠕動による prolapse に起因するもの

ESD: 内視鏡的粘膜下層剥離術, EMR: 内視鏡的粘膜切除術
(大腸 ESD 標準化検討部会・案を元に筆者作成)

❾ 当院での大腸 ESD 適応病変

LST-G (Mix)	>3 cm
LST-NG	>2 cm
0-Ⅰs	>3 cm
遺残・再発病変 (non-lifting sign 陽性)	>1 cm
neuroendocrine tumor (NET)	1~1.5 cm

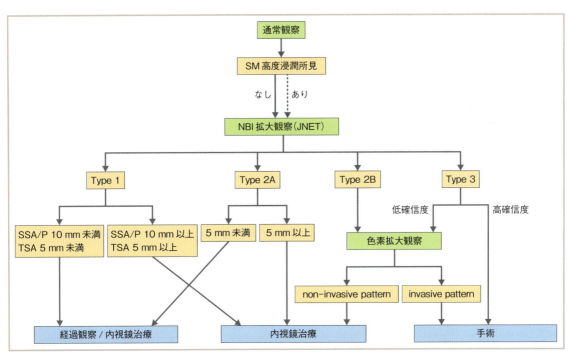

❿ 大腸腫瘍の診断・治療ストラテジー

NBI: narrow band imaging, JNET: The Japan NBI Expert Team 分類, SSA/P: sessile serrated adenoma/polyp, TSA: traditional serrated adenoma

とんど腺腫であり, 分割 EMR で対応可能である. LST-G 結節混在型 (nodular mixed type: Mix) は 3 cm 以下であれば腺腫の割合が多いが, それ以上となると担癌率が上昇する. このため, LST-G (Mix) は 3 cm 以上であれば ESD などによる一括切除が望ましい. 一方, 3 cm 以下の場合には, SM 浸潤は粗大結節部で多いことを考慮すると, 粗大結節部あるいは癌部を確実に一括切除できるのであれば, 1+αの分割 EMR も許容される.
- LST-NG は SM 浸潤率も LST-G に比して高く, また多中心性の SM 浸潤が多いため, 一括切除が望ましい.

IV章 治療法各論

- 内視鏡手技の使い分けに関しては，ポリペクトミーは有茎性/亜有茎性ポリープが，EMRは無茎性あるいは表面型病変が適応である．ESDは一括切除が必要だがEMRで一括切除困難な早期癌が適応である[3]．

大腸ESDの保険適用▶
p.154

- わが国では2012年に大腸ESDが径2〜5 cm未満の早期大腸悪性腫瘍に対して保険適用が認可された．以下に『大腸ESD/EMRガイドライン』に記載された大腸ESDの適応病変を示す（❽）[3]．当院では具体的に病変径を考慮し適応を決定している（❾）[14]．なお，5 cm以上の大腸ESDの治療成績は，それ未満の病変と比較し，治療時間は有意に長くなるものの，偶発症率，一括切除率などは変わらないことが明らかとなっており[15,16]，保険適用拡大が望まれる．

- 最後に，当院での大腸腫瘍の診断・治療のストラテジーを❿に示す．NBI拡大観察はCV染色拡大観察よりも容易であること，正診率はNBI拡大観察よりもCV染色拡大観察のほうがすぐれることを考慮したものである．読者の日々の診療に役立ててもらえれば幸いである．

（関口雅則，斎藤　豊）

● **参考文献**

1) 大腸癌研究会編．大腸癌治療ガイドライン 医師用．2014年版．金原出版；2014.
2) 日本消化器病学会編．大腸ポリープ診療ガイドライン2014．南江堂；2014.
3) 田中信治ほか．大腸ESD/EMRガイドライン．日本消化器内視鏡学会雑誌2014；56：1598-617.
4) 野田哲裕ほか．早期癌深達度診断のストラテジー——通常診断重視の立場から．消化器内視鏡 2013；25：1196-203.
5) 長田修一郎ほか．大腸鋸歯状病変の内視鏡診断．消化器内視鏡 2012；24：1101-10.
6) 佐野　寧ほか．The Japan NBI Expert Team（JNET）大腸拡大 Narrow Band Imaging（NBI）分類．Intestine 2015；19：5-13.
7) 浦岡俊夫ほか．大腸鋸歯状病変の内視鏡診断—pit pattern所見を中心に．胃と腸 2011；46：406-16.
8) Yamada M, et al. Investigating endoscopic features of sessile serrated adenomas/polyps by using narrow-band imaging with optical magnification. Gastrointest Endosc 2015；82：108-17.
9) Fujii T, et al. Chromoscopy during colonoscopy. Endoscopy 2001；33：1036-41.
10) Matsuda T, et al. Efficacy of the invasive/non-invasive pattern by magnifying chromo-endoscopy to estimate the depth of invasion of early colorectal neoplasms. Am J Gastroenterol 2008；103：2700-6.
11) Kimura T, et al. A novel pit pattern identifies the precursor of colorectal cancer derived from sessile serrated adenoma. Am J Gastroenterol 2012；107：460-9.
12) 藤井隆広ほか．大腸拡大内視鏡診断はどこまで病理診断に近づいたか—大腸上皮性腫瘍を対象として．胃と腸 1999；34：1653-64.
13) Matsuda T, et al. Randomized comparison of surveillance intervals after colonoscopic removal of adenomatous polyps：results from the Japan Polyp Study. Gastroenterology 2014；146：S161-2.
14) 斎藤　豊ほか．大腸における内視鏡治療—将来展望も含めて．Intestine 2016；20：73-80.
15) Saito Y, et al. A prospective, multicenter study of 1111 colorectal endoscopic submucosal dissections（with video）．Gastrointest Endosc 2010；72：1217-25.
16) Nakajima T, Saito Y, et al. Current status of endoscopic resection strategy for large, early colorectal neoplasia in Japan. Surg Endosc 2013；27：3262-70.

Ⅳ章 治療法各論

▶ 腫瘍性疾患

大腸癌（進行癌）

Point
1. 大腸癌は，Stage（進行度）に応じた治療を推奨治療に準じて選択する．
2. StageⅢまでの進行大腸癌に対しては，根治手術切除が第一選択となる．
3. StageⅢ大腸癌の治療では，手術切除後に補助化学療法を行うことが推奨されている．
4. StageⅣや再発大腸癌に対しては，病巣の切除が可能であれば手術切除を考慮する．
5. StageⅣや再発大腸癌の手術切除後の補助化学療法に関しては一定の見解がなく，臨床試験による検討が必要である．
6. 切除不能大腸癌に対しては，生存期間の延長と症状コントロールを目的に化学療法などを行う．

大腸癌の治療戦略については，海外およびわが国から発信されたエビデンスに基づいた標準的な治療が『大腸癌治療ガイドライン 医師用（2016年版）』[1]に示され，進行度別に応じた推奨治療が示されている（❶）[1,2]．本項では，内視鏡的治療の適応となる粘膜内癌（M癌：Tis）と粘膜下層軽度浸潤癌（SM癌：T1a）を除き，粘膜下層高度浸潤癌（SM癌：T1b）を含めて，進行大腸癌の治療について述べる．大腸癌の診断および進行度の判定は，下部消化管内視鏡検査（生検診断含む），注腸造影検査，腹部超音波検査，造影CT，CTコロノグラフィ（CTC），

大腸内視鏡検査 ▶ p.84
消化管造影検査 ▶ p.99
CT ▶ p.103

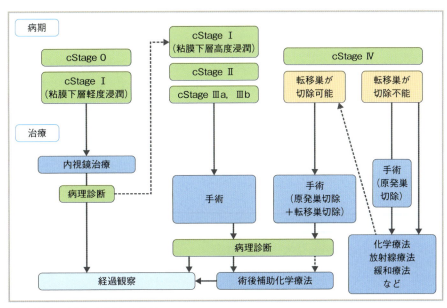

❶ **大腸癌の進行度別治療方針**
臨床病期に従って，内視鏡治療，手術治療，化学療法などの治療法を選択する．
（大腸癌研究会編．大腸癌治療ガイドライン 医師用．2016年版．金原出版；2016. p.12-8[1]，杉原健一監．もっと知ってほしい大腸がんのこと．キャンサーネットジャパン；2017. p.9[2]を元に筆者作成）

MRI ▶p.107
PET ▶p.111
病理診断 ▶p.115

MRI，PET，手術切除検体の病理組織診断などの結果によって総合的に診断する．それらの検査結果をもとに，『大腸癌取り扱い規約』[3]に記載された内容に従って，病期（Stage）を決定する．

Stage I （粘膜下層高度浸潤癌）〜Stage Ⅲb までの進行大腸癌の治療

手術治療

手術治療 ▶p.191
内視鏡的切除術 ▶p.153

- Stage I 大腸癌のうちで，粘膜下層深部まで浸潤している癌および，Stage Ⅱ，Stage Ⅲの大腸癌に対する治療の第一選択は手術切除であり，手術の原則はリンパ節郭清を伴う腸管切除である．内視鏡治療後（EMR や ESD）の病理組織診断で非治癒切除と診断された場合も手術治療の適応となる．原発巣の場所によって，腸管の切除範囲，術式，再建方法が異なる．❷[3]に代表的な術式を示す．リンパ節郭清は，郭清範囲に基づき D0，D1，D2，D3 郭清と分類されるが，郭清の程度は術前および術中所見におけるリンパ節転移の有無と壁深達度診断によって決定する．『大腸癌治療ガイドライン』に示された治療アルゴリズムのように，進行大腸癌に対する手術では D3 郭清が基本となる[1]．

「大腸癌治療ガイドライン」治療アルゴリズム ▶p.191❷を参照

- 直腸癌の手術治療の原則は，直腸間膜全切除（total mesorectal excision：TME）または腫瘍位置に応じた直腸間膜の部分的切除（tumor-specific mesorectal excision：TSME）である．側方リンパ節を郭清する側方郭清の適応基準は，腫瘍下縁が腹膜反転部より肛門側にあり，かつ固有筋層を超えて浸潤する症例である．

腹腔鏡下手術 ▶p.201

- 大腸癌に対する腹腔鏡下手術に関しては，海外の大規模ランダム化比較試験などにおいて開腹手術との比較が検討され，結腸癌の手術については，短期成績において腹腔鏡下手術がすぐれ，かつ再発率や生存率が同等であることが示されており，わが国においても近年，急速に普及している．しかしながら，『大腸癌治療ガイドライン』では，海外とわが国での手術成績の違いなどの観点から海外の臨床試験をそのまま外挿することはせず，腹腔鏡下手術の適応は，癌の部位や腫瘍進行度などの腫瘍側要因および肥満，開腹歴などの患者側要因だけでなく，術者（および手術チーム）の経験，技量を考慮して決定する必要がある，としている．

❷ 代表的な手術術式

	術式
結腸癌に対する術式	回盲部切除術 結腸部分切除術 結腸右半切除術 結腸左半切除術 S 状結腸切除術
直腸癌に対する術式	前方切除術（高位・低位・超低位） 括約筋間直腸切除術 Hartmann 手術 直腸切断術（マイルス手術）
その他	結腸全摘，大腸全摘，骨盤内臓器全摘術など

（大腸癌研究会編．大腸癌取扱い規約．第 8 版．金原出版；2013．p.19[3]より引用）

術後補助化学療法

- Stage Ⅲ（Ⅲa またはⅢb）大腸癌に対しては，術後再発を抑制し予後を改善させることを目的とした補助化学療法が推奨されている．適応は，患者の performance status（PS）が良好（0〜1）で，主要臓器機能

腫瘍性疾患／大腸癌（進行癌）

MEMO

ハイリスク Stage Ⅱ 大腸癌の補助化学療法
海外のガイドラインにおいては，Stage Ⅱ 大腸癌のなかに再発高リスク群を設定し，補助化学療法を推奨するものもある．『大腸癌治療ガイドライン』においては，Stage Ⅱ のなかでも予後不良なサブグループに的を絞り補助化学療法を行うという戦略は妥当と考えられる，としながらも，有用性は確立しておらず，すべての Stage Ⅱ 大腸癌に対して一律に補助化学療法を行わないよう勧められる，としている．

が保たれており，術後合併症から回復し，重篤な併存疾患がないこと，患者から適切に同意が得られていることが原則である．術後4～8週頃までに開始することが望ましいとされ，推奨される投与期間は6か月間である．

● 推奨されるレジメンは，5-FU＋l-LV療法（フルオロウラシル＋レボホリナート），UFT＋LV療法（経口テガフール・ウラシル配合剤＋ホリナート），Cape療法（経口カペシタビン），FOLFOX療法（5-FU＋l-LV＋オキサリプラチン），CapeOX療法（経口カペシタビン＋オキサリプラチン），S-1（経口テガフール・ギメラシル・オテラシルカリウム配合剤）の6つである．

● 結腸癌に対する補助化学療法についてのエビデンスと比較すると，直腸癌のエビデンスは少ないが，原則として結腸癌に準じて補助化学療法を行う．オキサリプラチン併用の補助化学療法の適応に関しては，併用による予後延長効果の期待値，オキサリプラチンによる蓄積性末梢神経障害などの有害事象，医療コストについて十分に患者に説明したうえで，判断する必要があるとされている．

進行直腸癌に対する術前放射線療法，術前化学放射線療法

● 進行直腸癌に対する術前放射線療法は，局所制御率の向上を目的として行い，肛門括約筋温存率の向上も示唆されているが，生存率の改善に関してはエビデンスがない．術前化学放射線療法に関しては，欧米においては，TME単独と比較して局所再発率を低下させるものの，生存率は改善しないことが示されている．側方郭清を行わない海外とわが国では術式が異なり，わが国においては術前化学放射線療法の有用性は現時点では確立していない．

● 一方，化学放射線療法による腫瘍縮小効果によって根治切除可能になると判断される局所進行直腸癌に対しては，根治切除を目的とした術前化学放射線療法が推奨される．

Stage Ⅳ 大腸癌の治療

「大腸癌治療ガイドライン」治療アルゴリズム▶ p.193 ❹ を参照

● Stage Ⅳ 大腸癌の治療アルゴリズムは，「大腸癌治療ガイドライン」[1]に示されている．

手術治療

● 原発巣と遠隔転移巣がともに切除可能な場合は，原発巣に対する根治切除を行い，さらに遠隔転移巣の切除を考慮する．原発巣と遠隔転移巣に対して，同時切除か異時切除かについては，遠隔転移巣の場所や数，患者の全身状態，手術の難易度などに応じて個別に選択する．

● 遠隔転移巣が切除可能であっても，原発巣が切除不能な場合には，原則として遠隔転移巣の外科的切除は行わない．遠隔転移巣が切除不能だが，原発巣が切除可能な場合は，臨床症状や予後への影響を考慮して原発巣切除の適応を決定する．

261

IV章 治療法各論

術後補助化学療法

● 遠隔転移巣切除後の補助化学療法の可否について，生存期間の延長を検証したランダム化比較試験はなく，現状ではその有効性と安全性は確立されていないため，『大腸癌治療ガイドライン』においては「適正に計画された臨床試験として実施するのが望ましい」としている．

手術以外の治療（全身化学療法，局所化学療法〈肝動注など〉，熱凝固療法，放射線療法など）

● 後述の「切除不能（進行再発）大腸癌の治療」を参照．

再発大腸癌の治療（異時性遠隔転移，局所再発）

「大腸癌治療ガイドライン」治療アルゴリズム▶ p.194**⑤**を参照

● 再発大腸癌の治療アルゴリズムは，「大腸癌治療ガイドライン」[1]に示されている．
● 再発大腸癌の治療目的は予後向上と QOL の改善であり，治療としては，手術切除，全身化学療法，局所化学療法（肝動注化学療法など），熱凝固療法，放射線療法などがあり，治療によって期待される効果，合併症，患者の QOL などを考慮して集学的治療にあたる．

手術治療

● 再発臓器が1臓器の場合，手術で完全切除が可能であれば切除を考慮する．再発臓器数が2臓器以上の場合，それぞれが切除可能であれば切除を考慮してもよい．

手術以外の治療（全身化学療法，局所化学療法〈肝動注など〉，熱凝固療法，放射線療法など）

● 後述の「切除不能（進行再発）大腸癌の治療」を参照．

切除不能（進行再発）大腸癌の治療

切除不能大腸癌の化学療法については，p.144〜**④⑤⑥**を参照

● 切除不能進行（再発）大腸癌と判断され，かつ化学療法を実施しない場合の生存期間中央値は約8か月である．化学療法を含めた集学的治療の著しい進歩によって生存期間中央値は約30か月まで延長してきたが，治癒は難しく，化学療法の目的は，生存期間の延長と症状コントロールを行うことにある．患者の全身状態や併存疾患の有無などを考慮して，「大腸癌治療ガイドライン」[1]に則って，患者ごとに治療方針を選択する．原発巣が切除可能であれば，原発巣による症状（出血，狭窄など），遠隔転移の状態，全身状態，化学療法の導入時期を逸しないタイミングなどを考慮に入れて原発巣の切除も検討する．

腫瘍性疾患／大腸癌（進行癌）

全身化学療法

- わが国で大腸癌に対して保険適用となっている薬剤には，殺細胞性薬剤の，フルオロウラシル（5-FU），テガフール・ウラシル配合剤（UFT），テガフール・ギメラシル・オテラシルカリウム配合剤（S-1），カペシタビン（Cape），ドキシフルリジン，カルモフール，オキサリプラチン，イリノテカン，トリフルリジン・チピラシル塩酸塩配合錠（TAS-102），マイトマイシン C などがあり，分子標的治療薬では，ベバシズマブ（抗 VEGF〈血管内皮細胞成長因子〉抗体薬），ラムシルマブ（抗 VEGFR2〈血管内皮細胞成長因子受容体-2〉抗体薬），セツキシマブ（抗 EGFR〈上皮成長因子受容体〉抗体薬），パニツムマブ（抗 EGFR 抗体薬），レゴラフェニブ（腫瘍にかかわる複数の受容体型チロシンキナーゼに対する阻害作用をもつ経口マルチキナーゼ阻害薬）がある．上記薬剤の単独投与または多剤を組み合わせた多剤併用療法が行われる．

多剤併用療法の代表的なレジメン

- オキサリプラチンベースの FOLFOX 療法やイリノテカンベースの FOLFIRI 療法などがある．
- 多剤併用療法における 5-FU＋LV 部分を，経口薬の Cape や S-1 に置き換えたレジメンが CapeOX 療法，SOX 療法，IRIS 療法などである．CapeOX 療法は一次治療における FOLFOX4 療法との同等性が[4]，IRIS 療法は二次治療における FOLFIRI 療法との同等性が示されている[5]．
- 多剤併用療法は，抗腫瘍効果が高いと同時に有害事象も起こりやすい．

分子標的治療薬

- 血管新生抑制薬であるベバシズマブ併用療法は一次治療における IFL 療法，FOLFOX 療法ないし CapeOX 療法との併用において，治療効果の上乗せが示されている．
- 細胞表面に存在する EGFR に対する抗体であるセツキシマブはキメラ型，パニツムマブは完全ヒト型である．臨床試験の解析結果で，抗 EGFR 抗体は K-RAS 変異型の腫瘍には抗腫瘍効果を示さないことが明らかになった[6]．当初，セツキシマブ併用療法は二次治療以降における治療効果が示されたが，一次治療においてもセツキシマブ併用により FOLFIRI の治療効果に上乗せがあることが示された．パニツムマブにおいても一次治療から三次治療での治療効果が示されている．

切除不能大腸癌の化学療法については，p.144〜❹❺❻を参照

- 上記の臨床試験などの結果をもとに，「大腸癌治療ガイドライン」[1]に則って，化学療法のレジメンを適切に個々の患者に適用する必要がある．

conversion therapy

- 最近，切除不能な大腸癌肝転移症例に対し化学療法を施行し，腫瘍縮小を得て手術を行う conversion therapy が注目されている．化学療法後に切除が可能となった肝転移巣を切除することにより，33％の5年生存率が得られたことが報告された[7]（非切除症例では5年生存率5％）．このデータから，現在において，切除不能大腸癌肝転移に対し，化学療法で切除可能になった症例，すなわち

263

狙った conversion ではなく "結果的に" 切除可能となった症例には肝切除を行うことが標準治療となっている．化学療法で切除可能と判断された場合に直ちに切除して根治が見込まれる症例は，化学療法前から微小転移がなかった症例と考えられる．

- conversion therapy の大きな目的は，化学療法と手術の組み合わせで生存率の延長，ないしは根治を得ることであるから，十分な dose intensity を保ち再発の制御を確実にすることが重要と考えられる[8]．

放射線療法

大腸癌に対する緩和治療
▶p.208

- 切除不能大腸癌に対しては，症状緩和や QOL の改善，延命を目的とした緩和的放射線療法が行われる．骨盤内や腹腔内の限局的な切除不能再発病変に対して，重粒子線治療が適応になることもある．

その他の治療

動注化学療法 ▶p.184

- 手術以外の治療法として，肝動注化学療法や熱凝固療法などがある．
- 肝転移巣に対する熱凝固療法は，低侵襲性にすぐれる利点はあるが，有効性を示すエビデンスが少なく，局所再発率が高いなどの問題もあるため，第一選択治療としては推奨されない．手術リスクの高い患者などに対して考慮される治療である．
- 肝動注化学療法は比較的高い奏効率が得られることがわかっているが，近年の全身化学療法に対する肝動注化学療法の有用性は確立していないのが現状である．熱凝固療法と同様，患者ごとに適応を検討する必要がある．

(山内慎一，植竹宏之)

● 参考文献

1) 大腸癌研究会編．大腸癌治療ガイドライン 医師用．2016 年版．金原出版；2016.
2) 杉原健一監．もっと知ってほしい大腸がんのこと．キャンサーネットジャパン；2017．p.9.
3) 大腸癌研究会編．大腸癌取扱い規約．第 8 版．金原出版；2013．p.19
4) Cassidy J, et al. XELOX vs FOLFOX-4 as first-line therapy for metastatic colorectal cancer：NO16966 updated results. Br J Cancer 2011；105：58-64.
5) Muro K, et al. Irinotecan plus S-1 (IRIS) versus fluorouracil and folinic acid plus irinotecan (FOLFIRI) as second-line chemotherapy for metastatic colorectal cancer：a randomised phase 2/3 non-inferiority study (FIRIS study). Lancet Oncol 2010；11：853-60.
6) Karapetis CS, et al. K-ras mutations and benefit from cetuximab in advanced colorectal cancer. N Engl J Med 2008；359：1757-65.
7) Adam R, et. al. Rescue surgery for unresectable colorectal liver metastases downstaged by chemotherapy：a model to predict long-term survival. Ann Surg 2004；240：644-57.
8) Uetake H, et al. Fate of metastatic foci after chemotherapy and usefulness of contrast-enhanced intraoperative ultrasonography to detect minute hepatic lesions. J Hepatobiliary Pancreat Sci 2012；19：509-14.

Ⅳ章 治療法各論

▶ 機能性疾患

過敏性腸症候群

① 過敏性腸症候群（IBS）の治療目標と治療方法の指標として『機能性消化管疾患診療ガイドライン2014』が公表されている．
② 治療目標はIBS主症状の「十分な緩和」または「満足のいく緩和」が得られることである．
③ 最初に患者-医師関係の構築，食事・生活習慣改善の指導を行う．
④ 各治療法の有効性をエビデンスに基づいて理解する．
⑤ ガイドラインで推奨されている3段階のIBS治療フローチャートに準じた治療を行う．

疾患概念 ▶ p.7
病態生理 ▶ p.35

　過敏性腸症候群（irritable bowel syndrome：IBS）診療に関するガイドラインとしては，Rome Ⅲ基準に沿った『心身症診断・治療ガイドライン2006』[1]が2006年に公表され，その後，日本消化器病学会編集の『機能性消化管疾患診療ガイドライン2014』が出版された[2]．一方，最近になってRome Ⅳ基準が提唱され，Rome Ⅲ基準に比べてやや簡略化された内容となっている[3]．現在，わが国のIBS診療におけるRome Ⅳ基準の有用性は評価段階であることから，本項では，『機能性消化管疾患診療ガイドライン2014』に基づいたIBSの治療方法について概説する．

IBSの優勢症状の把握

診断フローチャート ▶ p.10

- IBSの治療に際しては，的確な診断と優勢症状の把握が必要である．アラームサイン（警告症状）を認める場合には注意が必要であり，器質的疾患を十分に除外したうえでIBSとして治療を開始すべきである[4]．

Bristol便形状スケール ▶ p.8

- IBSの優勢症状や亜型の把握は，基本的に問診が中心となることから，糞便形状の指標であるBristol便形状スケールなどを参考に患者から病歴を聴取することが必要である．IBSは糞便の形状の割合で4つのタイプ（便秘型；IBS-C，下痢型；IBS-D，混合型；IBS-M，分類不能型；IBS-U）に分類されるが，Rome Ⅳ基準では，Bristol便形状スケールに基づいた患者の優勢症状でサブタイプを診断するように述べられている[3]．
- また，患者の社会的背景やストレスの有無などについても可能な範囲で問診を行っておくことが治療を進めていくうえで重要なポイントとなる．

ガイドラインに基づいた過敏性腸症候群（IBS）治療

- 『機能性消化管疾患診療ガイドライン2014―過敏性腸症候群（IBS）』では，IBSの治療目標と種々の治療法の有効性をエビデンスに基づいて評価している．さらに，本ガイドラインでは，基本的に2006年に公表された『心身症 診

IV章 治療法各論

断・治療ガイドライン 2006』と同様に 3 段階に分けた治療アルゴリズムを推奨している.

治療目標

- ガイドラインで提唱されている治療目標は，患者の報告に基づいて，IBS 主症状の「十分な緩和」または「満足のいく緩和」が得られたことを評価することとされている（エビデンスレベル A）．いくつかの臨床試験などにおいて，IBS 重症度尺度（IBS symptom severity score/index）が使用されているが，今後は，客観的病勢評価が可能なバイオマーカーなどの開発が待たれる.

患者-医師関係の構築（エビデンスレベル A）

- 診療内容（IBS の病態，病勢，食事との関連性，予後）について，主治医が患者に平易な言葉で詳細に説明を行い，良好な患者-医師関係を築くことは治療に有効である．特に，IBS 症状が炎症や腫瘍などの器質的疾患によるものではなく機能障害に依存していること，予後が良好であることを理解してもらい安心感を与える.

食事指導，食事療法（エビデンスレベル B）

- IBS 症状を誘発しやすい食品（油脂，香辛料など）の摂食を控える食事療法は有効であり，IBS の便秘症状には高繊維食の摂取の有効性も認められる.
- また，低 FODMAP ダイエット[★1]の有効性が欧米では確認されている．低 FODMAP ダイエットによって腸管内水分貯留やガス産生を抑制できる可能性が示唆されている.

★1 **低 FODMAP ダイエット**
fermentable（発酵性），oligosaccharides（オリゴ糖），disaccharides（二糖類），monosaccharides（単糖類），polyols（ポリオール）を制限する.

生活習慣の改善（エビデンスレベル C）

- IBS 診療において，禁酒，禁煙，良好な睡眠，休養などによる生活指導の有効性は十分なエビデンスが示されていないが，増悪因子除去という観点からは，これらの生活習慣改善は考慮されるべきである.

薬物療法（❶）[5]

高分子重合体（ポリカルボフィルカルシウム）（エビデンスレベル A）

- 本剤は非溶解性の親水性ポリアクリル樹脂の一種で，カルシウムが結合したポリカルボフィルカルシウムの形で服用する．服用後に胃内でカルシウムが外れ，ポリカルボフィルとなって吸収作用を示す．腸管内の水分保持と内容物輸送促進作用があり，便秘状態では水分を保持した状態で便量を増加させ，下痢状態では水様便をゲル状または半固形状にする効果がある.
- 本剤は下痢にも便秘にも有効であり，IBS の基本的薬剤として位置づけられている.

消化管機能調節薬（エビデンスレベル B）

- トリメブチンマレイン酸塩（セレキノン®）は，オピオイド μ, κ 受容体を介し

機能性疾患／過敏性腸症候群

❶ 過敏性腸症候群（IBS）に用いられる治療薬

分類		薬剤	有効性	保険適用
高分子重合体		ポリカルボフィルカルシウム（ポリフル®/コロネル®）	下痢，便秘，腹痛	有
消化管機能調節薬		トリメブチンマレイン酸塩（セレキノン®）		有
		ドンペリドン（ナウゼリン®）	腹部症状の改善	
		イトプリド（ガナトン®）	便秘	
セロトニン受容体	（5-HT₄）作動薬	モサプリド（ガスモチン®）	便秘	
	（5-HT₃）阻害薬	ラモセトロン（イリボー®）	下痢	有
抗コリン薬		ブチルスコポラミン（ブスコパン®）	腹痛	
		メペンゾラート臭化物（トランコロン®）	下痢，腹痛	有
		チキジウム臭化物（チアトン®）	下痢，腹痛	有
粘膜上皮機能変容薬		ルビプロストン（アミティーザ®）		
止痢薬		ロペラミド塩酸塩（ロペミン®）	下痢	
		ベルベリン塩化物水和物（キョウベリン®）	下痢	
		タンニン酸アルブミン（タンナルビン®）	下痢	
下剤	（塩類下剤）	酸化マグネシウム	便秘	
	（刺激性下剤）	センノシド系	便秘	
		ピコスルファートナトリウム	便秘	
プロバイオティクス		各種	腹部症状の改善	
漢方薬		各種	腹部症状の改善	
抗うつ薬		三環系抗うつ薬	腹部症状の改善	
		選択的セロトニン再取り込み阻害薬		
抗不安薬		ベンゾジアゼピン系薬剤など	腹部症状の改善	

（古田賢司ほか．佐々木大輔編．過敏性腸症候群─脳と腸の対話を求めて．中山書店；2006．p.108[5]）を元に筆者作成）

て大腸の運動亢進を抑制する．本剤は便回数のみならず腹痛などの消化器症状を改善させることが報告され，わが国ではIBSの保険適用となっている．

● ドパミン D_2 遮断薬であるメトクロプラミド（プリンペラン®）やドンペリドン（ナウゼリン®），ドパミン D_2 遮断とコリンエステラーゼ阻害の作用を有するイトプリド（ガナトン®）などは，腸管運動の調節を介してIBS症状に有効性が期待されるが保険適用がないので注意が必要である．

セロトニン（5-hydroxytryptamine：5-HT）受容体を標的とした薬剤

● ラモセトロン（イリボー®）は，セロトニン 5-HT₃ 受容体を選択的に阻害し，腸管運動亢進・知覚過敏をともに抑制するため，下痢型IBS患者には有効である（エビデンスレベルA）．

● モサプリド（ガスモチン®）は，5-HT₄ 受容体作動薬で腸管運動を亢進させるがIBSに保険適用はない．

抗コリン薬（エビデンスレベルB）

● チキジウム臭化物（チアトン®），メペンゾラート臭化物（トランコロン®），ブチルスコポラミン（ブスコパン®）は，IBS患者の症状軽減（下痢，腹痛）に有効である可能性があり使用が提案されている．

粘膜上皮機能変容薬（エビデンスレベルB）

● ルビプロストン（アミティーザ®）は，小腸細胞粘膜上のクロライドイオンチャ

267

ネルの活性化によって腸液の分泌を高め，便の水分含有量を増やして柔軟化し，腸管内輸送を促進させる[4]．ガイドライン上はIBS-Cの基本薬の一つと推奨されているが，保険適用は慢性便秘症のみであるので注意が必要である．

プロバイオティクス（エビデンスレベルA）

● プロバイオティクスは，腸内細菌叢のバランスを改善することで，ヒトに有益な作用をもたらす生菌，または生菌を含む薬品や食品である．IBSに対するプロバイオティクスの効果については，多くの介入試験で一定の有効性が報告されているが，菌種や菌の組み合わせなどによって結果にばらつきがあり，今後もさらなる検討が必要である．

止痢薬，下剤（エビデンスレベルD）

● 便秘に対する下剤として，センノシド系，ピコスルファートナトリウムを代表とする刺激性下剤，酸化マグネシウムを代表とする機械性下剤，下痢に対する止痢薬として，ロペラミド塩酸塩（ロペミン®），タンニン酸アルブミン（タンナルビン®），ベルベリン塩化物水和物（キョウベリン®）などが，わが国では用いられている．

漢方薬（エビデンスレベルC）

● 日常臨床で使用されているケースは少なくないが，わが国で用いられている漢方薬での英文RCTはない．しかし，herbal medicineのRCTの報告があり，なかには有効性を示す報告がある．漢方薬の有効性は期待がもたれるところであるが，今後のレベルの高いRCTが望まれる．

抗うつ薬（エビデンスレベルA），抗不安薬（エビデンスレベルC）

● 三環系抗うつ薬，選択的セロトニン再取り込み阻害薬（selective serotonin reuptake inhibitor：SSRI）は，プラセボに比し有意にIBSの腹痛や症状スコアを改善する．

● IBSでは不安が高率に合併し増悪因子になっていることから，不安軽減は症状軽減に寄与することが考えられ，抗不安薬（ベンゾジアゼピン系薬剤など）の使用が提案されている．

IBSの治療フローチャート

第1段階（❷）[2]

● IBSについて患者が理解できる平易な言葉で十分に説明し，患者–医師間で信頼関係を構築する．最初に，IBSの亜型を問わずに食事・生活習慣改善の指導を行う．

● 次に，IBSの優勢症状に基づいて薬物療法を開始するが，この段階では，高分子重合体，消化管機能調節薬，プロバイオティクスを投与する．その後，IBS-Dに対しては5-HT₃拮抗薬（ラモセトロン），IBS-Cに対しては粘膜上皮機能変容薬（ルビプロストン★2）の投与を考慮する．ここまでの治療で改善を認めない場合は，残存する優勢症状に基づいて，下痢には止痢薬，便秘には下剤，腹痛に対しては抗コリン薬を投与する．便秘に対して刺激性下剤の連用は避ける．

★2 **ルビプロストン**
IBS単独病名での保険適用はない．

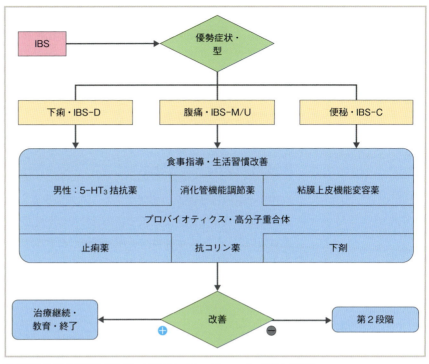

❷ 過敏性腸症候群（IBS）の治療フローチャート（第1段階）
IBS-D：下痢型IBS，IBS-M/U：混合型/分類不能型IBS，IBS-C：便秘型IBS，5-HT₃：セロトニン
（日本消化器病学会編．機能性消化管疾患診療ガイドライン2014―過敏性腸症候群〈IBS〉．南江堂；2014．p.20[2]より引用）

- これらの薬物の用量を調節しながら4〜8週間続け，改善すれば治療継続あるいは治療終了とする．改善がなければ第2段階へと進む．

第2段階[2]

- 第1段階で行った消化管主体の治療が無効であった場合に，心理的異常が患者のIBS症状へ関与しているか否かを最初に評価する．心理的異常の関与があれば，うつ症状と不安のいずれが優勢症状かを評価する．うつが優勢であれば抗うつ薬，不安が優勢であれば抗不安薬を用いる．
- 心理的異常の関与が少ないと判断されれば，大腸粘膜生検，小腸内視鏡検査，乳糖負荷試験などを行い，再び器質的疾患の除外診断を行う．再精査でも器質的疾患を指摘できないときは，優勢症状を把握のうえ，薬物療法（消化管運動賦活薬，止痢薬，抗うつ薬，抗不安薬）を行う．症例に応じて，漢方薬，抗アレルギー薬の投与や簡易精神療法を試みる．
- 薬剤は用量を調節しながら4〜8週間続け，改善すれば治療継続あるいは治療終了とする．改善がなければ第3段階へと進む．

第3段階[2]

- 本段階では，薬物療法が無効であったことを踏まえ，心理療法を行う．再度，ストレスや心理的異常の関与を評価し，幻覚，妄想，パーソナリティ障害などを認める場合は心身医学領域ではなく精神科へ紹介する．

Ⅳ章 治療法各論

● 心理的異常が影響していないと考えられる場合には，消化管運動異常を再度除外する．検査の結果，消化管運動低下・知覚鈍麻が認められる場合はIBS以外の運動異常を考慮，それ以外はすべて心身医学的治療の対象となる．まず，第1，第2段階で用いていない薬物とその併用療法，簡易精神療法，弛緩法などを行う．これで改善がなければ，認知行動療法，絶食療法，催眠療法などのより専門的な心理療法が考慮される．

おわりに

IBSの病態は多様かつ複雑であり，心理的異常と知覚過敏による"脳腸相関"のバランス異常に加え，最近では腸管の炎症や免疫異常がかかわる可能性が示唆されている．IBSの治療は，本項で概説したガイドラインに基づくことが推奨されるが，患者個々の背景や病状を踏まえたうえで，最終的には患者とともに治療方針を決定していく必要がある．

(石原俊治)

● 参考文献

1) 福土　審ほか．過敏性腸症候群．小牧　元ほか編．心身症 診断・治療ガイドライン 2006．協和企画；2006．p.12-40.
2) 日本消化器病学会編．機能性消化管疾患診療ガイドライン 2014—過敏性腸症候群（IBS）．南江堂；2014．p.20-22, 52-104.
3) Lacy BE, et al. Bowel disorders. Gastroenterology 2016；150：1393-407.
4) Spiller R, et al. Guidelines on the irritable bowel syndrome：mechanisms and practical management. Gut 2007；56：1770-98.
5) 古田賢司ほか．佐々木大輔編．過敏性腸症候群—脳と腸の対話を求めて．中山書店；2006．p.108.

▶ 機能性疾患

吸収不良症候群

Point
1. 吸収不良症候群は，原疾患，病態を踏まえ，疾患特異的な治療を行う．
2. 消化不良の病態の場合には，消化酵素の補充を行う．
3. 腸管吸収面積減少，脂質吸収障害に伴う電解質，ビタミン，微量元素の欠乏に留意する．
4. 病態に合わせた栄養療法を施行する．
5. 栄養サポートチーム（NST）による栄養アセスメントを活用する．

病態生理 ▶ p.30

吸収不良症候群（malabsorption syndrome）治療の基本は，①原疾患を特定し疾患特異的治療を施すこと，②栄養状態を評価し適切な薬物治療，栄養療法を施行すること，③症候に対する対症療法を行うこと，である（❶）．なかでも，正しく病態を評価し原疾患を特定することが治療の成否を決定する重要な因子であり，病態が把握できれば薬物治療，栄養療法が決定される．吸収不良症候群では，しばしば重篤な栄養障害，体重減少を伴っており，栄養療法を行う際には多職種から構成される栄養サポートチーム（nutrition support team：NST）を活用して適切な栄養評価を行い，患者および患者家族を巻き込んで指導を行っていくことが重要である．

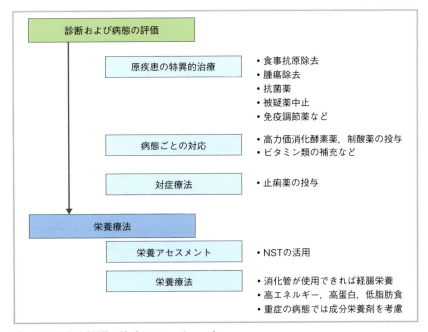

❶ 吸収不良症候群の治療フローチャート
吸収不良症候群治療は，①原疾患の特定，②病態ごとの治療，③栄養状態に合わせた適切な栄養療法を，段階を踏みながら進める．栄養療法においては栄養サポートチーム（NST）を活用し，病態に合わせた経腸栄養剤を選択する．

原疾患の治療

原発性吸収不良症候群

- セリアック病の治療の原則は，厳格な無グルテン食であり，グルテンを含む小麦，ライ麦，大麦の制限を行う[★1]．グルテンフリーの穀類は米のほか，成分上はソバ，トウモロコシ，アワ，キヌア，エンバク（オート麦，オートミール）があり，エンバクなどは栄養状態の改善の報告もある[1]．肉，乳製品，フルーツ，野菜は成分上グルテンフリーである．一方で，小麦粉代替品ではビタミン類が比較的少なく，またセリアック病では絨毛障害に伴って葉酸，ビタミンB_{12}，脂溶性ビタミン，鉄，カルシウムなどの微量元素が広範に不足しがちであり，骨粗鬆症を含め，モニタリングのうえ適宜補充を要する．グルテンフリー食の導入後は，数日〜数週単位で臨床症状の改善が見込まれる．一方で，組織学的な粘膜損傷の回復には数か月〜年単位を要すると考えられ，成人の場合には完全には回復しないこともありうると報告されている[1]．
- 熱帯性スプルーは，毒素産生大腸菌群の小腸への持続感染が病因として考えられており，テトラサイクリンなどの抗菌薬と葉酸の投与により高率に治癒が得られることが報告されている[2]．
- 選択的二糖類分解酵素欠損症は，ラクターゼ活性低下に伴う乳糖不耐症が最も有名であるが，スクラーゼ，イソマルターゼ欠損症も存在する．先天性ラクターゼ欠乏症では，経口からの乳糖摂取を控え，個々人のラクターゼ活性の程度をみつつ無乳糖食あるいは低乳糖食とし，ラクターゼ製剤の使用も有用である．

続発性吸収不良症候群

- 原因別の治療法を実施する．
- 腸結核や偽膜性腸炎，小腸原虫症などの感染症に伴う変化が原因で起きている場合にはそれぞれの抗菌薬が推奨される．Whipple 病では原因微生物である *Tropheryma whippleii* に対して ST 合剤（スルファメトキサゾール 160 mg/トリメトプリム 160 mg を 1 日 2 回，1〜2 年間）の内服が推奨されている[3]．
- Crohn 病やアミロイドーシス，全身性エリテマトーデスなどの全身性疾患が原因の場合には，免疫調節薬などの治療，内分泌疾患ではホルモン療法が，悪性腫瘍が背景にある場合には手術も含めた治療が必要となる．薬剤性の機序が疑われる場合には，可能な限り被疑薬を中止する．
- 盲係蹄症候群や短腸症候群では，しばしば病態の機序に腸内細菌異常増殖を伴っている．bacterial overgrowth に対して広域スペクトラムの抗菌薬（テトラサイクリン，メトロニダゾール，アモキシシリン・クラブラン酸，セファロスポリンなど）の投与を行い，解剖学的な問題の場合には外科手術も検討する．腸内細菌によるビタミン B_{12} の消費，胆汁酸脱抱合による脂溶性ビタミン不足を加味する．

[★1]
調味料や，これら穀類が加工される際にはグルテンが添加されていることが多く，無グルテンへの意識が高くないわが国では厳密なグルテンフリー食を実践することは困難といわざるをえない．最低限，小麦粉を避け米を摂取するというのが現実的なグルテン回避方法として検討される．

消化障害性吸収不良症候群

- ホルモン産生腫瘍，Zollinger-Ellison 症候群や膵癌，閉塞性黄疸であれば，背景にある腫瘍や結石などの治療を行う．
- 消化障害に対しては，消化酵素，膵外分泌酵素などの補充や制酸薬投与を行う．
- 機能性膵内分泌腫瘍に伴って発症している場合には，サンドスタチンの投与による内分泌抑制も検討される．

薬物療法

消化酵素

- 膵外分泌機能不全に対して，パンクレアチン成分を含有している消化性酵素薬パンクレアチン，ベリチーム®，エクセラーゼ® などが用いられ，常用量の数倍量の投与が行われてきた．
- リパーゼは胃酸による中和を受けて活性が低下するため，同時に制酸薬の投与や腸溶剤の形態がとられるなどの工夫がなされている．
- わが国では，2011 年に高力価パンクレアチン製剤であるパンクレリパーゼ（リパクレオン®）が発売され，脂質・炭水化物・蛋白質いずれにおいても従来の消化酵素に比較して消化力が高いことが確認されている[4]．また，腸溶性コーティングがなされており，胃酸耐性も高く，効果的な酵素補充療法を施行できると考えられる．
- 低酸・無酸状態には希塩酸が，乳糖不耐にはβ-ガラクトシダーゼ（ミルラクト®）による酵素補充が行われる．

制酸薬

- 慢性膵外分泌障害では，pH 低下による消化酵素活性低下を防ぐ目的で，また Zollinger-Ellison 症候群では高ガストリン血症による胃酸分泌過多から粘膜を防ぐ目的で制酸薬が用いられる．
- 制酸薬としては，主にプロトンポンプ阻害薬（PPI）や H_2 受容体拮抗薬を用いる．

ビタミン剤

- 病態に合わせてモニタリングのうえ，適宜補充する．
- 胆汁酸・膵外分泌酵素不足においては，脂溶性ビタミンであるビタミン A，D，E，K の吸収障害が起こりうる．
- ビタミン D 欠乏の治療としては，主に活性型ビタミン D_3 製剤（アルファカルシドール，カルシトリオール，エルデカルシトール）が用いられる．
- 水溶性ビタミンも欠乏しやすい．空腸障害の病態では葉酸欠乏が，胃酸分泌低下や腸内細菌異常増殖の病態ではビタミン B_{12} 欠乏が起きる．経口摂取で不足

する場合には筋肉内注射（葉酸に対してはフォリアミン®，ビタミン B_{12} に対してはメチコバール®）を行う．

電解質，微量元素

●病態に合わせてモニタリングのうえ適宜補充する．
●カルシウムは，前述のビタミン D 動態だけでなく長鎖脂肪酸吸収障害など，ほかの病態でも吸収障害を起こす．
●胃切除術や小腸切除術，バイパス術後では鉄欠乏が起こりやすく，また小腸の吸収面積減少でマグネシウムも欠乏しやすい．マグネシウム経口摂取により浸透圧性下痢が増悪する場合には点滴での補充も選択肢の一つである．
●微量元素では亜鉛，セレン，銅，ヨウ素などが欠乏しやすく，適宜補充が必要である★2．経口摂取患者では微量元素配合経腸栄養剤を用いるほか，完全静脈栄養（total parenteral nutrition：TPN）を用いている患者では，微量元素のアンプル製剤（ミネラリン®注，エレジェクト®注，ボルビックス®注），微量元素含有のキット製剤（エルネオパ®）を使用する．

胆汁酸吸着

●Crohn 病や短腸症候群では，回腸での胆汁酸再吸収障害に伴う胆汁酸性下痢が生じるが，陰イオン交換樹脂であるコレスチラミン，コレスチポール投与による改善が期待される（保険適用外）．一方で，脂肪酸性下痢の機序の場合にはむしろ増悪させる可能性があるため，病態を慎重に検討して投与を決定する必要がある．

対症療法

●非特異的止痢薬として，中枢神経への副作用の少ないロペラミドを用いる．
●海外ではより作用の強いアトロピン・ジフェノキシラート合剤や，脱臭アヘンチンキも止痢薬として用いられている．

栄養管理

栄養評価

●医師や看護師，薬剤師，管理栄養士などの多職種で構成される NST による総合的かつ定期的な栄養評価・管理が有用と考えられる．
●病歴，身長や体重，体重変化などの情報から栄養障害の存在が疑われた場合には，栄養評価ツールを用いて栄養アセスメントを行う．わが国では，主観的栄養評価（subjective global assessment：SGA）によるスクリーニングが広く用いられている．詳細な評価には客観的栄養評価（objective data assessment：ODA）が用いられる★3．
●身体計測のほか，①理想体重比 80％以下または有意な体重減少，②1 週間以上

★2
厚生労働省から提示されている『日本人の食事摂取基準（2015 年版）』では，成人男性で 1 日あたり亜鉛 8 mg　セレン 25 µg　銅 0.7 mg　ヨウ素 95 µg が必要とされている．

★3
そのほかの栄養評価ツールとして，MUST（Malnutrition Universal Screening Tool），NRS-2002（Nutiritional Risk Score），MNA®（Mini Nutritional Assessment），CONUT（Controlling Nutritional Status）など，さまざまなスコアリングが提唱されている．

機能性疾患／吸収不良症候群

MEMO

有用な栄養評価指標として，血清蛋白がある．最も一般的なものはアルブミンであるが，これは中・長期の栄養指標である（半減期21日）．一方で，短期の栄養指標としてはRTP（rapid turnover protein：トランスサイレチン，レチノール結合蛋白，トランスフェリン）が用いられる（半減期0.5～7日程度）．これらの指標は，アルブミンの補充や侵襲状態によっても変動することから，総リンパ球数や筋肉・脂肪量測定も含めた総合的な評価を行うことが推奨される．

MEMO

日常生活では，カフェイン飲料，果物ジュースや清涼飲料など，糖を多く含む飲料は下痢を助長する可能性がある．カフェインを避けるほか，糖類の多い飲料に対しては濃度を落として浸透圧を下げる工夫も行われる．

MEMO

ヤシ油，ココナッツ油に含まれる中鎖脂肪酸（medium chain triglyceride：MCT）は，吸収上皮細胞内で中性脂肪への再合成を必要とせず門脈血中に運搬されるため，脂質によるエネルギー源として有用と思われる[8]．近年，経腸栄養剤にも吸収効率を加味して取り入れられている．ただし，浸透圧性下痢を起こす可能性があるため，症状をみながら指導していく．

継続する負の窒素平衡，③血清アルブミン3.0 g/dL以下，④総リンパ球1,000/μL以下，⑤トランスフェリン200 mg/dL以下，⑥ツベルクリン皮内反応の直径5 mm以下の場合には栄養障害と考え，適切な栄養療法を施行する[5]．

栄養療法

- 栄養療法には静脈栄養法（parenteral nutrition：PN）と経腸栄養法（enteral nutrition：EN）の2つの投与経路がある．

- 腸粘膜のintegrityの維持，絨毛萎縮に伴うバクテリアル・トランスロケーションの回避，胆汁うっ滞の防止，カテーテル関連感染症の回避などの観点から，原則として，消化管機能が維持されている場合にはENを用いる．消化管が使用できない場合や残存腸管が短い場合（空腸回腸吻合で小腸30～35 cm以下，空腸-結腸吻合で小腸60 cm以下，空腸瘻で小腸115 cm以下[6]），またENで十分な栄養量が確保できない場合にPNを選択する．

- ENでは吸収可能な栄養源を，吸収可能な形態で投与するのが原則である．本疾患の多くは，脂肪吸収不良と蛋白質の消化不良を合併する．このため，栄養源を脂肪から蛋白質中心へシフトする．蛋白源は，より吸収しやすい形態であるペプチドやアミノ酸へシフトして投与することが推奨される．

- 高エネルギー（2,400～3,000 kcal/日，40～50 kcal/kg/日），高蛋白（100 g/日，1.5 g/kg/日以上），高ビタミン食[7]として，脂肪は長鎖脂肪酸で40 g/日（より厳密に行う場合には15～30 g/日）程度に抑えておき，消化吸収障害の程度に応じて適宜調節する．

- 経腸栄養剤は，窒素源の分解の程度によって半消化態栄養剤（蛋白質），消化態栄養剤（ペプチドないしペプチドとアミノ酸），成分栄養剤（アミノ酸）に分類される（❷）．

- 消化酵素障害では成分栄養剤が，吸収面積低下では成分栄養および消化態栄養が，膵外分泌障害や胆汁分泌障害ではそのいずれもが適切な栄養剤と考えられる．しかし，吸収不良症候群ではこれらのいくつかの病態が合併していることも多く，臨床的には重症の消化吸収障害の場合にはより消化がなされている製剤を選ぶことが多い．なかでも成分栄養剤（エレンタール®）は窒素源として蛋白が除かれアミノ酸混合物のみを使用しており，低脂肪でもあることから，特に重度の吸収不良を呈する患者に最も適していると考えられる．

- 下痢が助長される場合，①高浸透圧性下痢を考え内服のペースを緩徐にするか，浸透圧の低い栄養剤に切り替える．成分栄養剤は高張性であり，消化態・半消化態栄養剤のほうが持続可能な場合もある．空腸が対応可能な管腔内浸透圧は270～300 mOsm/L程度である．②吸収不良性の下痢の場合には成分栄養剤への変更を検討する．

（好川謙一，穂苅量太，三浦総一郎）

275

❷ 吸収不良症候群で使用される主な経腸栄養剤

区分	成分栄養剤	消化態栄養剤・食品			半消化態栄養剤			
	医薬品	医薬品	食品	食品	医薬品	医薬品	医薬品	医薬品
製品名 会社名 規格	エレンタール® 味の素製薬 300 kcal/80g (標準は 300 kcal/300 mL)	ツインライン®NF 大塚製薬工場 400 kcal/400 mL	エンテミール®R テルモ 400 kcal/100 g (標準は 400 kcal/400mL)	ペプチーノ® テルモ 200 kcal/200 mL	エンシュア・リキッド® アボットジャパン 250 kcal/250 mL 500 kcal/500 mL	エンシュア®・H アボットジャパン 375 kcal/250 mL	ラコール®NF 大塚製薬工場 200 kcal/200 mL 400 kcal/400 mL	エネーボ® アボットジャパン 300 kcal/250 mL
標準使用時 エネルギー密度 浸透圧	1 kcal/mL 906 mOsm/L	1 kcal/mL 470~510 mOsm/L	1 kcal/mL 400 mOsm/L	1 kcal/mL 470~500 mOsm/L	1 kcal/mL 330 mOsm/L	1.5 kcal/mL 700 mOsm/kg H_2O	1 kcal/mL 330~360 mOsm/L	1.2 kcal/mL 350 mOsm/L
主成分 (/100kcal) 蛋白質量 成分	4.4 g アミノ酸 (17種類)	4.1 g アミノ酸＋ペプチド (乳蛋白加水分解物, L-メチオニン, L-ト リプトファン)	3.75 g 低分子ペプチド (卵白加水分解物, L-メチオニン, L-ト リプトファン)	3.6 g 低分子ペプチド (乳清蛋白分解物)	3.5 g 蛋白質 (カゼイン, 分離大 豆蛋白質)	3.5 g 蛋白質 (カゼイン, 分離大 豆蛋白質)	4.38 g 蛋白質 (乳カゼイン, 分離 大豆蛋白質)	4.5 g 蛋白質 (分離乳清, 濃縮乳 清, 分離大豆蛋白 質)
糖質 成分	21.1 g デキストリン	14.7 g マルトデキストリン デキストリン	18.0 g マルトデキストリン デキストリン	21.4 g デキストリン	13.7 g デキストリン 精製白糖	13.7 g デキストリン 精製白糖	15.62 g マルトデキストリン 精製白糖	13.2 g デキストリン 精製白糖 フラクトオリゴ糖
脂質 成分	0.17 g 大豆油	2.8 g トリカプリリン サフラワー油	1.5 g 植物油	0 g	3.5 g トウモロコシ油	3.5 g トウモロコシ油	2.23 g トリカプリリン 大豆油 しそ油 パーム油	3.2 g ナタネ油 中鎖脂肪酸トリグリ セリド 魚油 大豆レシチン
備考	1.12 kcal/mL での 使用時は浸透圧 947 mOsm/L, 0.75 kcal/mL での 使用時は浸透圧 557 mOsm/L	中鎖脂肪酸配合	0.5 kcal/mL での使 用時は浸透圧 200 mOsm/L				中鎖脂肪酸配合	セレン, クロム, モ リブデン, タウリ ン, カルニチン配合 中鎖脂肪酸配合 フラクトオリゴ糖配 合

●参考文献

1) Green PH, Cellier C. Celiac disease. N Engl J Med 2007；357：1731-43.

2) 馬場忠雄, 佐々木雅也. 原発性吸収不良症候群(ツェリアック-スプルーと熱帯性スプルー). 日内会誌 1996；85：1061-5.

3) Fenollar F, et al. Whipple's disease. N Engl J Med 2007；356：55-66.

4) 伊藤鉄英ほか. パンクレリパーゼ製剤とパンクレアチン成分含有製剤の力価・臭いの比較検討. 臨牀と研究 2012；89：407-11.

5) 福田能啓. 吸収不良症候群. 静脈経腸栄養 2012；27：5-17.

6) Halversen RC, et al. Gastric and small bowel fistulas. Am J Surg 1969；118：968-72.

7) 小俣政男ほか監. 専門医のための消化器病学. 第2版. 医学書院；2013. p.297-304.

8) Jeppesen PB, Mortensen PB. The influence of a preserved colon on the absorption of medium chain fat in patients with small bowel resection. Gut 1998；43：478-83.

大腸憩室疾患

Point

1. 大腸憩室炎は保存的治療にて軽快する軽症～中等症のものがほとんどであるが、重症化のリスクが高く、外科的治療を要する左側大腸憩室炎が増加傾向にある．
2. 大腸憩室出血の診断と治療には大腸内視鏡検査がゴールドスタンダードとなるが、これに先行する早期の造影CT検査の併用も有用である．
3. 大腸内視鏡検査は透明フード装着下に行い、クリップ法による止血が第一選択となることが多いが、高張ナトリウムエピネフリン局注法や内視鏡的バンド結紮術も有効である．
4. 大腸憩室疾患の予防には、食物繊維の摂取、便秘の改善、適度な運動などが重要で、憩室出血においては低用量アスピリン製剤を含む非ステロイド性抗炎症薬（NSAIDs）の使用がリスクとなるため、慎重な投与が必要である．

病態生理 ▶p.47

　大腸憩室は、大腸壁の一部が嚢状に漿膜側へ突出したもので、固有筋層を欠いた構造をとる後天性の仮性憩室がその大部分を占める．大腸憩室は、近年の食生活の欧米化や高齢化に伴いわが国でも増加傾向にあり、大腸憩室に合併する大腸憩室疾患も増加している．本項では、大腸憩室疾患として頻度の高い大腸憩室炎と大腸憩室出血について、その治療法を概説する．

大腸憩室炎の治療 ❶

- 大腸憩室炎は、炎症が限局した部位にとどまった軽症から中等症のものが80〜90％を占める．一方、膿瘍形成、瘻孔、狭窄・閉塞、肉眼的穿孔などをきたした重症憩室炎は、S状結腸を中心とした左側結腸に多くみられ、わが国でも左側結腸憩室症例の増加に伴い、外科的治療を要する重症大腸憩室炎が増加している．

重症度分類

- 1978年にHincheyらによって提唱されたものがあり、以下の4段階に分類されている[1]．これは穿孔して膿瘍形成をきたした重症例を対象とした分類であり、軽症憩室炎症例は対象となっていない．つまり、外科的治療を考慮した分類である．
    - Stage Ⅰ：小型の大腸周囲膿瘍
    - Stage Ⅱ：大型の膿瘍形成（後腹膜、骨盤腔内）
    - Stage Ⅲ：大腸周囲や骨盤腔内膿瘍穿孔による腹膜炎（腸管腔内と交通なし）、化膿性腹膜炎
    - Stage Ⅳ：糞便性腹膜炎（腸管腔内と交通あり）
- 一方、水城らは、軽症から中等症の大腸憩室炎を対象に、腹部超音波検査を用

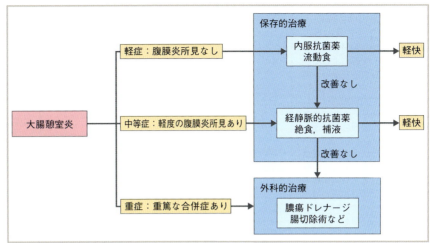

❶ 大腸憩室炎の治療フローチャート

腹膜炎所見を認めない軽症大腸憩室炎は，一般に内服抗菌薬と流動食で軽快し，外来通院治療が可能である．これに反応しない場合や強い腹痛や腹膜炎所見がある場合は，入院のうえ絶食による腸管安静と経静脈的抗菌薬の投与が必要である．重篤な合併症を生じた場合や保存的治療にても改善しない場合は，外科的治療の適応となる．

いた重症度分類を提唱している[2]．このうちGrade Ⅰa～Ⅰcが軽症から中等症に該当し，Hincheyの分類のStage Ⅰを3段階に分類している．
- Grade Ⅰa：炎症を伴う憩室エコーのみ
- Grade Ⅰb：憩室エコーおよび周囲の脂肪織炎
- Grade Ⅰc：憩室エコーと周囲の脂肪織炎，2 cm未満の膿瘍形成
- Grade Ⅱ：憩室エコーと周囲の脂肪織炎，2 cm以上の膿瘍形成または腹腔内穿孔を伴うもの

保存的治療

- 憩室炎が軽度の炎症所見のみで高熱や腹膜炎所見がない（水城らの分類のGrade Ⅰに該当）場合は，内服抗菌薬と流動食による外来通院治療が可能である．これに反応しない場合や高度の腹痛，腹膜炎所見などを伴う場合（同分類のGrade Ⅱに該当），高齢者や重度の併存疾患をもつ者は，絶食による腸管安静と経静脈的抗菌薬の投与が必要となり，入院を要する．
- 抗菌薬は，嫌気性菌とグラム陰性桿菌をカバーする広域スペクトラムなものが推奨されている[3]．
- 治療開始後，症状や炎症所見の改善が乏しい場合には，穿孔や膿瘍，狭窄・閉塞などの重症化所見に注意し，全身状態や既往も考慮して治療方針を決定する必要がある．

外科的治療

- 穿孔，狭窄，瘻孔などの重篤な合併症を生じた憩室炎や保存的治療にても改善しない，再発を繰り返すなどの症例に対しては，外科的手術が必要とされる．
- 術式としては，膿瘍ドレナージや一期的腸切除術，人工肛門造設術後の二期的手術などが行われる．

IV章 治療法各論

❷ **大腸憩室出血の診断・治療フローチャート**

大腸憩室出血が疑われた際は，まず造影CT検査による出血部位の推測が有用である．循環動態が安定している場合は，続いて大腸内視鏡検査を行い，出血部位が同定できれば止血術を行う．出血部位が不明でも止血している状態であれば，保存的治療で経過をみる場合もある．出血量が多く循環動態が不安定な場合や内視鏡下に止血不能であった場合は，IVR (interventional radiology)，さらには外科的手術の適応となる．
HSE：高張ナトリウムエピネフリン，EBL：内視鏡的バンド結紮術

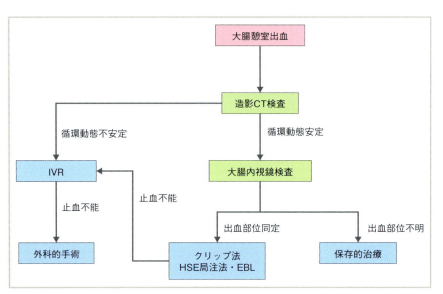

大腸憩室出血の治療（❷）

- 大腸憩室出血に対しては，出血点の検出・同定と止血治療が一期的に行えるという利点から，大腸内視鏡検査が積極的に行われるようになった．しかし，大腸憩室は多発することが多く，出血部位の同定が困難であることも少なくなく，効率的に出血点を同定するためのさまざまな検討がなされている．

造影CT検査の併用

- 大腸憩室出血の診断においては，造影CT検査の有用性が報告されている[4]．大腸内視鏡検査に先行して造影CT検査を行うことにより出血部位が推測され，内視鏡下での出血部位同定率が有意に高まり，内視鏡的止血処置の成功率も高くなる．
- 造影剤の血管外漏出像を得るためには，最終血便からできるだけ早期にCT検査を行うことが重要である．

内視鏡治療

- 出血後に内視鏡検査を行うタイミングについては，緊急の内視鏡検査の有用性は示されておらず[5]，むしろ早期の造影CT検査が，その後の内視鏡下の出血部位の同定と止血治療に有用であると考えられる．
- 出血点の同定のためには，経口腸管洗浄剤による十分な前処置も重要である[6]．
- 透明フードを装着した内視鏡を用い，フードを憩室周囲に軽く押し当てて憩室を吸引，翻転させることで内部の観察が可能となる．これにより出血点の同定率が上昇する[7]．
- クリップによる機械的止血法が第一選択となることが多い．憩室内の露出血管を直視下に観察することが難しい場合は，憩室開口部を複数のクリップで縫縮

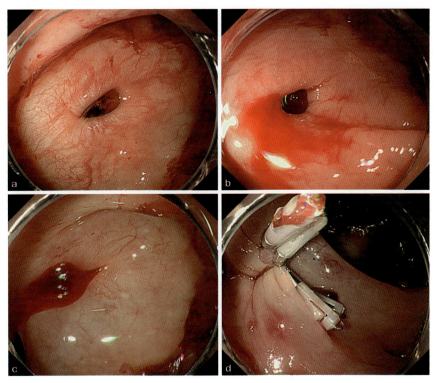

❸ 内視鏡的大腸憩室出血止血術(クリップ法とHSE局注法を併用)

憩室底部に凝血塊を認め，同憩室が出血源と疑われた(a)．洗浄・吸引にて活動性出血をきたしたため出血源と同定した(b)．その後の観察にても露出血管がはっきり確認できなかったため，同部位に高張ナトリウムエピネフリン(HSE)を計3.5 CC局注し(c)，その後，計4個のクリップで憩室を縫縮して止血を確認した(d)．

する方法がとられる(❸)．

- 透明フードを用いて憩室を翻転することにより露出血管が確認できた場合は，これをクリップで確実に把持する手技が勧められている．これは憩室開口部の縫縮法に比し止血効果が高く，再出血率も低い．しかし，穿孔の危険性があるため，クリップは強く押しつけすぎないよう注意する[8]．
- 高張ナトリウムエピネフリン(hypertonic saline-epinephrine：HSE)局注法やこれとクリップ法を併用することもある．近年，内視鏡的バンド結紮術(endoscopic band ligation：EBL)の有用性も報告されている[9]．
- 大腸憩室は固有筋層を欠く構造のため，憩室壁は非常に薄く，組織障害を伴うエタノール局注法やヒータープローブ凝固法は，穿孔の危険性があり避けるべきである．

IVR(interventional radiology)

- 大量出血による循環動態不安定例や内視鏡治療不能例は，血管造影検査の適応となる．0.5 mL/分以上の出血があれば，造影剤の血管外漏出像が得られ，止血処置が可能である．
- 腸管壊死を予防するために，マイクロコイルで超選択的に責任血管を塞栓する．
- 腹膜炎や穿孔などの偶発症にも注意が必要である．

高濃度バリウム充填法

- 内視鏡および血管造影検査で出血部位が診断できず，再出血を繰り返す症例が

適応となる[10].

●前処置後に高濃度バリウム溶液（200 w/v%）を400〜600 mL注腸し，体位変換を行いながら盲腸まで到達させる．30分以上留置してバリウムで憩室内を充填，圧迫する．バリウムは憩室内に数か月間貯留している．

外科的手術

●前述の方法でも止血不能な症例や長期的に再出血を繰り返す症例では，外科的手術を考慮する．

●出血部位の腸管部分切除術が行われるが，切除範囲の決定には術前精査が重要である．

大腸憩室疾患の予防

●大腸憩室および大腸憩室疾患は，今後確実に増加することが予想される．この予防に関しては明確なエビデンスはないが，食生活の欧米化が大きく関与していると考えられ，食物繊維の摂取，便秘の予防，適度な運動などの日常生活の改善が重要である．

●大腸憩室出血については，特に高齢者における低用量アスピリンを含む非ステロイド性抗炎症薬（NSAIDs）の使用がリスクを高めているため，慎重な投与が求められる[11].

（木村雅子，六車直樹，高山哲治）

● 参考文献

1) Hinchey EJ, et al. Treatment of perforated diverticular disease of the colon. Adv Surg 1978；12：85-109.
2) Mizuki A, et al. The out-patient management of patients with acute mild-to- moderate colonic diverticulitis. Aliment Pharmacol Ther 2005；21：889-97.
3) Schechter S, et al. Management of uncomplicated acute diverticulitis：results of a survey. Dis Colon Rectum 1999；42：470-6.
4) 小南陽子ほか．大腸憩室出血の診断と治療における造影CT検査併用大腸内視鏡検査の有用性．日消誌 2011；108：223-30.
5) Smoot RL, et al. Is early colonoscopy after admission for acute diverticular bleeding needed? Am J Gastroenterol 2003；98：1996-9.
6) 水城　啓ほか．大腸憩室出血に対する最適な内視鏡的処置法の検討．日消誌 2013；110：1927-33.
7) 杉山　宏ほか．透明フードを用いた大腸憩室出血の内視鏡診断．臨牀消化器内科 2003；18：731-5.
8) 杉山　宏ほか．大腸憩室出血への対応．日本消化器内視鏡学会雑誌 2015；57：1296-311.
9) Ishii N, et al. Endoscopic band ligation for colonic diverticular hemorrhage. Gastrointest Endosc 2012；75：382-7.
10) Matsuhashi N, et al. Barium impaction therapy for refractory colonic diverticular bleeding. AJR Am J Roentgenol 2003；180：490-2.
11) Strate LL, et al. Use of aspirin or nonsteroidal anti-inflammatory drugs increases risk for diverticulitis and diverticular bleeding. Gastroenterology 2011；140：1427-33.

IV章 治療法各論

▶その他

消化管穿孔・腹膜炎

Point

① 急性腹症では，2 step methodsによる診療アルゴリズムに沿って診断・治療をスムースに進める．
② 汎発性腹膜炎では，現在でも8人に1人は死亡する．
③ 高齢者では，汎発性腹膜炎でも腹部の腹膜炎所見を認めない場合が少なくない．
④ 腹部単純X線ではなく，腹部CT（できれば単純と造影）を撮影する．
⑤ 痛がっていたら診断前でも積極的に鎮痛薬を使用する．
⑥ 早期からの十分な輸液を行い，超音波，血液ガスや血液検査をチェックし，全身状態の改善を図る．

2 step methodsによる診療アルゴリズム

急性腹症の診療アルゴリズム ▶p.287

- 急性腹症（acute abdomen）は，腹部および腹部以外の種々の疾患に起因し，適切で迅速な対応が必要で，時に致死的な疾患群である．そのため，急性腹症では効率的に診療を行う必要があり，その診療アルゴリズムに沿って，診断，治療をスムースに進めることが重要である[1]．
- 最初に，A（気道），B（呼吸），C（循環）やバイタルサインを確認する．これらに変調をきたしているような場合には，ABCの確保とともに，病歴や身体所見などから迅速に診断と治療を同時並行で進め，緊急の手術やIVR（interventional radiology）などが必要な病態か否かを判断する．特に，超緊急疾患である急性心筋梗塞，腹部大動脈瘤破裂，肺動脈塞栓症，急性大動脈解離（心タンポナーデ）や，緊急疾患である，肝癌破裂，異所性妊娠，腸管虚血，重症急性胆管炎，重症急性膵炎，敗血症性ショックを伴う汎発性腹膜炎，内臓動脈瘤破裂などではないか鑑別を行うことが必要である[1]．
- これらに異常がない場合には，より詳細な問診，身体所見，検査から正確に診断・鑑別を行う．

診療のポイント

下部消化管穿孔は予後不良で，汎発性腹膜炎手術では7人に1人が死亡する

- 胃十二指腸は比較的細菌が少なく，穿孔しても保存的治療が可能な場合があるように比較的，予後は良好である．しかしながら，小腸，大腸の下部消化管穿孔では，流出する細菌量が膨大で，汎発性腹膜炎となると予後は非常に不良である．

283

IV章 治療法各論

❶ National Clinical Database（NCD）の Annual Report 2015 での主たる 8 術式の手術件数と死亡率

術式	手術件数	術後 30 日死亡数/率（%）	手術関連死亡数/率（%）
食道切除再建術	6,091	49/0.8	140/2.3
胃切除術（幽門側）	38,584	264/0.7	523/1.4
胃全摘術	19,071	185/1.0	379/2.0
結腸右半切除術	22,446	287/1.3	530/2.4
低位前方切除術	21,861	70/0.3	152/0.7
肝切除術（外側区域以外の区域）	7,666	94/1.2	208/2.7
膵頭十二指腸切除術	10,400	111/1.1	267/2.6
急性汎発性腹膜炎手術	12,085	927/7.7	1,472/12.2

（掛地吉弘ほか．National Clinical Database〈消化器外科領域〉Annual Report 2015．日本消化器外科学会雑誌 2017；50：166-76[2]）より引用）

- 2015 年の National Clinical Database（NCD）の報告では，汎発性腹膜炎手術の手術関連死亡率は 12.2%であったと報告されている（❶）[2]．

高齢者では腹膜刺激所見を認めない場合が少なくない

- 高齢者は筋肉量が少ないこともあり，汎発性腹膜炎となっていても板状硬や反跳痛などの腹膜刺激所見を示さないことが少なくない．このため，高齢者では CT などの画像診断を閾値を下げて積極的に実施することが必要である．
- また，遊離ガス（free air）が多量の場合にも，同様に腹膜炎所見に乏しいことがある．

単純 X 線ではなく，腹部 CT（できれば単純と造影）を撮影する

- 以前は，遊離ガスを見つけるために，立位や側臥位での腹部単純 X 線写真や立位胸部単純 X 線写真を撮影していた．しかし，これらの感度・特異度は高くなく，特に下部消化管穿孔では低いことが報告されている．また，マルチスライス CT（MDCT）では，ごく少量の遊離ガスでも，見つけることができるようになった．そのため，消化管穿孔を疑った場合には，腹部 CT を撮影することが原則である．遊離ガスの検出のみであれば，単純 CT でも可能であるが，穿孔原因や部位を明らかにするためには，造影も行うことが望ましい．

痛がっていたら診断前でも鎮痛薬を使用する

- 以前は診断が確定する前に鎮痛薬を投与すると誤診につながるという迷信があり，急性腹症患者でも診断がつくまで，あるいは，手術の適応か否かを判断するまで鎮痛薬は使用されなかった．しかしながら，診断前に鎮痛薬や麻薬を使用しても正診率や予後に差がないことが質の高い研究で明らかとなり[3]，早期からの鎮痛薬の使用が推奨されている．
- 特に，日本でもアセトアミノフェンの静注薬が使用できるようになり，激しい腹痛を訴える場合には，確定診断前でも，その使用が推奨される[1,3]．
- 診断前の疼痛管理アルゴリズムが示されているが，腹痛の程度を評価し，アセトアミノフェンとともに，モルヒネ，フェンタニルのようなオピオイド（レベ

ル 1，推奨度 A）やペンタゾシン，ブプレノルフィンのような拮抗性鎮痛薬（レベル 2，推奨度 A）を使用することもできる[1,3]．

● ブチルスコポラミン（ブスコパン®）は蠕動痛のような疝痛に有効である．

全身状態の改善を試みる

● 消化管穿孔や腹膜炎時には，それ以前の随伴症状としての嘔気，嘔吐，食欲不振などから経口摂取量も減少しており，脱水状態である．さらに，穿孔性腹膜炎を生じると，サードスペースや腸管，腹腔などへ水分が移行し，循環血液量が減少し，脱水状態は増悪する．

● 消化管穿孔や腹膜炎を疑った場合には，確定診断前から，ABC やバイタルサインのチェックとともに，細胞外液を用いて十分な初期輸液を開始する．『急性腹症診療ガイドライン 2015』でも「患者の循環動態が安定していても，腹腔内感染症と診断された場合，初期輸液は即座に始める（レベル 3，推奨度 A）」「ショックを合併しているときには，循環動態を安定化させることを最優先とする（レベル 5，推奨度 A）」「輸液の種類はリンゲル液などの晶質液を使用する（レベル 1，推奨度 A）」と推奨されている[1]．

● 血液検査の結果が出る前に，超音波検査を実施し，腹水の有無，下大静脈（IVC）径やその呼吸性変動などから循環血液量を推定し，脱水状態の補正を心がけることが必要である．

● 血液検査は，できれば，直ちに結果がわかり，乳酸値も測定できる血液ガスを実施する．血液ガスは代謝性アシドーシス，乳酸値，電解質，血糖のチェックであれば，静脈血での測定でよい．血液検査などにより，電解質や血糖，腎機能障害などの異常があれば，十分な輸液を行いながら補正を行う．

抗菌薬投与

● 消化管穿孔，腹膜炎では，感染巣のコントロールが第一であるが，抗菌薬もできるだけ早期から開始する．敗血症では，抗菌薬投与が 1 時間遅れるごとに予後が7％ほど悪化すると報告されている[4]．そのため，これらの感染性疾患と推測された場合には，診断後 1 時間以内などの早期に抗菌薬を投与することが肝要である．

（真弓俊彦，眞田彩華，石川成人）

● **参考文献**

1）急性腹症診療ガイドライン出版委員会．急性腹症診療ガイドライン 2015．医学書院；2015．

2）掛地吉弘ほか．National Clinical Database（消化器外科領域）Annual Report 2015．日本消化器外科学会雑誌 2017；50：166-76．

3）Falch C, et al. Treatment of acute abdominal pain in the emergency room：a systematic review of the literature. Eur J Pain 2014；18：902-13.

4）Kumar A, et al. Duration of hypotension before initiation of effective antimicrobial therapy is the critical determinant of survival in human septic shock. Crit Care Med 2006；34：1589-96.

Ⅳ章 治療法各論

▶ その他

腸閉塞

Point

❶ 腸閉塞とイレウスを使い分ける.

❷ 既往歴, 手術歴, 現病歴を必ず確認する.

❸ 腸閉塞の場合には, 絞扼性か否かを判断する.

❹ 乳酸値やアシドーシスのチェックであれば, 血液ガス検査は静脈血でよい.

❺ 腹部単純 X 線よりも, 単純造影 CT が基本となる.

腸閉塞とイレウス

● 日本では, 従来, 絞扼性イレウスや麻痺性イレウスなど, 機械的な腸閉塞でも, 機能性のイレウスでもいずれもイレウスと呼んできた. しかしながら, PubMed の Medical Subject Headings (MeSH) にみられるように, ileus は "A condition caused by the lack of intestinal peristalsis or intestinal motility without any mechanical obstruction.★1" と機能的な腸管麻痺と定義され, 一方, intestinal obstruction (腸閉塞) は "Any impairment, arrest, or reversal of the normal flow of intestinal contents toward the anal canal.★2" と定義され, 区別して使用されている.

● 今後は, イレウスは機能性のものに限定して使用し, 機械的なものは腸閉塞と呼ぶべきである.

★1
機械的閉塞がなく, 腸蠕動または腸運動性の欠如に起因する状態.

★2
腸内容の肛門方向への正常な流れの障害, 停止または反転.

診療アルゴリズム

● 急性腹症は, 腹部および腹部以外の種々の疾患に起因し, 適切で迅速な対応が必要で時に致死的な疾患群である. そのため, 急性腹症では効率的に診療を行う必要があり, その診療アルゴリズムに沿って, 診断, 治療をスムースに進めることが重要である. 『急性腹症診療ガイドライン 2015』では, 急性腹症では 2 step methods による診療アルゴリズムが提案されており (❶)[1], 診断・治療をスムースに進めるうえで重要である.

● A (気道), B (呼吸), C (循環) やバイタルサインに異常を認める場合には, ABC の確保とともに, 病歴や身体所見などから迅速に診断と治療を同時並行で進め, 緊急の手術や IVR (interventional radiology) などが必要な病態か否かを判断する. 特に, 超緊急疾患である, 急性心筋梗塞, 腹部大動脈瘤破裂, 肺動脈塞栓症, 急性大動脈解離 (心タンポナーデ) や, 緊急疾患である, 肝癌破裂, 異所性妊娠, 腸管虚血, 重症急性胆管炎, 重症急性膵炎, 敗血症性ショックを伴う汎発性腹膜炎, 内臓動脈瘤破裂などではないか鑑別を行うことが必要である[1].

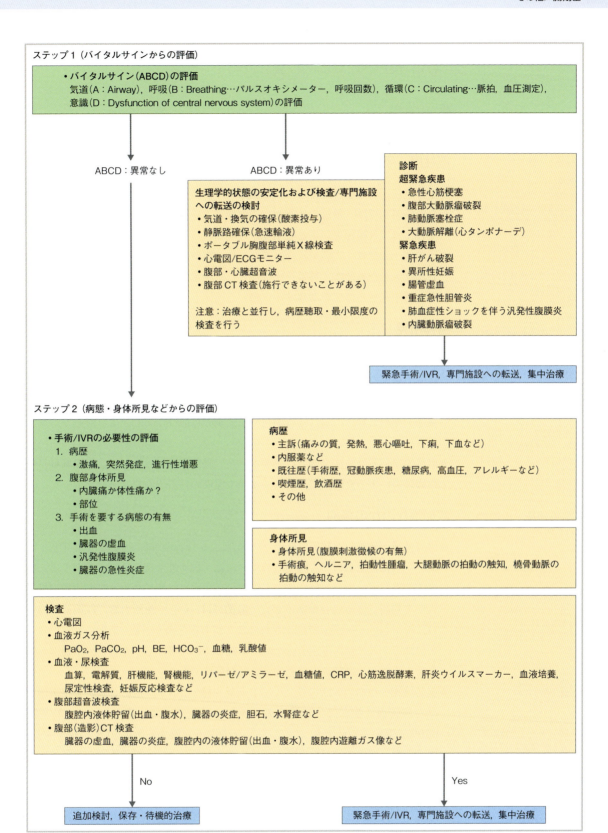

❶ 急性腹症の診療アルゴリズム（2 step methods）
（急性腹症診療ガイドライン出版委員会. 急性腹症診療ガイドライン 2015. 医学書院；2015[1]）より引用）

IV章 治療法各論

● ABC やバイタルサインに異常が認められない場合には，より詳細な問診，身体所見，検査から正確に診断・鑑別を行う．

診療のポイント

既往歴，手術歴，現病歴の確認

● 手術既往がある場合，癒着による腸閉塞を生じることが最も多い．手術既往がない腸閉塞では，最近の体重減少や血便，太い便が出ないなどの現病歴がある場合には，大腸腫瘍による腸閉塞が想起される．

● その他，腸捻転，大腿や鼠径ヘルニアなど腹壁のヘルニア，腹腔内の間隙へ腸管が嵌入した腸閉塞，腫瘍を先進部とした腸重積，また，高齢女性で多産の場合，閉鎖孔ヘルニアを考慮する（❷）．

身体所見

● 診察では，鼠径や大腿ヘルニア嵌頓の可能性もあり，必ず鼠径部まで確認する．腹部手術創も確認する．腹部の膨満を認めるが，腸蠕動音は初期には亢進するものの，腹膜炎を生じると低下する．圧痛を認めるだけではなく，打診痛や反跳痛を認める場合には，腸管壊死や腹膜炎の可能性があり，より詳細な診察を行う．

● 直腸診は，急性腹症全例では必要ないが，腸閉塞時には施行し，直腸腫瘤，癌性腹膜炎による直腸狭窄の有無，便塊や血液の付着の有無を確認する．

絞扼性か否かの鑑別

● 腸管循環が途絶した絞扼性腸閉塞の場合には，時間が経つと腸管が壊死し，敗血症から死に至るので，腸閉塞の場合には，絞扼性か否かを必ず鑑別する．超音波の専門家の場合，超音波でも腸管への血流や腸管蠕動の有無から絞扼性か否かを判断できる場合があるが，一般的には，CT で判断する．絞扼部の腸管は，やや high density で描出されることがあるため，一見，造影されているかと見間違うことがある．そのため，単純と造影の腹部 CT を行い，単純像と造影像を比較し造影効果を確認することが肝要である．

● 腸管壊死・虚血の診断に役立つ CT 所見を❸[2]に示す．造影 CT が 2 相撮像された腸管虚血症に関する論文のメタアナリシスでは，感度 93.3％，特異度 95.9％と高い診断能であった[3]．また，絞扼性を示唆する所見を❹[4]に提示する．腸管壊死・虚血や絞扼性を疑う所見を認めた場合には，緊急手術など緊急処置を念頭に診療を進める必要がある．

乳酸値の確認

● 血液ガス検査によってわかる乳酸値は，虚血腸管があった場合には上昇するので，上昇していれば注意を要する．ただし，腸管血流が完全に途絶していると

---

❷ 腸閉塞の機序

手術既往あり*
- 癒着による

手術既往なし
- 腸捻転
- 大腸腫瘍による腸閉塞（最近体重減少や血便，太い便が出ないなどの現病歴がないか確認）
- 腹壁のヘルニア（大腿，鼠径，腹壁瘢痕ヘルニア嵌頓など）
- 腹腔内の間隙への腸管嵌入
- 腫瘍を先進部とした腸重積
- 便，食事，異物による閉塞
- 閉鎖孔ヘルニア（高齢女性で多産の場合が多いといわれている）

＊：手術既往がある場合でも，手術既往がない疾患に罹患することはありうるので，これらも考慮する．

❸ 腸管壊死・虚血の CT 所見

1. 造影 CT で壁が造影されないまたは造影が弱い
2. 単純 CT で壁が高濃度（出血性壊死）
3. 遊離ガス
4. SMV または門脈内ガス
5. 壁内気腫（intramural gas）
6. 壁肥厚
7. 大量の腹水
8. 隣接する腹膜，腸間膜や後腹膜筋膜の充血・肥厚

1，2，5 の特異性が高い．
SMV：上腸間膜静脈
（急性腹症の CT 演習問題．上腹部痛シリーズ 4 RESIDENT COURSE 解答【症例 ER16】（絞扼性小腸閉塞による）小腸壊死[2]より引用）

288

その他／腸閉塞

❹ 腸管の絞扼を示す画像所見

1) closed loop
2) whirl sign
3) beak sign
4) dirty fat sign（fat stranding）
5) target sign
腸間膜血管の異常走行や拡張

1）腸管の離れた2点が1か所で絞めつけられ一部の腸管が閉鎖腔になる，2）捻転により腸管や腸間膜の血管が渦巻状に見える，3）閉塞している部分の腸管が鳥のくちばし状に見える，4）腸間膜の浮腫や出血，脂肪織濃度の上昇，5）腸管の浮腫で，的のように見える（詳しくは成書を参照のこと）．（園村哲郎ほか．腹部救急1〈急性腹症総論，イレウス，消化管穿孔，腸管虚血〉．レジデント 2009；5：74-84[4]より引用）

上昇しない場合もあることには留意しておく．代謝性アシドーシスや乳酸値を確認するのであれば，静脈血の血液ガス検査でも判定可能であり，採血時に同時に提出すればよい．

治療

● 腸閉塞の治療は，病態によってさまざまである．絞扼性腸閉塞が疑われた場合には，緊急手術が必要である．また，嵌頓してから時間が経過している場合や腹腔内の間隙へ腸管が嵌入した腸閉塞が疑われる場合には，原則として手術を施行する．

● 腸捻転では内視鏡的に整復できることが多く，腸重積ではガストログラフィンによる注腸透視で整復できる場合もあるが，これらで整復できない場合には，手術を躊躇しない．

● 大腿ヘルニアや鼠径ヘルニアなどの腹壁ヘルニアの場合は通常用手的に整復を行うが，閉鎖孔ヘルニアでは超音波プローブをあて嵌入部を確認しながら，プローブを圧迫し，整復を行うことができる．

● 癒着による腸閉塞では，まずイレウス管を透視下に空腸まで挿入し，先端のバルーンをふくらませておき，蠕動に伴って腸管内を先進させ狭窄部にできるだけ近づける．また，ガストログラフィンを流すことによって，腸管蠕動が亢進し，腸閉塞が解除される場合もある．ガストログラフィンが大腸まで到達するか時間を追って腹部単純X線写真で確認する．大腸まで到達しない場合には，緊急手術で腸管閉塞部を解除すると，入院期間の短縮につながるかもしれない．

● 糞便性の腸閉塞であれば，直腸に便が充満していれば摘便し，浣腸を行う．食事や異物による腸閉塞では，その性質によってイレウス管による保存的治療か手術かを判断する．

（真弓俊彦，新里　到，大坪広樹）

● 参考文献
1) 急性腹症診療ガイドライン出版委員会．急性腹症診療ガイドライン 2015．医学書院；2015．
2) 急性腹症のCT演習問題．上腹部痛シリーズ4　RESIDENT COURSE　解答【症例ER16】（絞扼性小腸閉塞による）小腸壊死．
http://www.qqct.jp/seminar_answer.php?id＝697
3) Menke J. Diagnostic accuracy of multidetector CT in acute mesenteric ischemia：systematic review and meta-analysis. Radiology 2010；256：93-101.
4) 園村哲郎ほか．腹部救急1（急性腹症総論，イレウス，消化管穿孔，腸管虚血）．レジデント 2009；5：74-84.

ミニレクチャー

ミニレクチャー

ゲノムワイド関連解析（GWAS）

GWAS（genome-wide association study）
SNP（single nucleotide polymorphism：一塩基多型）

ゲノムワイド関連解析（GWAS）とは，広範囲なヒトゲノム領域に遺伝マーカー（主に SNP）を設定し，調査したい表現型（疾患感受性，薬剤副作用発現，疾患病型，予後など）と遺伝マーカーとの相関解析を行い，その表現型と関連するゲノム領域を特定する手法である．2005 年頃から GWAS を用いた疾患感受性領域・遺伝子同定に関する論文がみられるようになり，その後，多くの GWAS を用いた研究が発表されている．

GWAS が可能となるためには，3 つのブレークスルーが必要であった．1 つ目が 2003 年のヒトゲノム計画終了である．これによりヒトゲノムの参照配列が得られ，遺伝マーカー同定の基盤ができた．2 つ目がヒトゲノム（主に欧米人）のハプロタイプ構造が国際 HapMap プロジェクトにより明らかになったことである．これにより，効率的にゲノムをカバーできる SNP を選ぶことが可能となった．3 つ目がタイピングの技術革新により安く・早く・正確にタイピング可能となったことである．また，GWAS という研究手法の最大の特徴として，仮説を必要としない研究手法であることがあげられ，研究者の主観が入りにくい研究結果が得られる．

炎症性腸疾患についても，2005 年から GWAS を用いた感受性領域・遺伝子同定報告がなされ，さらに 2009 年には欧米人 GWAS で得られた相関情報を用いて免疫疾患に特化した ImmunoChip をサンガー研究所が中心となり作製し，詳細な相関解析を繰り返すことにより，2016 年現在で 200 の感受性領域・遺伝子が同定され報告されている．これらの感受性遺伝子は，自然免疫，獲得免疫，消化管上皮のバリア機能に関与するものが多く，炎症性腸疾患発症にそれらの機能異常が関与していることが示された．また，最近では炎症性腸疾患の病型に関与するゲノム領域，チオプリン製剤の副作用予測が可能な遺伝マーカーなど，臨床応用可能な報告もみられるようになった[1]．

多くの報告がなされ，GWAS ブームは一段落したかにみえるが，実はそうではない．現在までの GWAS は，前述のとおり欧米人のゲノム情報を取り入れて作製されたため，日本人の感受性領域・遺伝子を同定できていない可能性が指摘されている．東北メディカル・メガバンク機構では 1,070 人の日本人の全ゲノムシークエンスデータから日本人参照パネルを構築し，それをもとにして日本人向けの GWAS チップ（ジャポニカアレイ）を作製した．現在，炎症性腸疾患を含めて多くの疾患で日本人を対象とした GWAS を行っている[2]．近い将来，新たな感受性領域・遺伝子の同定とともに，薬剤感受性，副作用，病型，予後などの予測可能な，しかも日本人に特化したマーカーが発見できるのではないかと期待さ

れている．臨床研究における GWAS の活躍はこれからが本番なのである．

（木内喜孝，角田洋一，北　浩樹，遠藤克哉）

● 参考文献
1) 角田洋一, 木内喜孝. 炎症性腸疾患患疾患感受性遺伝子—最近の知見. 医学のあゆみ 2016；256：1009-14.
2) Kawai Y, et al. Japonica array：improved genotype imputation by designing a population-specific SNP array with 1070 Japanese individuals. J Hum Genet 2015；60：581-7.

IBD 疾患バイオマーカー

IBD 疾患バイオマーカー

潰瘍性大腸炎や Crohn 病に代表される炎症性腸疾患（IBD）は，再燃と寛解を繰り返す疾患であり，正しく診断し，正しく病勢を評価することは非常に重要である．同疾患の診断には内視鏡検査がたいへん有用であるが，腸管内が慢性炎症の首座であるため，病勢の評価にも内視鏡検査が重要な役割を担っている．しかし，内視鏡検査はやや侵襲的であり，日常臨床で頻回に行うには不向きな検査である．そこで，日常の外来診療で可能な，簡便で非侵襲的かつ正確な病勢評価ツール（IBD 疾患バイオマーカー）が求められている．

外来で可能なモニタリング

採血検査

通常検査で測定可能なもの

CRP や ESR は炎症の評価として有用な検査項目であるが，潰瘍性大腸炎においては軽度〜中等度の活動性では軽微にしか上昇しないため，必ずしも鋭敏なマーカーとはいえない．アルブミン，コリンエステラーゼは，栄養状態を評価するうえで非常に重要かつ有用であるが，活動度を評価するものではない．

特殊な血清抗体

欧米を中心に，IBD に関連するものとして，ANCA や ASCA が測定されている．特に，両者を併せて評価することが有用で，pANCA 陽性/ASCA 陰性では潰瘍性大腸炎診断の陽性的中率が高く，pANCA 陰性/ASCA 陽性では Crohn 病の陽性的中率が高くなると報告されているが[1]，いずれも診断に有用なもので病勢の評価には関連していない．その他のいくつかの血清抗体も報告されているが，IBD の診断の助けとなるものが多く，活動度の評価に有用なものは少ない．

便検査

便中カルプロテクチン

主に好中球（一部，単球や活性化マクロファージ）により分泌されるカルシウム結合蛋白質で，好中球の管腔への移行に比例して糞便中に排出されるため，炎症に比例する物質とされている[2]．IBD と過敏性腸症候群（IBS）とを区別するときや，活動度のモニタリングに最適である．具体的には，潰瘍性大腸炎では 250

CRP（C-reactive protein：C 反応性蛋白）
ESR（erythrocyte sedimentation rate：赤血球沈降速度）

ANCA（anti-neutrophil cytoplasmic antibody：抗好中球細胞質抗体）
ASCA（anti-saccharomyces cerevisiae antibody：抗パン酵母抗体）
pANCA（perinuclear ANCA）

$\mu g/g$ 以上で Mayo スコア 1 以上の活動度を有し，Crohn 病では 250 $\mu g/g$ 以上で大きな潰瘍を有する活動期で，反対に 250 $\mu g/g$ 未満では内視鏡的寛解期であることが報告され，有用性が示されている[3]．わが国でも 2016 年に保険収載された．

便中ラクトフェリン

ラクトフェリンは好中球の特殊顆粒から放出され，糞便中でも安定しており，アズール顆粒成分である好中球エラスターゼよりも刺激に対して容易に脱顆粒するため，鋭敏な好中球マーカーとして利用され，腸炎の評価に用いられている[4]．

便潜血検査

健診で利用される定量的免疫学的便潜血検査（FIT）を使用することにより，粘膜治癒を評価することが可能である．FIT 陰性の場合の粘膜治癒の検出率は感度 0.92，特異度 0.71 で，潰瘍性大腸炎の粘膜治癒の予測に有用との報告[5]があり，非侵襲的粘膜治癒評価法として利用されている．

尿検査

大腸粘膜の炎症とプロスタグランジン E_2（PGE_2）の産生には関連があることから，PGE_2の尿中代謝産物 PGE-MUM と潰瘍性大腸炎の活動性の関連を検討することで，CRP よりも有意に臨床的活動度，内視鏡的活動度（Mayo スコア），病理組織学的活動度（Matts スコア）と相関することが確認された[8]．さらに，多変量ロジスティック回帰分析において，PGE-MUM のカットオフ値を 17（$\mu g/g$ Cr）とすると，PGE-MUM は，組織学的寛解の有意な独立因子であることが示され（感度 0.82，特異度 0.82）[8]，内視鏡的および組織学的活動度を反映する有用なバイオマーカーとなりうるものとして期待されている．

（猿田雅之）

FIT（fecal immunochemical test）

MEMO

いずれの便中マーカーも IBD の活動性を反映するものとして利用されているが，そのなかでもカルプロテクチンはラクトフェリンと比較して，より高い感度と特異性を有したマーカーであるため[6]，欧米を中心に外来診療で頻用されている．ただし，臨床的寛解であってもカルプロテクチンが高い場合に治療強化をするべきかなどの検討すべき問題点は存在している．一方で，これらのマーカーを，寛解を知るマーカーとして利用する取り組みもされており，Mayo スコア 0 の完全な粘膜治癒のみで比較した場合では，FIT がカルプロテクチンよりも感度が高かったと報告されている[7]．

PGE_2（prostaglandin E_2）
PGE-MUM（prostaglandin E-major urinary metabolite）

● 参考文献

1) Bossuyt X. Serologic markers in inflammatory bowel disease. Clin Chem 2006；52：171-81.
2) Gisbert JP, McNicholl AG. Questions and answers on the role of faecal calprotectin as a biological marker in inflammatory bowel disease. Dig Liver Dis 2009；41：56-66.
3) D'Haens G, et al. Fecal calprotectin is a surrogate marker for endoscopic lesions in inflammatory bowel disease. Inflamm Bowel Dis 2012；18：2218-24.
4) Sugi K, et al. Fecal lactoferrin as a marker for disease activity in inflammatory bowel disease：comparison with other neutrophil-derived proteins. Am J Gastroenterol 1996；91：927-34.
5) Nakarai A, et al. Evaluation of mucosal healing of ulcerative colitis by a quantitative fecal immunochemical test. Am J Gastroenterol 2013；108：83-9.
6) Langhorst J, et al. Comparison of 4 neutrophil-derived proteins in feces as indicators of disease activity in ulcerative colitis. Inflamm Bowel Dis 2005；11：1085-91.
7) Takashima S, et al. Evaluation of mucosal healing in ulcerative colitis by fecal calprotectin vs. fecal immunochemical test. Am J Gastroenterol 2015；110：873-80.
8) Arai Y, et al. Prostaglandin E-major urinary metabolite as a reliable surrogate marker for mucosal inflammation in ulcerative colitis. Inflamm Bowel Dis 2014；20：1208-16.

ミニレクチャー

糞便微生物移植法（FMT）

★1
これは，ヒトのすべての
細胞数60兆個を超え[1]，
細菌叢が有する遺伝子数
はヒトの全遺伝子数の
100倍といわれている[2]．

ヒトの腸管内には1,000種，総計100兆個以上の細菌が生息し，糞便1gあたり10^{11}〜10^{12}個の細菌が存在している[★1]．腸管は膨大な数の腸内細菌を有し，食事や病原体などの抗原に常にさらされている．宿主は生体を外来抗原から防御する一方で腸内細菌叢に対して過剰な免疫応答が起きないよう制御され，精密な免疫システムを構築することで腸内細菌叢と共生関係を保っている．また，腸内細菌は消化管免疫の構築とともに宿主にとって重要なエネルギー源を産生し，免疫・栄養・代謝などの重要な生理学的作用を有している[3]．この相互依存関係が保たれた状態をsymbiosisといい，腸内細菌叢の構成菌種が変容し，多様性が失われバランスが破綻した状態をdysbiosisと呼ぶ．このdysbiosisにより消化管免疫のバランスが失われ，宿主に必要な栄養源の確保が困難となり，クロストリジウム・ディフィシル感染症（CDI），炎症性腸疾患（IBD），過敏性腸症候群などの消化器疾患のみならず，自閉症，自己免疫疾患，アレルギー，肥満や糖尿病などの代謝性疾患を含めたさまざまな疾患の発症に関連していることが明らかとなってきている[4]．現在，このdysbiosisを是正することで治療介入する方法の一つに，健常者の便を移植する糞便微生物移植法（fecal microbiota transplantation：FMT）が脚光を浴びている．

FMTの最初の報告は1958年にEisemanらによるものであり，再発性偽膜性腸炎の症例に対して注腸で投与している[5]．偽膜性腸炎は，抗菌薬が投与され腸内細菌叢が撹乱され正常細菌が減少することで，多くの場合クロストリジウム・ディフィシルが異常増殖することにより発症する感染症（CDI）の一つである．CDIの治療にはバンコマイシンやメトロニダゾールの投与が行われるが，約20%に再発を認める[6,7]．dysbiosisをきたしたと考えられる再発性難治性CDIに対して，それを是正することを目指したFMTは理にかなった治療法であり，1958年以降，多数の報告がなされている[★2]．

★2
ランダム化比較試験
（RCT）としては初めて
van Noodらが報告し，
バンコマイシン単独投与
群と比較し，FMT施行群
の治癒率は94%（15/
16）と有意に改善を認め
た[8]．その後，システマ
ティックレビューで，治
癒率は87〜89.7%と高
い有効性が報告されてい
る[9,10]．

また，IBDにおいてもFMTによる治療が検討されている．IBDの病因は不明であるが，ある腸内細菌の減少や腸内細菌叢の多様性の低下など，さまざまな異常が報告され[4,11,12]，dysbiosisが関与していることが考えられている[13]．

2015年，潰瘍性大腸炎に対してFMTのRCTが2報報告された．75例の活動期潰瘍性大腸炎症例に対して，FMT施行群とプラセボ群に割り付け，週1回の注腸投与を6週間施行する試験を行ったところ，その寛解導入率は24%と5%であった．低い寛解導入効果であるが有意差が示された[14]．一方で，50例の活動期潰瘍性大腸炎症例に対して，健常者の便によるFMT施行群と患者自身の便によるFMT施行群に割り付け，試験開始時と3週目に投与する試験では，寛解導入

効果に有意差は認めなかった[15].

さらに，Crohn病に対するFMTの検討は数報報告されている．30例にFMTを施行した検討で76.7%が臨床的寛解を認めたという有用な報告がある[16]が，RCTなどの質の高い研究データの集積が求められる．

dysbiosisはさまざまな疾患との関連が指摘されているが，FMTの有効性を示す質の高いエビデンスがあるのはCDIのみで，そのほかの疾患に試みられているものの有効性は不明である．FMTに適切なドナー便の選定や投与回数，投与経路，前処置などのプロトコールが確立されておらず，有用で移植効率の高い方法が解明されれば，疾患に対する有効性は変わるかもしれない．今後のさらなる研究や臨床試験が望まれる．

（牟田口真，水野慎大，金井隆典）

● 参考文献

1) Qin J, et al. A human gut microbial gene catalogue established by metagenomic sequencing. Nature 2010；464：59-65.

2) Ley RE, et al. Ecological and evolutionary forces shaping microbial diversity in the human intestine. Cell 2006；124：837-48.

3) Bäckhed F, et al. Host-bacterial mutualism in the human intestine. Science 2005；307：1915-20.

4) Clemente JC, et al. The impact of the gut microbiota on human health：an integrative view. Cell 2012；148：1258-70.

5) Eiseman B, et al. Fecal enema as an adjunct in the treatment of pseudomembranous enterocolitis. Surgery 1958；44：854-9.

6) Fekety R, et al. Reccurent Clostridium difficile diarrhea：characteristics of and risk factors for patients enrolled in a prospective, randomized, double-blinded trial. Clin Infect Dis 1997；24：324-33.

7) Leffler DA, Lamont JT. Treatment of Clostridium difficile-associated disease. Gastroenterology 2009；136：1899-912.

8) van Nood E, et al. Duodenal infusion of donor feces for recurrent Clostridium difficile. N Engl J Med 2013；368：407-15.

9) Kassam Z, et al. Fecal microbiota transplantation for Clostridium difficile infection：systematic review and meta-analysis. Am J Gastroenterol 2013；108：500-8.

10) Cammarota G, et al. Fecal microbiota transplantation for the treatment of Clostridium difficile infection：a systematic review. J Clin Gastroenterol 2014；48：693-702.

11) Manichanh C, et al. Reduced diversity of faecal microbiota in Crohn's disease revealed by a metagenomic approach. Gut 2006；55：205-11.

12) Frank DN, et al. Molecular-phylogenetic characterization of microbial community imbalances in human inflammatory bowel diseases. Proc Natl Acad Sci U S A 2007；104：13780-5.

13) Wlodarska M, et al. An integrative view of microbiome-host interactions in inflammatory bowel diseases. Cell Host Microbe 2015；17：577-91.

14) Moayyedi P, et al. Fecal microbiota transplantation induces remission in patients with active ulcerative colitis in a randomized controlled trial. Gastroenterology 2015；149：102-9.

15) Rossen NG, et al. Findings from a randomized controlled trial of fecal transplantation for patients with ulcerative colitis. Gastroenterology 2015；149：110-8.

16) Cui B, et al. Fecal microbiota transplantation through mid-gut for refractory Crohn's disease：safety, feasibility, and efficacy trial results. J Gastroenterol Hepatol 2015；30：51-8.

"Treat to target"

"Treat to target" は関節リウマチの世界で提唱された概念で[1]，客観的な治療目標の達成に向け治療方針を展開するということである[2]．その概念は，糖尿病や高血圧，脂質異常症など種々の疾患に展開されている[3]．こうした治療概念が炎症性腸疾患の実臨床で実施可能になったのは，免疫調節薬や抗TNFα抗体製剤の登場によるとされているが，筆者は疾患活動性や治療効果のモニタリング精度が向上したことも要因の一つと考えている．

かつての炎症性腸疾患の治療目標は，自覚症状の軽快や血液検査結果の正常化などであった．たとえば，Crohn病は再燃すれば長期入院を伴う中心静脈栄養を行っていたが，潰瘍は瘢痕治癒に至らず，退院後に再燃し，再入院の果てに外科手術を繰り返す症例も少なくなかった．一方，潰瘍性大腸炎では，粘血便が消失して臨床的寛解に至っても，内視鏡的にはMayo内視鏡サブスコア1程度の炎症が残存していることがよくある．しかし，近年は粘膜治癒を代表とする高度な治療目標を志向し，さらにそれを長期に維持するsustained deep remission[★1]により，炎症性腸疾患の自然史を変えて予後向上を図るべく，炎症性腸疾患の診療は進歩しつつある．今後，TNFα以外をターゲットとした新たな生物学的製剤も臨床で使用されるようになることが確実視される状況のなかで，客観的な治療目標をもって診療に臨むことは，今後，ますます必要になってくる．

"Treat to target" を実臨床で実践するためには，さまざまな要因がある．まずは何を客観的な治療目標として設定するか．将来は，粘膜治癒を超えて組織学的治癒や機能的治癒が志向される時代が来るかもしれない．一方で，高い治療目標には薬物に関する有害事象などリスクを伴う場合もあり，一段下げた治療目標を達成することから始めねばならない症例も存在する．次に，その治療目標を，どのような検査法で，どのような頻度で検証（モニタリング）するかである．精度や侵襲性，実現可能性などの観点から総合的に判断する．もちろん，有害事象や合併症のモニタリングと対策も必要である．画像診断のみならず，近年では生物学的製剤の薬物動態的検討も進んでおり，効果予測やモニタリングのためのバイオマーカーの検討も続いている．そしてもう一つ大切なのが，そうした客観的なデータに対して，どのような基準で治療強化したり，逆に減弱したりするか，その至適な「時」をどのようにして見分けるかということである．

他疾患に比べ，炎症性腸疾患は多様性が豊富で罹患範囲も広いなど，"Treat to target" の理念を実臨床で行うには難しい側面がある．しかし，その多様性のなかで，個々の症例に応じて客観的な治療目標を設定し，どのような指標と行程で達成を試みるか，それこそ炎症性腸疾患診療の真骨頂かもしれない．炎症性腸疾

★1 sustained deep remission
粘膜治療のほかに，症状消失やCRPなどバイオマーカー正常値などを合わせた高度な寛解状態を長期に継続すること．

患患者の予後改善のために，診療精度の向上を図っていきたい.

（渡辺憲治）

● **参考文献**

1) Grigor C, et al. Effect of a treatment strategy of tight control for rheumatoid arthritis（the TICORA study）：a single-blind randomised controlled trial. Lancet 2004；364：263-9.

2) Smolen JS, et al. Treating rheumatoid arthritis to target：recommendations of an international task force. Ann Rheum Dis 2010；69：631-7.

3) Solomon DH, et al. Review：treat to target in rheumatoid arthritis：fact, fiction, or hypothesis? Arthritis Rheumatol 2014；66：775-82.

ミニレクチャー

大腸 sessile serrated adenoma/polyp（SSA/P）

過形成性ポリープの分類

過形成性ポリープ（hyperplastic polyp：HP）は microvesicular HP（MVHP），goblet cell-rich HP，mucin-poor HP の3型に分類されている[1]．これまで HP あるいは化生性ポリープと診断されてきたものは，ほとんどが MVHP に相当する．組織学的に，MVHP は杯細胞の有無に関係なく微小胞状の粘液を有する細胞から成る．陰窩深部（増殖帯）では軽度の核腫大を示し，増殖帯は陰窩中部まで拡大するが，表層分化に伴い核が小型化することから腫瘍性とは判定されない．正常大腸の陰窩構築である crypt compartmentalization[★1] が，MVHP では保持されている[2]．

★1 crypt compartmentalization
陰窩深部に増殖帯の存在と表層部でCK20陽性の分化した上皮の存在．

SSA/P（sessile serrated adenoma/polyp：広基性鋸歯状腺腫/ポリープ）

SSA/P の概念

SSA/P は，組織学に MVHP と同様の細胞から構成されるが，陰窩深部の拡張や変形（L字，逆T字），分岐など多彩な組織構築を示す（❶）．これは，crypt compartmentalization の乱れ，あるいは dysmaturation（成熟異常）によるものであり，SSA/P の本質的変化である[2]．

SSA/P の診断基準

わが国では，SSA/P にみられる特徴的な組織像のうち，陰窩深部の拡張，変形，不規則分岐の3つのうち2つを病変の10%以上の領域に認めるものを SSA/P とする診断基準を用いている[3]．SSA/P に特徴的組織像が，3陰窩あるいは連続する2陰窩にみられるもの（WHO分類）[1]や1陰窩で認められるもの（米国消化器病学会）とする診断基準もある[4]．英国では WHO 分類を推奨しているが，SSA/P に対して sessile serrated lesion（SSL）という用語を用いている[5]．どの診断基準が妥当であるかはさらなる議論が必要であるが，SSA/P は MVHP と同様の細胞から成る陰窩がdysmaturationを示すことが病変の本質であることを念頭において診断することが重要である．

SSA/P の臨床的取り扱い

MSI（microsatellite instability）

SSA/P は高率に BRAF 変異を有し，マイクロサテライト不安定性（MSI）を

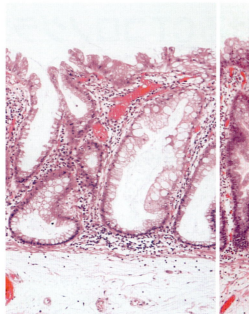
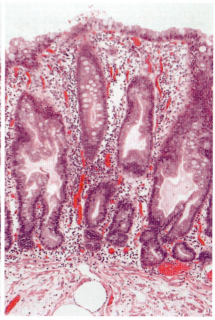

❶ SSA/P の組織像

示す癌の前駆病変であると考えられているが、その癌化率は報告によりさまざまで、12.5〜15％という報告もあるが[6,7]、最新の報告では1％程度である[8]。いずれにしても、SSA/P はある程度の癌化のポテンシャルを有する切除対象の病変であり、米国ではS状結腸・直腸の5 mm 以下のもの以外の鋸歯状病変はすべて切除を勧めているが[4]、現時点ではその臨床的取り扱い指針は一定していない。

（八尾隆史）

参考文献

1) Snover DC, et al. Serrated polyps of the colon and rectum and serrated polyposis. In： Bosman FT, et al. eds. WHO Classification of Tumours of the Digestive System. 4th edition IARC Press；2010. p.160-5.
2) Torlakovic EE, et al. Sessile serrated adenoma (SSA) vs. traditional serrated adenoma (TSA). Am J Surg Pathol 2008；32：21-9.
3) 大腸癌研究会編．大腸癌取扱い規約．第8版．金原出版；2013．
4) Rex DK, et al. Serrated lesions of the colorectum：review and recommendations from an expert panel. Am J Gastroenterol 2012；107：1315-29.
5) Bateman AC, Shepherd NA. UK guidance for the pathological reporting of serrated lesions of the colorectum. J Clin Pathol 2015；68：585-91.
6) 林大久生ほか．鋸歯状病変の癌化．武藤徹一郎監．大腸疾患NOW 2010．日本メディカルセンター；2010．p.151-61.
7) Lu FI, et al. Longitudinal outcome study of sessile serrated adenomas of the colorectum：an increased risk for subsequent right-sided colorectal carcinoma. Am J Surg Pathol 2010；34：927-34.
8) Chino A, et al. The frequency of early colorectal cancer derived from sessile serrated adenoma/polyps among 1858 serrated polyps from a single institution. Int J Colorectal Dis 2016；31：343-9.

ミニレクチャー

大腸検査におけるCTコロノグラフィ(CTC)の現状と将来展望

CTコロノグラフィ（CTC）の現状

欧米では十数年以上にわたりCTコロノグラフィ（computed tomographic colonography：CTC）の臨床応用が盛んに研究され，大腸ポリープの診断に関する有用性が多数報告されてきた．現在でも診断の対象は大腸ポリープが主体であり，研究方法や成果もさまざまで，大腸スクリーニングにおける信頼性のあるエビデンスは得られていない[1]．すぐれた大腸内視鏡検査が広く普及し，表面型腫瘍が日常的に発見され治療されるわが国ではCTCの価値は低く，実臨床の大腸検査法に至らなかった[2]．しかし，1990年代後半における，マルチスライスCT（MSCT）の登場により状況は激変した[3]．MSCTのCT画像データにより，CTCの仮想内視鏡表示，MPR表示などの三次元画像は高精細化し，わが国において大腸術前の中心的な画像診断法として臨床応用されるようになった．

MPR（multiplanar reconstruction）

国立がん研究センター中央病院（以下，当院）では，2000年初めにCTCの研究を開始し，64列のMSCTと自動炭酸ガス注入器の導入により，日常診療における大腸術前診断システムの構築を達成した[3,4]．最近では造影検査の血流情報を三次元的に可視化し（CTアンギオグラフィ），CTCとのfusion画像によるシミュレーションを行うことで，腹腔鏡下外科切除に有用な術前情報を提供している（❶）．他方，大腸スクリーニングへの応用を目指したCTC表示法（❷）とタギング前処置法の開発を進め，当院における大腸スクリーニングで成果を上げている．当院とCTC関連企業との共同研究における成果を基礎として，2011年には自動炭酸ガス注入器が薬事承認を受け，翌年に大腸CT加算としてCTC検査が診療報酬の対象となった．さらに，2016年にタギング（標識）前処置用のバリウム製剤も薬事認可され，大腸スクリーニングにおけるCTCのインフラは整備されたといえる．

★1　第7回JRC-CTCトレーニングコース
2014年4月10日のJRC2014では，協賛4社から計50台の画像ワークステーション（WS）が提供され，100数十人を超す参加者がCTCトレーニングコースに参加した．

JRC（Japan Radiology Congress：日本ラジオロジー協会）

最近は人間ドックのみならず，外来診療にもCTCを用いる施設が着実に増加している．学会や研究会でもCTCに関して多数の企画がなされ，CTC診断法の習得に重要なハンズオン・トレーニングコースも，学会レベルで開催されるようになった[5]★1．今後は診断体系の構築における，診断医の育成が大きな課題である．他方，当院ではCTC関連企業と継続して共同研究を進め，悪性腫瘍術前のナビゲーション診断法や，スクリーニングCTCの前処置法の改良，CADの研究開発を進めている．今後は当院に蓄積された術前スクリーニングにおける豊富な症例を活用し，教育を含めて診断法の普及を目指す予定である．将来的には関連学会・企業と足並みを揃え，全国のCTC実施機関と協力し，保険診療の対象で

CAD（computer-aided detection）

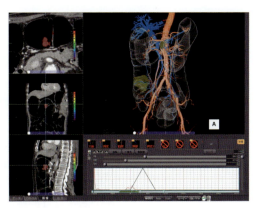

❶ 回盲部2型進行癌と横行結腸Isp型早期癌の術前三次元シミュレーション画像

動脈相と門脈相のCTアンギオグラフィを大腸のair 3Dと組み合わせることで、それぞれの支配血管を明瞭に同定でき、腸管切除における術式の決定に有用である。

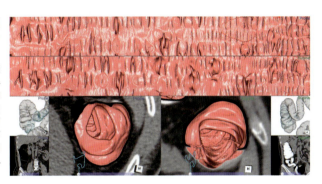

❷ スクリーニング用のCTC画像ワークステーション

大腸内腔をデジタル展開表示（virtual gross pathology：VGP）することで、仰臥位と腹臥位の大腸粘膜を静止画として比較観察が可能である。バリウムでタギングされた高濃度部分を消去するelectronic cleansing機能を有する。

普及段階に入ったCTCに関し、全国レベルのマルチセンタースタディ（多施設共同研究）で、世界に通用するエビデンスの構築を予定している[6]。

CTコロノグラフィ（CTC）の将来展望

　高精細なCTC画像による術前診断のみならず、MSCTの造影検査における高速スキャンによって血流情報が可視化され、大腸の血管構造を含めた術前シミュレーションが可能になる[7]。こうした三次元画像は作成が煩雑で時間を要したが、各種画像アルゴリズムの進歩で高速化され、高精度なCTアンギオグラフィが、さらに原発巣や転移巣の自動抽出が可能になっている。今後の画像診断の方向性として、大腸外科医が必要とする術前情報を三次元的に提供する治療支援は、病期診断のみならず標準的で正確な術式の決定に重要になるであろう。

　一方、大腸スクリーニング法としてCTCは安全かつ効率的に実施でき、診断画像に客観性・再現性があり検査の標準化が可能である。前処置負担の大きい大腸検査において、CTCの簡便なタギング前処置は、大腸検査の受容性を大幅に改善することが期待される。導入されるCTの半数以上が64〜80列のMSCTである現在、CTCは必然的に主要な大腸の検査方法になると予想される。

　欧米では大腸ポリープの診断に対するCTCの有用性が多数報告されているが、わが国では表面型腫瘍に対する診断の限界を見極めることも重要である[8]★2。大腸癌は発生初期から限局性に増殖し、粘膜下層に浸潤すると癌巣により隆起を形

★2
しかし、CTCで診断困難な表面型病変を、精度が術者の技量に大きく依存する大腸内視鏡検査で確実に拾い上げられるかは疑問である。

成するため，CTCで十分に診断可能となる[9]．また，大腸癌は比較的予後良好であり，無症状の段階でCTCにより効率的に診断することで，予後の改善に大きく寄与すると考えられる．わが国では大腸の対策型検診は便潜血反応検査で行われているが，精密検査である大腸内視鏡は検査件数も限られ，検査の苦痛や前処置負担のため精検未受診が大きな問題である．CTCを既存の大腸診断体系に導入することで，こうした問題が解決される可能性は高い．

　一方，CTCの普及における最大の課題は，やはり診断医の育成であろう．従来の消化管診断は内視鏡検査を中心に，X線造影検査を含めて主科である消化器科の医師によって行われてきた．大腸の場合も同様で，放射線科が不得意とする分野であり，CTC普及の大きな障壁となっている．さらに，欧米と比較して放射線科医の数は少なく，他の画像診断業務に追われ新たな診断学に取り組む余裕はない[10]．しかし近い将来，癌疾患の罹患率・死亡率とも日本人の第一になると予想される大腸診療において，CTCは放射線科医が避けることのできない診断領域になるであろう．

　診断医を育成するほかにも，デジタル画像のメリットを生かしたCADなどの画像処理法や，遠隔診断システムを効果的に導入していくことも普及に必須である．今後，当院では，CTC関連企業と共同研究を通し，外科治療前シミュレーションや大腸スクリーニングにおいて，教育を含めた診断システムを構築する．近い将来，表面型腫瘍の検出を含めてCADやデジタル前処置が最適化され，CTC診断のレベル向上と標準化により，真に信頼性の高い大腸スクリーニングシステムが，わが国から世界へ向けて発信されるであろう．

（飯沼　元）

● 参考文献

1) Johnson CD, et al. Accuracy of CT colonography for detection of large adenomas and cancers. N Engl J Med 2008；359：1207-17.
2) 飯沼　元ほか．内視鏡・X線検査から見たCTコロノグラフィ．インナービジョン 2001；16：27-31.
3) 飯沼　元ほか．64列MSCT最先端臨床報告―消化管への臨床応用．インナービジョン 2006；21：16-20.
4) 飯沼　元ほか．CTを用いた仮想内視鏡（virtual endoscopy）による消化管診断．日本消化器内視鏡学会雑誌 2007；49：2474-85.
5) Iinuma G, et al. Computed Tomographic Colonography in Japan. In：Dachman AH, et al. eds. Atlas of Virtual Colonoscopy. 2nd revised edition. Springer Verlag；2016. p.36-42.
6) 飯沼　元．診療報酬収載をめざしたCT Colonographyマルチセンタースタディ構想．インナービジョン 2010；25：59-61.
7) 松木　充ほか．造影CT colonographyによる大腸癌術前シミュレーション診断の実際．臨床画像 2010；26：941-7.
8) Iinuma G, et al. The Challenge：Detection of Early-Stage Superficial Colorectal lesions. In：Lefere P, et al. eds. Virtual Colonoscopy：A Practical Guide. 2nd revised edition. Springer；2011. p.151-63.
9) Iinuma G, et al. Early invasive colorectal carcinomas with submucosal invasion：radiographic characteristics with barium double contrast images. Abdom Imaging 2003；28：492-504.
10) Nishie A, et al. Current radiologist workload and the shortages in Japan：how many full-time radiologists are required? Jpn J Radiol 2015；33：266-72.

ミニレクチャー

大腸カプセル内視鏡検査

大腸内視鏡検査 ▶p.84

小腸カプセル内視鏡検査
▶p.89

大腸カプセル内視鏡（colon capsule endoscopy：CCE）は，2006年に初めてEliakimら[1]によって報告され，2014年からわが国においても，「大腸内視鏡が施行困難，もしくは，施行困難が想定される患者」に対し，保険適用となった．欧米を中心に，大腸腫瘍，ポリープに対する大腸内視鏡との比較試験が報告されているが，わが国ではまだ比較的新しい検査法である．

小腸カプセル内視鏡の撮像レンズは片側のみであるが，CCEは両側にレンズが搭載されている（❶a）．第一世代のCCEは1秒間に4枚の画像撮像性能しかなかったが，欧米における大規模試験[2]結果が満足いくものではなかったため，カプセルが速く腸管を進んだ場合の見落としを減らすため第二世代のCCEが開発された．第二世代CCEは，両端に，一つずつカメラが搭載されており，片側のカメラの視野角（画角）は172度となっている．したがって，両側を合わせると，344度となり，ほぼ360度に近い領域を撮像することができる（❶a）．また，体に装着した受信機（❶b）と相互通信することによって，カプセルの移動速度を自動認識し，撮像枚数を毎秒4もしくは35枚に可変することができる．つまり，カプセルが速く移動した場合，撮像枚数を増やし，停滞した場合はゆっくり撮影する．この改良により，通常大腸内視鏡と比較し，6 mm以上の大腸ポリープ指摘感度は84％[3]と改善され，わが国における試験もほぼ同様の結果となっている[4]．

一般的なCCEの前処置法は，通常大腸内視鏡と同様の，腸管を洗浄するための下剤と，ブースターと呼ばれるカプセルを押し流すための下剤に分かれている．欧米における腸管洗浄のための下剤は，ポリエチレングリコール（PEG）含有電解質溶液（ニフレック®，ムーベン®など）が主に用いられ，ブースターは，液体のリン酸ナトリウム（NaP）（本邦未発売）が中心的に使用されている[3]．わが国においては，腸管洗浄にはPEGが主に用いられ，ブースターは液体のNaPが使用できないため，クエン酸マグネシウム（マグコロール® P）が用いられることが多い[4]．欧米および，わが国においても，これらの下剤の総量が4 L＋α必要であることが課題ではあるが，

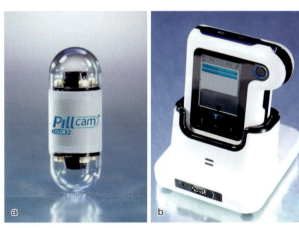

❶ 第二世代大腸カプセル内視鏡（a）とデータレコーダー（b）
（Covidien社より画像提供）

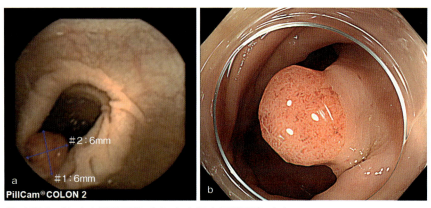

❷ 大腸カプセル内視鏡画像（a）と大腸内視鏡画像（b）
a：大腸カプセル内視鏡解析ソフトウェアでポリープサイズ測定が可能である（6×6 mm 大腸ポリープ）．
b：大腸カプセル内視鏡画像とほぼ同じ大きさであった．

　飲み込むだけの簡単な検査であり，患者受容性が高いことが本検査法の利点である．
　実際のポリープ画像を❷に示す．CCE で 6×6 mm の大腸ポリープを認め（❷a），大腸内視鏡でも同様の所見であった（❷b）．

〈細江直樹，緒方晴彦〉

● 参考文献

1) Eliakim R, et al. Evaluation of the PillCam Colon capsule in the detection of colonic pathology：results of the first multicenter, prospective, comparative study. Endoscopy 2006；38：963-70.
2) Van Gossum A, et al. Capsule endoscopy versus colonoscopy for the detection of polyps and cancer. N Engl J Med 2009；361：264-70.
3) Spada C, et al. Second-generation colon capsule endoscopy compared with colonoscopy. Gastrointest Endosc 2011；74：581-589. e1.
4) Saito Y, et al. Evaluation of the clinical efficacy of colon capsule endoscopy in the detection of lesions of the colon：prospective, multicenter, open study. Gastrointest Endosc 2015；82：861-9.

ミニレクチャー

microscopic colitis

1976年にLindstromらにより慢性水様性下痢を主徴とするcollagenous colitisという疾患概念が提唱されたが，現在ではlymphocytic colitisも包括する疾患名称としてmicroscopic colitis（顕微鏡的大腸炎）が主に用いられている．元来，microscopic colitisは内視鏡像が正常であり，もっぱら生検組織を用いた病理診断でのみ特徴ある病的変化を認めうるとされたことから「顕微鏡的」と称された．しかし，近年の内視鏡技術の進歩により，現在では特徴的な内視鏡を呈する例が少なからず経験されている．また，欧米では内視鏡検査の普及に伴い2000年以降に診断例が増加しており，近年，日本を含むアジア諸国においても欧米並みの患者が存在する可能性が報告されている．しかし，わが国の一般臨床医における認知度は低く，臨床像が過敏性腸症候群（IBS）などと類似することから，本疾患と診断されず加療されている例が少なからず存在する．これに伴い，欧米ではガイドラインや治療指針が策定されている一方[1-3]，わが国では2009〜2013（平成21〜25）年にかけ厚生労働省の研究班が設置され，調査研究と診断基準案などの策定が実施されている．

★1 collagenous colitisとlymphocytic colitis

病理学的な特徴から，上皮直下のコラーゲンバンドを特徴とするcollagenous colitisと上皮間リンパ球の増加を特徴とするlymphocytic colitisに大別される．免疫学的に両者は異なる特徴を有するとされる一方[4]，単に同一疾患の異なる時相を見ているとする考え方もある．

プロトンポンプ阻害薬（proton pump inhibitor：PPI）
非ステロイド性抗炎症薬（nonsteroidal anti-inflammatory drugs：NSAIDs）
選択的セロトニン再取込み阻害薬（selective serotonin reuptake inhibitor：SSRI）

★2 喫煙によるリスク

女性の喫煙者では持続性のmicroscopic colitisを発症するリスクが高い（オッズ比3.18）ことが報告されている[5]．

疾患概念

microscopic colitisは，慢性持続性の水様性下痢を主徴とし，特徴的な病理学的変化を呈する原因不明の大腸炎である．病理学的特徴により，collagenous colitisとlymphocytic colitisに大別される[★1]．IBSやセリアック病との鑑別，合併が問題となることがある．中年以降の女性に発症することが多い．

リスク因子

プロトンポンプ阻害薬（PPI），非ステロイド性抗炎症薬（NSAIDs），選択的セロトニン再取込み阻害薬（SSRI）などの内服が発症の契機となることがある（❶）[1]．喫煙は発症のリスク因子とされている[★2]．

診断

4週間以上持続する水様性下痢により本症を疑う．通常，血便は伴わない．
全大腸内視鏡において，特徴的な内視鏡像（血管透見異常，粗糙/顆粒状粘膜，縦走潰瘍/瘢痕，cat scratch sign）を呈することがある[6,7]．全大腸内視鏡におい

ミニレクチャー

❶ microscopic colitis 発症のリスクとなる薬剤

リスク	薬剤名
高リスク	アカルボース（グルコバイ®） アスピリンおよび NSAIDs クロザピン（クロザリル®） エンタカポン（コムタン®） フラボノイド ランソプラゾール（タケプロン®） オメプラゾール/エソメプラゾール（オメプラール®/ネキシウム®） ラニチジン（ザンタック®） セルトラリン（ジェイゾロフト®） チクロピジン（パナルジン®）
中リスク	カルバマゼピン（テグレトール®） セレコキシブ（セレコックス®） デュロキセチン（サインバルタ®） フルバスタチン（ローコール®） フルタミド（オダイン®） オキセンドロン（プロステチン®） レボドパ・ベンセラジド（マドパー®） パロキセチン（パキシル®） シンバスタチン（リポバス®） レボドパ・カルビドパ・エンタカポン（スタレボ®）
低リスク	シメチジン（タガメット®） 金製剤 ピアスクレジン（Piascledine)®

（Münch A, et al. European Microscopic Colitis Group（EMCG). Microscopic colitis：Current status, present and future challenges：statements of the European Microscopic Colitis Group. J Crohns Colitis 2012；6：932-45[1] より引用）

て各セグメントから生検を採取し，特徴的な病理像の有無を確認することが重要である[8].

病理診断に際しては適切な検体処理を行い，厚生労働省研究班による診断指針（案）を参考に collagenous colitis もしくは lymphocytic colitis の診断を行う（❷)[9].

胃・回腸においても類似した病理像を呈することがある★3.

内視鏡像，便培養などにより炎症性腸疾患，感染性腸炎などを除外する.

★3 胃や回腸の病変
大腸だけでなく，胃や回腸においてもコラーゲンバンドを特徴とする病理像を呈した症例が報告されている[10,11].

★4 ブデソニド
microscopic colitis に対する有効性のエビデンスが示されている唯一の薬剤である．欧米では Entocort® という商品名で販売されているが，わが国では Crohn 病を対象とした治療薬（ゼンタコート®）として 2016 年に承認された.

治療

発症要因となる薬剤の服薬歴がある場合は，可能な限りこれを休薬もしくは低リスクの薬剤に変更する．喫煙者の場合は禁煙を指導する.

上記発症リスク要因を排除しても改善が得られない場合，あるいはリスク要因が見当たらない場合の第一選択は経口ブデソニド（9 mg, 8 週間）である★4．ブデソニドの代替としてプレドニゾロン（プレドニン®）の短期投与が寛解導入に有効であることがある．しかし，ブデソニドと比較し寛解導入率は低く，再燃率が高いことが示されている．5-アミノサリチル酸（5-ASA）製剤の有効性についてはエビデンスがない．ブデソニド不応・抵抗性の症例には，アザチオプリン（イムラン®）や抗 TNFα 抗体製剤（インフリキシマブ〈レミケード®〉）が有効であ

❷ microscopic colitis の診断指針（案）

1．診断の手順（案）
　慢性持続性の水様性下痢により本症が疑われるときには，服薬歴を聴取するとともに細菌学的・寄生虫学的検査を行って感染性腸炎を除外する．次に全大腸内視鏡検査を行って本症に特徴的な腸病変の有無を確認し，他疾患を除外する．この際，大腸各セグメントから生検を行う．必要に応じ，カプセル内視鏡，小腸内視鏡などを行って小腸病変の有無を除外する

2．診断基準（案）
　次の a）のほか，b）のうち 1 項目，c）のいずれかを満たし，下記の疾患 d）が除外できれば確診とする
　　a）臨床症状：4 週間以上持続する水様性下痢がある．通常，血便は伴わない
　　b）大腸内視鏡検査：粘膜は肉眼的に正常像を呈するが，時に以下の所見を認めることがある
　　　①血管透見異常
　　　②粗糙/顆粒状粘膜
　　　③縦走潰瘍/瘢痕
　　　④Cat scratch sign
　　　（ひび割れした易出血性粘膜）
　　c）生検組織学的検査：別表
　　d）除外するべき疾患：感染性腸炎（細菌性赤痢，アメーバ性大腸炎，サルモネラ腸炎，キャンピロバクタ腸炎，大腸結核，クラミジア腸炎），潰瘍性大腸炎，クローン病，放射線照射性大腸炎，薬剤性大腸炎，リンパ濾胞増殖症，虚血性大腸炎，腸型ベーチェット病

（厚生労働省「腸管稀少難病群の疫学，病態，診断，治療の相同性と相違性から見た包括的研究班」平成 25 年度 総括・分担研究報告書[9]より引用）

（別表）組織学的診断基準（案）

	Collagenous colitis	Lymphocytic colitis
表層上皮直下のコラーゲン層（SECB）の肥厚	あり（SECB≧10μm）	なし（SECB<7μm）
上皮内リンパ球（IEL）の増加	大多数に見られるが，診断に必須ではない	IEL≧20/表層上皮細胞100個
粘膜固有層のリンパ球・形質細胞浸潤	軽度～中等度（まれに高度）	
表層上皮の傷害（平坦化・剝離など）	大多数に見られるが，診断に必須ではない	
陰窩の配列異常	なし～軽微	
注意 1：大腸全域の各部位から生検する		
注意 2：SECB の肥厚と陰窩の配列異常はオリエンテーション不良の標本では判定しない		

（田中正則．診断基準・重症度評価の策定に向けて―病理学的診断．武藤徹一郎ほか編．大腸疾患 NOW 2012．日本メディカルセンター：2012．p.43-9[8]より引用）

る可能性がある．
　難治例に対しては，長期の中心静脈栄養管理または回腸瘻造設術などを要することがある．

▌予後

　多くの症例では起因薬剤の服薬中止，あるいは短期のステロイド投与で寛解を得られることが多く，予後良好である．
　寛解導入を行った場合，治療中止により 3 か月以内に約 90%の症例で再燃することが報告されており，その際はブデソニドの再投与や低用量（3～6 mg）によ

る寛解維持療法が有効である場合がある[1].

　若年女性の発症例では難治・重症の経過をとり，長期の中心静脈栄養管理や手術を要する場合があり，注意を要する[8].

（岡本隆一，渡辺　守）

● 参考文献

1) Münch A, et al. European Microscopic Colitis Group(EMCG). Microscopic colitis : Current status, present and future challenges : statements of the European Microscopic Colitis Group. J Crohns Colitis 2012 ; 6 : 932-45.

2) Nguyen GC, et al. Clinical Guidelines Committee. American Gastroenterological Association Institute Guideline on the Medical Management of Microscopic Colitis. Gastroenterology 2016 ; 150 : 242-6.

3) Fernández-Bañares F, et al. Current concepts on microscopic colitis : evidence-based statements and recommendations of the Spanish Microscopic Colitis Group. Aliment Pharmacol Ther 2016 ; 43 : 400-26.

4) Carrasco A, et al. Immunological differences between lymphocytic and collagenous colitis. J Crohns Colitis 2016 ; 10 : 1055-66.

5) Roth B, et al. Smoking-and alcohol habits in relation to the clinical picture of women with microscopic colitis compared to controls. BMC Womens Health 2014 ; 14 : 16.

6) 清水誠治. わが国における実態─Collagenous colitis を対象とした実態調査の結果から. 武藤徹一郎ほか編. 大腸疾患 NOW 2012. 日本メディカルセンター；2012. p.32-7.

7) 石原裕士, 松井敏幸. 診断基準・重症度評価の策定に向けて─臨床診断・内視鏡像. 武藤徹一郎ほか編. 大腸疾患 NOW 2012. 日本メディカルセンター；2012. p.38-42.

8) 田中正則. 診断基準・重症度評価の策定に向けて─病理学的診断. 武藤徹一郎ほか編. 大腸疾患 NOW 2012. 日本メディカルセンター；2012. p.43-9.

9) 厚生労働省「腸管稀少難病群の疫学, 病態, 診断, 治療の相同性と相違性から見た包括的研究班」平成 25 年度 総括・分担研究報告書.

10) Arnason T, et al. Collagenous gastritis : a morphologic and immunohistochemical study of 40 patients. Mod Pathol 2015 ; 28 : 533-44.

11) O'Brien BH, et al. Collagenous ileitis : a study of 13 cases. Am J Surg Pathol 2011 ; 35 : 1151-7.

ミニレクチャー

炎症性腸疾患の診療ガイドライン

消えてしまった世界の IBD 診療ガイドライン!?

　米国の公的機関である Agency for Healthcare Research and Quality（AHRQ）により運営されている National Guideline Clearinghouse（NGC）には，世界中の英文の診療ガイドラインがウェブ掲載されている．診療ガイドラインの有効期限である過去5年以内のもので，NGCが厳密に定めた選択基準を満たしたものに限定されている．すなわち，科学的妥当性の高い診療ガイドラインのみが閲覧可能である．そこで "inflammatory bowel disease" "ulcerative colitis" "Crohn's disease" をキーワードに検索してみた．その結果，重複を含みそれぞれ27，24，28件が収集された（2016年11月現在）．しかしながら，疾患全体に対する包括的な炎症性腸疾患（IBD）診療ガイドラインのみを抽出すると，潰瘍性大腸炎の診療ガイドライン1件のみとなってしまった．ほかはIBDに関連した特定の診断法，治療法や，サーベイランスに関する診療ガイドラインや，検索上の問題で収集されてしまった無関係のものであった．

　しかし，筆者の知るだけでもIBDの診療を網羅したガイドラインは少なくないし，実際に以前はNGCに掲載されていたと記憶している．一体これらの診療ガイドラインはどこに行ってしまったのだろうか？　その謎を解く鍵は，2011年の診療ガイドラインの定義の改訂と，それを受けて2013年にNGCが選択基準をより厳密化したことにあると思われる（後述）．

代表的な IBD 診療ガイドライン

豆知識　開発団体の略称・正式名称
● ECCO：European Crohn's and Colitis Organisation（欧州炎症性腸疾患学会） ● BSG：British Society of Gastroenterology（英国消化器病学会） ● ACG：American College of Gastroenterology（米国消化器病学会） ● NICE：National Institute for Health and Care Excellence ● WGO：World Gastroenterology Organisation ● JSGE：Japanese Society of Gastroenterology（日本消化器病学会）

　NGCの選択基準を満たさなくても，臨床に役立つような，いわゆる診療ガイドラインは少なくない．世界の代表的なIBD診療ガイドラインを選別して紹介する（❶）．

　ECCO（欧州炎症性腸疾患学会）のガイドラインは，やや古いが，多くのIBD専門医により活用されている．しかし，最近公開されたものではガイドラインという呼称が外されている．BSG（英国消化器病学会）ガイドラインは，科学的妥当性が高く臨床でも使いやすいが，やや古くなり，すでにウェブサイトから削除されている．ACG（米国消化器病学会）主導によるガイドラインは，エビデンスに基づきながら専門医の意見が介入している．NICEのガイ

311

ミニレクチャー

❶ 世界の IBD 診療ガイドライン

開発団体 (豆知識参照)	対象疾患	公表年	国	閲覧方法	特徴など
ECCO	CD UC その他	2010 2012	欧州	ECCO ウェブサイト	• 網羅的，多数のステートメント • 臨床適用性，適合性 • コンセンサス主体
BSG	IBD	2011	英国	Gut 2011；60：571-607 doi： 10.1136/gut.2010.224154	• 網羅的で，臨床で使いやすい • 緻密な作成方法，科学的妥当性 • すでにウェブサイトからは削除されている
ACG	CD UC	2009 2010	米国	ACG ウェブサイト	• 網羅的，臨床で使いやすい • 記述的，作成者の意見が介入 • Update 予定とされている
NICE	CD UC	2016 update 2013	英国	NICE ウェブサイト	• 簡潔な推奨ステートメント • きわめて緻密な作成方法 • 高い科学的妥当性
WGO	IBD	2015	各国	WGO ウェブサイト	• 英語以外の言語もあり • 作成方法不詳（科学的妥当性は？） • 医療資源の多少に応じた異なる記載が特徴的
JSGE	IBD	2016	日本	JSGE ウェブサイト（会員専用） 南江堂	• 厚生労働省研究班との共同開発（専門医の意見を含む） • 推奨の強さの決定は GRADE に準ずる • 診療現場での使いやすさを考慮

CD：Crohn 病，UC：潰瘍性大腸炎，IBD：炎症性腸疾患

ドラインは，現在あるガイドラインのなかで最も緻密な手法で作成され，科学的妥当性が高い．わが国では，潰瘍性大腸炎と Crohn 病両疾患を統合して改訂された『炎症性腸疾患（IBD）診療ガイドライン』が 2016 年 10 月に公開された[1]．

診療ガイドラインの変遷と正しい理解

　一般的なガイドラインは守るべき指標であり，専門家のコンセンサスあるいは独断により作成されたローカルルールである．そこには上意下達的あるいは統制的な意味があり，Command（命令）や Directive（指令）よりも柔軟ではあるものの，やはり拘束力を有する．

　しかし，診療ガイドラインは統制の手段ではなく，診療に役立つ適切な指標を提供する支援ツールである．米国の Institute of Medicine（医学研究所）により，「特定の臨床状況のもとで，適切な判断や決断を下せるよう支援する目的で系統的に作成された文書」と定義されていた[2]．診療現場への診療ガイドラインの普及とほぼ同時期に，EBM（evidence-based medicine）の概念が浸透し，以前は専門家の意見により作成されていた診療ガイドラインが，科学的妥当性の高いエビデンスに基づいて系統的に作成されるようになった．

　2011 年に同じ Institute of Medicine のグループにより診療ガイドラインの定義が修正され，「エビデンスの系統的なレビューによって情報化され，他の診療選択の有益性と有害性を評価したうえで，患者のケアを最適化することを目的とした推奨を伴うステートメント」とされた[3]．系統的レビューを明記して科学的妥当性を強く押し出したこと，診療介入の有害性も考慮しながら推奨を行うべきと

GRADE（Grading of Rec-
ommendations Assess-
ment, Development and
Evaluation）

したことが相違点である．

この定義の改訂と前後して，診療ガイドラインの開発法として GRADE sys-
tem が提唱され[4]，最近の診療ガイドライン開発では GRADE system の採用が
試みられるようになった．推奨指標の作成のうえでエビデンスの厳密な吟味と量
的合成が必要となり，推奨の強さの決定には，エビデンスの確かさだけでなく，
患者の価値観や好み，有益性と有害性，そしてコストや資源の利用を勘案しなけ
ればならない．

GRADE system では，きわめて質の高いエビデンス総体をもとに推奨指標を
作成するため，診療全体を網羅するようなガイドライン作成は困難となった．

ACP（American College
of Physicians）
COPD（chronic obstruc-
tive pulmonary dis-
ease：慢性閉塞性肺疾
患）
CKD（chronic kidney
disease：慢性腎臓病）
DM（diabetes mellitus：
糖尿病）

GRADE system に準拠した米国内科学会（ACP）の診療ガイドラインを例にあ
げると，COPD 全体に対し 7 項目，CKD では 4 項目，DM は経口糖尿病薬治療
のみにつき 3 項目，2016 年 11 月に公開された痛風では診断で 1 項目，治療で 4
項目の推奨ステートメントがあるだけで，われわれがこれまで抱いてきた診療ガ
イドラインのイメージとはまったく異なる．また，作成後 5 年を経たもの（2011
年以前の公開）は "inactive" とラベルされ倉庫入りという徹底ぶりである．従
来の診療ガイドラインにあるような網羅的な内容は，実際上 UpToDate や
DynaMed Plus のような情報源で十分事足りるため，純粋に新しい定義に即した
診療ガイドラインを開発したという意図がうかがえる．本項で紹介したような
IBD 診療ガイドラインの多くは，もはや診療ガイドラインと呼べないのかもしれ
ない．

（上野文昭）

● 参考文献
1) 日本消化器病学会編．炎症性腸疾患（IBD）診療ガイドライン 2016．南江堂；2016．
2) Committee to advise the public health service on clinical practice guidelines, Institute
of Medicine. In：Field MJ, Lohr KN. eds. Clinical Practice Guidelines：Directions for a
New Program. National Academy Press；1990．
3) Institute of medicine. Introduction. Clinical Practice Guidelines We Can Trust. National
Academies Press；2011．
4) 相原守夫ほか．診療ガイドラインのための GRADE システム―治療介入．凸版メディア；
2010．

ミニレクチャー

下部消化管の腫瘍性疾患の
各種診療ガイドライン

　下部消化管の腫瘍性疾患は多岐にわたるが，頻度の高い大腸癌，大腸ポリープ，神経内分泌腫瘍，GIST（gastrointestinal stromal tumor）などでは，診療ガイドラインが作成されている．欧米でも National Comprehensive Cancer Network（NCCN）や European Society for Medical Oncology（ESMO）などがガイドラインを作成しており，多くがインターネットを介して参照可能である．本項では大腸癌，大腸ポリープ，神経内分泌腫瘍，GIST のガイドラインを紹介する．

大腸癌のガイドライン

　大腸癌研究会のガイドライン委員会から『大腸癌治療ガイドライン』が刊行されている[1]．2005 年の初版から 4 回の改訂を経て，現在，2016 年度版が発表されており，大腸癌研究会のホームページで公開されている．このガイドラインでは，『大腸癌取扱い規約』に則り，それぞれの Stage における治療方針をアルゴリズムで示すとともに，化学療法，放射線療法，緩和医療，そして術後サーベイランスについても記載されている．実臨床で問題となりやすいテーマは Clinical Questions（CQ）として列挙されており，日常診療で活用しやすいものとなっている．

　米国からのガイドラインとしては，NCCN のガイドラインがよく知られている

豆知識　**参考 URL**

- NCCN Guidelines：http://www.nccn.org/professionals/physician_gls/f_guidelines.asp#site（NCCN ガイドライン日本語訳）https://www.tri-kobe.org/nccn/guideline/colorectal/index.html
- ESMO Clinical Practice Guidelines：http://www.esmo.org/Guidelines/Gastrointestinal-Cancers
- 日本癌治療学会がん診療ガイドライン：http://jsco-cpg.jp/top.html
- 大腸癌治療ガイドライン：http://www.jsccr.jp/guideline/
- NCI-PDQ（大腸癌）：http://www.cancer.gov/types/colorectal/hp
- ASCO：http://www.asco.org/practice-guidelines
- 膵・消化管神経内分泌腫瘍（NET）診療ガイドライン：http://jnets.umin.jp/pdf/guideline001_1s.pdf
- 2013 NANETS Consensus Guidelines for the Diagnosis of Neuroendocrine Tumor：https://www.nanets.net/2013-nanets-guidelines
- ENETS Current Guidelines：http://www.enets.org/current_guidelines.html
- GIST 診療ガイドライン：http://www.jsco-cpg.jp/item/03/index.html

が，そのほかにも National Cancer Institute（NCI）による Physician Data Query（PDQ）® や American Society of Clinical Oncology（ASCO）のガイドラインなどがある．NCCN ガイドラインは，年に数回の改訂によって最新のエビデンスが反映されることが特徴の一つであり，メールアドレスなどを登録すれば，NCCN のウェブサイトから無料で最新版にアクセスできる．また，大腸癌研究会が監訳した日本語版もウェブ上に公開されている．大腸癌に関するガイドラインは Colon Cancer[2]，Rectal Cancer[3]，Anal Carcinoma[4]，Colorectal Cancer Screening[5] などに分かれており，「臨床所見-検査-診断-治療」とフローチャート形式で指針が示され，その後に詳細な解説が記されている．これに対して，NCI の PDQ® は要約としての側面が強く，疾患を包括的に理解するのに有用である．NCI のウェブサイトで公開されており，治療だけでなく，最新の癌統計や進行中の臨床試験にも簡単にアクセスできるようになっている．一方，ASCO のガイドラインは，Topic に関する総説を Journal of Clinical Oncology に発表する形式となっており，2013 年は大腸癌術後フォローアップ[6]，2015 年は遺伝性大腸癌[7]，2016 年は転移を伴う大腸癌における RAS 遺伝子変異検査[8] について解説されている．そのため，該当のテーマについて理解するには有用である．

　欧州からは ESMO がガイドラインを発表しており，ウェブサイトから閲覧可能である．こちらは Annals of Oncology 誌に発表され，大腸癌に関しては Early colon cancer[9]，Rectal cancer[10]，Metastatic colorectal cancer[11]，Familial risk-colorectal cancer[12] などの Clinical Practice Guideline がある．更新頻度は数年に 1 回であり，NCCN ガイドラインに比べると最新のエビデンスは反映されにくいが，これまで診療の要となるコンセプトが提唱されてきたガイドラインであり，その内容は理解しておくことが望ましい．

大腸ポリープのガイドライン

　2014 年に日本消化器病学会から刊行された『大腸ポリープ診療ガイドライン』[13] では，大腸ポリープを「大腸内腔に向かって限局性に隆起する病変で，組織学的には良悪性は問わない」と定義している．良性腺腫に関する診断と治療だけでなく，大腸癌のスクリーニング・診断・治療・サーベイランス，粘膜下腫瘍，ポリポーシス，遺伝性腫瘍，潰瘍性大腸炎関連腫瘍に至るまで，大腸の腫瘍性病変を幅広くカバーしている．クリニカルクエスチョン（CQ）形式で多岐にわたる内容がまとめられており，下部消化管疾患にかかわる医師には必携である．

神経内分泌腫瘍のガイドライン

　わが国では，2015 年に日本神経内分泌腫瘍研究会から『膵・消化管神経内分泌腫瘍（NET）診療ガイドライン』が発表されている[14]．神経内分泌腫瘍は，膵由来と消化管由来に大きく分かれるが，本ガイドラインには双方が一括して盛り込まれており，診断や病理，治療といった章のテーマに基づいて Clinical Question

形式で発生部位による違いが解説されている.

　欧米からは NCCN[15]や ESMO[16]に加えて, The North American Neuroendocrine Tumor Society（NANETS）や European Neuroendocrine Tumor Society（ENETS）もガイドラインを発表している. 2010 年に Pancreas 誌に発表された NANETS のガイドラインは, 発生部位などに応じて独立した総説となっており, それぞれ疫学や診断, 治療が解説されている[17,18]. 2013 年には, 全体の要点を表にまとめて, 内容をアップデートしたものが発表されており[19], いずれも NANETS のウェブサイトから閲覧可能である. ENETS からは 2016 年に改訂されたばかりのガイドラインが Neuroendocrinology 誌に発表されている. 2010 年の NANETS と同じく, 発生部位などに応じて細かく文献が分かれており, 下部消化管は小腸, 虫垂, 大腸の 3 つに分かれている[20,21]. なお, 海外の文献を参照するときの注意として, 神経内分泌腫瘍の TNM 分類には 2 種類あり, NCCN は AJCC/UICC の TNM を採用しているのに対して, ESMO は ENETS の TNM を採用している点もあげられる. 下部消化管に関しては, 両者に Staging の差を認めない.

GIST のガイドライン

　わが国では, 日本癌治療学会, 日本胃癌学会, GIST 研究会から『GIST 診療ガイドライン』が刊行され[22], 癌治療学会のホームページから閲覧可能である. 診療アルゴリズム, 診療ガイドライン, Clinical Question から構成され, 診療ガイドラインの解説のなかにも Q & A 形式の記載が組み込まれている. NCCN および ESMO もガイドラインを発表しているが[23,24], NCCN では GIST 単独のガイドラインはなく, "Soft Tissue Sarcoma" のなかに含まれている.

　日本のガイドラインの特徴として, わが国での発生頻度を反映して胃 GIST を中心とした記載になっている点があげられる. また, 再発リスク分類について, 日本のガイドラインが Fletcher 分類, Miettinen 分類, Joensuu 分類すべてを図表で掲載しているのに対して, NCCN は Miettinen 分類の胃と小腸を抜粋して掲載し, ESMO ガイドラインは文章中で触れるのみとなっている.

まとめ

　大腸癌, 神経内分泌腫瘍, GIST のガイドラインを紹介した. さまざまなガイドラインがあるが, まずは日本のものをしっかりと理解し, それとの対比として各国の指針を理解することをお勧めする.

（永田洋士, 田中敏明, 渡邉聡明）

● 参考文献

1）大腸癌研究会編. 大腸癌治療ガイドライン 医師用. 2016 年版. 金原出版；2016.
2）National Comprehensive Cancer Network. Colon Cancer（Version 2. 2016）.
3）National Comprehensive Cancer Network. Rectal Cancer（Version 1. 2016）.
4）National Comprehensive Cancer Network. Anal Carcinoma（Version 1. 2016）.
5）National Comprehensive Cnacer Network. Colorectal Cancer Screening（Version 1. 2015）.
6）Meyerhardt JA, et al. Follow-up care, surveillance protocol, and secondary prevention measures for survivors of colorectal cancer：American Society of Clinical Oncology clinical practice guideline endorsement. J Clin Oncol 2013；31：4465-70.
7）Stoffel EM, et al. Hereditary colorectal cancer syndromes：American Society of Clinical Oncology Clinical Practice Guideline endorsement of the familial risk-colorectal cancer：European Society for Medical Oncology Clinical Practice Guidelines. J Clin Oncol 2015；33：209-17.
8）Allegra CJ, et al. Extended RAS Gene Mutation Testing in Metastatic Colorectal Carcinoma to Predict Response to Anti-Epidermal Growth Factor Receptor Monoclonal Antibody Therapy：American Society of Clinical Oncology Provisional Clinical Opinion Update 2015. J Clin Oncol 2016；34：179-85.
9）Labianca R, et al. Early colon cancer：ESMO Clinical Practice Guidelines for diagnosis, treatment and follow-up. Ann Oncol 2013；24 Suppl 6：vi64-72.
10）Glimelius B, et al. Rectal cancer：ESMO Clinical Practice Guidelines for diagnosis, treatment and follow-up. Ann Oncol 2013；24 Suppl 6：vi81-8.
11）Van Cutsem E, et al. Metastatic colorectal cancer：ESMO Clinical Practice Guidelines for diagnosis, treatment and follow-up. Ann Oncol 2014；25 Suppl 3：iii1-9.
12）Balmaña J, et al. Familial risk-colorectal cancer：ESMO Clinical Practice Guidelines. Ann Oncol 2013；24 Suppl 6：vi73-80.
13）日本消化器病学会編. 大腸ポリープ診療ガイドライン 2014. 南江堂；2014.
14）日本神経内分泌腫瘍研究会（JNET）編. 膵・消化管神経内分泌腫瘍（NET）診療ガイドライン 2015 年. 金原出版；2015.
15）National Comprehensive Cancer Network. Neuroendocrine Tumors（Version 1. 2015）.
16）Öberg K, et al. Neuroendocrine gastro-entero-pancreatic tumors：ESMO Clinical Practice Guidelines for diagnosis, treatment and follow-up. Ann Oncol 2012；23 Suppl 7：vii124-30.
17）Boudreaux JP, et al. The NANETS consensus guideline for the diagnosis and management of neuroendocrine tumors：well-differentiated neuroendocrine tumors of the Jejunum, Ileum, Appendix, and Cecum. Pancreas 2010；39：753-66.
18）Anthony LB, et al. The NANETS consensus guidelines for the diagnosis and management of gastrointestinal neuroendocrine tumors（nets）：well-differentiated nets of the distal colon and rectum. Pancreas 2010；39：767-74.
19）Kunz PL, et al. Consensus guidelines for the management and treatment of neuroendocrine tumors. Pancreas 2013；42：557-77.
20）Pape UF, et al. ENETS Consensus Guidelines for Neuroendocrine Neoplasms of the Appendix（Excluding Goblet Cell Carcinomas）. Neuroendocrinology 2016；103：144-52.
21）Ramage JK, et al. ENETS Consensus Guidelines Update for Colorectal Neuroendocrine Neoplasms. Neuroendocrinology 2016；103：139-43.
22）日本癌治療学会・日本胃癌学会・GIST 研究会編. GIST 診療ガイドライン. 第 3 版. 金原出版；2014.
23）ESMO/European Sarcoma Network Working Group. Gastrointestinal stromal tumours：ESMO Clinical Practice Guidelines for diagnosis, treatment and follow-up. Ann Oncol 2014；25 Suppl 3：iii21-6.
24）National Comprehensive Cancer Network. Soft Tissue Sarcoma（Version 2. 2016）.

索引

あ

悪性リンパ腫	15, 107
アサコール®	126
アザチオプリン	130, 219
アダリムマブ	135, 139, 218
アフタ性潰瘍	229
アミロイドーシス	120, 272
アメーバ赤痢	75, 239
アルブミン	70
遺伝	36
遺伝性大腸癌	39
遺伝的因子	25
イリノテカン	146
イルソグラジン	241
イレウス	286
院内・施設内感染症	55
インフリキシマブ	135, 137, 218
ウイルス性腸炎	238
衛生仮説	23
栄養状態	71
栄養評価	274
栄養療法	275
エルシニア	74
エルシニア感染症	68
エルシニア腸炎	75, 235
エレンタール®	174
エロモナス	235
遠隔転移	117
炎症性腸疾患	2, 3, 21, 22, 25, 44, 63, 100, 113, 174, 292
遺伝的因子	25
栄養療法	174
画像診断	100
患者数の推移	3
ゲノムワイド関連解析	292
性差	22
発癌メカニズム	44
発症時年齢分布	3
発症年齢	22
分類	2
有病率	22
罹患率	21
FDG-PET	113
炎症性発癌	44
炎症反応	72
嘔吐	56
オートファジー関連分子	26
オキサリプラチン	146

か

潰瘍性大腸炎	2, 5, 21, 45, 46, 70, 73, 74, 109, 136
抗 TNF α 抗体療法	136
サーベイランス	46
診断基準	5
赤沈	73
発癌リスク	45
CRP	74
潰瘍性大腸炎合併大腸癌	45
潰瘍性大腸炎の診断基準	71
過形成性ポリープ	12, 300
画像診断ガイドライン	113
家族性大腸癌	40
家族性大腸腺腫症	41
家族歴	23
過敏性腸症候群	7, 8, 10, 63
診断フローチャート	10
分類	8
下部消化管出血	49, 63
大腸憩室出血	49
カルチノイド	107
カルプロテクチン	294
寛解維持療法	175, 217
寛解導入療法	174
環境因子	26
関節リウマチ	76
感染後過敏性腸症候群	35
完全静脈栄養	225

感染性腸炎 ································ 232, 248	血清 CA19-9 ································· 77
カンピロバクター感染症 ··············· 68	血清 CEA ···································· 77
カンピロバクター腸炎 ················ 234	血清 p53 抗体 ······························· 77
寄生虫感染症 ···························· 239	血清総蛋白 ·································· 70
喫煙 ····································· 23, 27	血便 ··························· 13, 56, 63, 64
機能性胃腸障害 ·························· 63	診療のフローチャートと鑑別疾患 ·········· 64
機能性消化管疾患診療ガイドライン 2014 ··· 265	ゲノムワイド関連解析 ················· 292
偽膜性大腸炎 ····························· 68	下痢 ··························· 56, 58, 62
逆行性回腸造影検査 ···················· 100	診療のフローチャートと鑑別疾患 ········· 62
吸収不良の原因 ·························· 30	発現機序 ································ 58
急性下痢 ································· 63	分類 ···································· 62
急性出血 ································ 103	原因不明の消化管出血に対するアルゴリズム ··· 162
急性虫垂炎 ······························ 61	健康関連 QOL ······························· 9
急性腸管虚血症 ·········· 50, 51, 245, 250	原発腫瘍 ································· 116
分類 ···································· 51	原発性吸収不良症候群 ················· 272
急性の炎症性腸疾患 ···················· 70	顕微鏡的大腸炎 ························· 307
急性腹症 ··························· 103, 283	抗 TNFα 抗体製剤 ············· 135, 225
凝固法 ································· 163	抗 TNFα 抗体療法 ··················· 231
強皮症 ·································· 76	広基性鋸歯状腺腫 ······················· 12
局注法 ································· 163	抗菌薬関連下痢症 ························ 55
虚血性大腸炎 ···························· 245	抗菌薬起因性大腸炎 ···················· 68
鋸歯状腺腫 ······························ 12	膠原線維性大腸炎 ····················· 120
鋸歯状病変 ·························· 12, 251	好酸球性腸炎 ··························· 121
緊急内視鏡 ···························· 160	抗酸菌 ·································· 120
偶発症 ······························· 85, 92	酵素免疫法 ································ 69
カプセル内視鏡 ························ 92	コレステロール ·························· 70
大腸内視鏡検査 ························ 85	コレラ ································· 236
クリップ止血法 ························ 162	根足類感染症 ··························· 239
クロストリジウム・ディフィシル ········· 68	
クロストリジウム・ディフィシル腸炎 ······ 237	**さ**
クロストリジウム・ディフィシル腸炎の診断 ··· 68	細菌性赤痢 ····························· 236
憩室 ·································· 47, 182	細菌性腸炎 ····························· 233
下部消化管出血 ······················ 182	採血検査 ································· 294
憩室炎 ······························· 47, 278	在宅栄養療法 ··························· 225
重症度分類 ··························· 278	在宅中心静脈栄養 ······················ 225
憩室出血 ································· 49	サイトメガロウイルス ············· 55, 120
経腸栄養剤 ························ 175, 276	サイトメガロウイルスアンチゲネミア法 ······· 74
吸収不良症候群 ······················ 276	サイトメガロウイルス感染 ············· 219
血液検査 ································· 51	再発診断 ································· 113
血管造影検査 ····························· 52	サラゾスルファピリジン ········· 126, 215, 225
血球成分除去療法 ······················ 218	サルモネラ感染症 ······················· 68
血色素量 ································· 70	サルモネラ腸炎 ························· 234

散発性大腸癌 …………………………… 39
シアノアクリレート系薬剤 ………… 180
敷石像 ………………………………… 4, 222
シクロスポリン ………………… 130, 218
市中感染性下痢症 …………………… 54
脂肪 ……………………………………… 31, 80
　吸収不良症候群 ……………………… 31
　消化吸収機能検査 …………………… 80
縦走潰瘍 ……………………………… 4, 222
術後補助化学療法 …………………… 260
術前化学放射線療法 ………………… 261
術前放射線療法 ……………………… 261
消化管運動異常 ………………………… 9
消化管間質腫瘍 ……………………… 14
消化管出血 …………………………… 103
消化酵素 ……………………………… 273
消化障害性吸収不良症候群 ………… 273
小腸 X 線造影検査 …………………… 99
小腸癌 …………………………… 105, 107
　CTE ………………………………… 105
小腸狭窄 ……………………………… 168
小腸出血 ……………………………… 161
小腸内視鏡診療ガイドライン ……… 89
シングルバルーン小腸内視鏡 ……… 94
神経内分泌癌 ………………………… 14
神経内分泌腫瘍 ……………………… 14
進行癌 ………………………………… 259
進行度分類 …………………………… 191
膵外分泌機能検査 …………………… 80
ステロイド …………………… 214, 217, 225
ステロイド依存症例 ………………… 218
ステロイド抵抗症例 ………………… 217
ステロネマ® …………………………… 128
スピロヘータ ………………………… 120
性感染症 ……………………………… 56
制酸薬 ………………………………… 273
生物学的製剤 ………………………… 224
成分栄養 ……………………………… 225
赤沈 …………………………………… 70
赤痢アメーバ ………………………… 74
赤痢アメーバ腸炎 …………………… 239
セリアック病 ………………………… 272

腺腫 …………………………………… 251
全身化学療法 ………………………… 263
全身性エリテマトーデス …………… 76, 272
蠕虫症 ………………………………… 240
早期癌 ………………………………… 251
簇出 …………………………………… 118
続発性吸収不良症候群 ……………… 272
側方発育型腫瘍 ……………………… 12, 255
ゾンデ法小腸造影検査 ……………… 100

た

大腸 ESD ……………………………… 257
大腸 ESD/EMR ガイドライン ……… 258
大腸 ESD の適応病変 ………………… 155
大腸 ESD の保険適用 ………………… 155
大腸癌 …… 5, 13, 17, 18, 20, 39, 40, 44, 46,
　77, 115, 116, 191
　潰瘍性大腸炎 ……………………… 5, 44
　血清 CA19-9 ………………………… 77
　血清 CEA …………………………… 77
　血清 p53 抗体 ……………………… 77
　サーベイランス …………………… 46
　死亡数，死亡率 …………………… 18
　腫瘍マーカー ……………………… 77
　進行度分類 ………………………… 191
　成因 ………………………………… 39
　生存率 ……………………………… 20
　組織分類 …………………………… 116
　内視鏡的切除 ……………………… 13
　発癌 ………………………………… 40
　病理診断における病期分類 ……… 116
　分子生物学的機序 ………………… 40
　罹患数，罹患率 …………………… 17
　臨床進行度割合 …………………… 20
　UICC TNM 分類 …………………… 115
　WHO 分類 ………………………… 115
大腸癌化学療法で使用する薬剤 …… 141
大腸癌検診 …………………………… 66
大腸癌治療ガイドライン … 78, 144, 155, 187,
　259
大腸癌取扱い規約 …………… 115, 118, 191
大腸憩室 ……………………………… 47

大腸憩室炎	206	消化吸収機能検査	81
大腸腺腫	12	動静脈奇形	159
タクロリムス	130, 132, 218		
多剤併用療法レジメン	143	**な**	
立ち枯れ像	247	内視鏡的拡張術の対象疾患	166
ダブルバルーン小腸内視鏡	94	内視鏡的狭窄拡張術	166
胆汁酸負荷試験	83	内視鏡的粘膜下層剥離術	154
単純性潰瘍	228	内視鏡的バルーン拡張術	166
短腸症候群	272	内臓知覚過敏	9
蛋白質	33, 82	難治性潰瘍性大腸炎	170
吸収不良症候群	33	難治性ステロイド依存性潰瘍性大腸炎	130
消化吸収機能検査	82	乳酸値	288
蛋白漏出	82	乳糖負荷試験	81
蛋白漏出性胃腸症	30, 34	乳糖不耐症	30
短半減期蛋白	70	尿検査	295
チオプリン系免疫調節薬	139	脳腸相関	35
中心静脈栄養療法	231		
虫垂炎	206	**は**	
虫垂切除	23, 27	ハウストラ	101
注腸 X 線造影検査	100	発熱	56
超音波検査	52	パテンシーカプセル	90
超拡大内視鏡	88	パニック症状	7
腸管感染症	36, 232	パラチフス	236
腸管凝集性大腸菌	55	バルーン閉塞下逆行性経静脈的閉塞術	179
腸管出血性大腸菌	55	非乾酪性類上皮細胞肉芽腫	222
腸管出血性大腸菌腸炎	235	ビタミン B_{12} 吸収試験	82
腸管非 Hodgkin リンパ腫	76	ビタミン剤	273
腸管壁内血腫	104	ヒト免疫不全ウイルス	55
腸間膜静脈血栓症	50	ビブリオ	235
腸間膜動脈閉塞症	50	非閉塞性腸間膜虚血	50, 104
腸結核	69, 238	びまん性炎症	4
腸チフス	68, 236	びまん性大細胞型 B 細胞リンパ腫	15
腸内細菌	26, 34	病期診断	113
腸内細菌叢	3, 9	病原性大腸菌腸炎 O157	74, 75
腸粘膜	50	日和見感染症	55
腸閉塞	193, 286	微量栄養素	33
直腸癌の手術治療	260	貧血	70
ツインライン®	174	不安	7
通常型腺腫	12	副腎皮質ステロイド	128, 224
テプレノン	241	腹痛	13, 56, 60
糖質	32, 81	分類	60
吸収不良症候群	32	問診のポイント	60

腹痛の部位	61
腹部触診	61
腹膜炎	193
フッ化ピリミジン系薬	141
フルオロウラシル	184
プレジオモナス	235
プレドニゾロン	128
プレドネマ®	128
分子標的薬	149
糞便中脂肪	80
糞便微生物移植法	296
ヘマトクリット	70
便検査	294
便潜血	13
便潜血検査	295
ペンタサ®	126
便通異常	13
鞭毛虫感染症	239
胞子虫類感染症	239
母指圧痕像	101
補助化学療法	147
ポリープ	12
ポリカルボフィルカルシウム	266
ホルモン産生腫瘍	273

ま

慢性下痢	63
慢性膵炎	30
慢性の炎症性腸疾患	70
ミソプロストール	241
メサラジン	126, 214, 215
メッケル憩室	159
免疫異常	28, 36
免疫血清検査	75
免疫調節薬	130, 224
免疫抑制薬	130
盲係蹄症候群	81, 272
門脈圧亢進症	182

や

薬物	27
抑うつ症状	7

ら

ラクトフェリン	295
ラコール®	174
ランブル鞭毛虫	239
リアルダ®	126
旅行者下痢症	55
リンパ節転移	117
類上皮細胞肉芽腫	4
レゴラフェニブ	147
レバミピド	241
濾胞性リンパ腫	15

欧文

adenoma-carcinoma sequence	13, 40
angioectasia	159
B-RTO	179
Behçet 病	228
Bristol 便形状スケール	7
BT-PABA	80
CDAI	71, 75, 223
CDAS	109
collagenous colitis	248
COX-2 選択的阻害薬	242
CRH	9
Crohn 病	2, 5, 21, 30, 70, 75, 104, 105, 107, 136, 159, 168, 272
抗 TNFα 抗体療法	136
小腸狭窄	168
診断基準	5
早期ステップ・アップ療法	136
トップ・ダウン療法	136
CRP	75
CTE	105
CT 画像の特徴	104
MRI	107
Crohn 病活動指数	71
CT エンテログラフィ	104
CT 検査	52
CT コロノグラフィ	105, 302
C 反応性蛋白	74, 230
D-キシロース吸収試験	81
DLBCL	15

dysplasia-carcinoma sequence	44
EAEC	55
EIA	69
ESD	154, 251
FGIDs	63
GIST	14, 70, 105, 107, 159
貧血	70
CTE	105
granular type	12
IBD 疾患バイオマーカー	294
IBD 診療ガイドライン	311
IOIBD	223
IOIBD スコア	75
JCOG0404 試験	203
JNET 分類	254
Kerckring 皺襞	101
Lémann index	109
low-grade inflammation	10
LST	12, 156, 255
LST-G の治療方針	157
LST の細分類	157
Lugano 国際会議分類	15
Lynch 症候群	42
MALT リンパ腫	15
MaRIA	109
microscopic colitis	307
modified Fletcher 分類	15
Montreal 分類	223
MRC-S	109
MR エンテログラフィ	108
NBI	254

NEC	14
NET	14
NOD2	25
nongranular type	12
NSAIDs	27, 47, 49, 63, 121, 159
病理	121
NSAIDs 腸症	241
NST	271
PI-IBS	9, 35
pit pattern 分類	156, 254
rapid turnover protein	70
rifaximin	11
Rome Ⅳ	7, 35, 265
serrated polyp pathway	41
sessile serrated adenoma	12
SSA/P	300
ST 合剤	272
traditional serrated adenoma	12
Treat to target	298
T 細胞	27
UICC TNM 分類	115
Whipple 病	272
WHO 方式癌疼痛治療	209
X 線検査	51
Zollinger-Ellison 症候群	33, 273

数字

2 step methods	283
5-アミノサリチル酸製剤	126, 224
6-メルカプトプリン	219
^{13}C 呼気試験	83

中山書店の出版物に関する情報は，小社サポートページを御覧ください．
https://www.nakayamashoten.jp/support.html

プリンシプル消化器疾患の臨床 2
腸疾患診療の現在

2017 年 8 月 10 日　初版第 1 刷発行Ⓒ　　〔検印省略〕

総編集 ──── 佐々木　裕
専門編集 ──── 渡辺　守
発行者 ──── 平田　直
発行所 ──── 株式会社 中山書店
〒 112-0006 東京都文京区小日向 4-2-6
TEL 03-3813-1100（代表）　振替 00130-5-196565
https://www.nakayamashoten.jp/

装丁 ──── 臼井弘志（公和図書デザイン室）
印刷・製本 ── 三報社印刷株式会社

Published by Nakayama Shoten Co.,Ltd.　　　Printed in Japan
ISBN 978-4-521-74443-8
落丁・乱丁の場合はお取り替え致します

本書の複製権・上映権・譲渡権・公衆送信権（送信可能化権を含む）は株式会社中山書店が保有します．

JCOPY ＜㈳出版者著作権管理機構 委託出版物＞
本書の無断複写は著作権法上での例外を除き禁じられています．複写される場合は，そのつど事前に，㈳出版者著作権管理機構（電話 03-3513-6969，FAX 03-3513-6979，e-mail: info@jcopy.or.jp）の許諾を得てください．

本書をスキャン・デジタルデータ化するなどの複製を無許諾で行う行為は，著作権法上での限られた例外（「私的使用のための複製」など）を除き著作権法違反となります．なお，大学・病院・企業などにおいて，内部的に業務上使用する目的で上記の行為を行うことは，私的使用には該当せず違法です．また私的使用のためであっても，代行業者等の第三者に依頼して使用する本人以外の者が上記の行為を行うことは違法です．

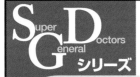

スーパー総合医

超高齢社会を支える地域の開業医のための まったく新しいシリーズ!

全10冊

- B5判, 上製, オールカラー, 各巻 280〜350 ページ
- 各本体予価9,500円

◉特色
- ▶かかりつけ医・家庭医・総合医として第一線で活躍するエキスパートが編集・執筆!
- ▶従来の診療科目別に拘泥せず, 現場の医療活動をテーマ別・横断的にとらえ, 新しい視点で巻を構成
- ▶地域の開業医が日常診療で直面する身近なテーマが中心
- ▶地域総合診療という大きいテーマから必要な実践のポイントを厳選して, 簡潔にまとめた診療の指針を収載
- ▶視覚的にわかりやすいよう, 図表, イラスト, フローチャートを多用
- ▶在宅医療への目配りとして, 高度な機器がなくても可能な検査, 処置, 小手術などに重点を置く
- ▶トピックスや新しい概念, 診療こぼれ話など, お役立ち情報も満載

◉全10冊の構成と専門編集

在宅医療のすべて 定価（本体 9,500 円＋税）
平原佐斗司（東京ふれあい医療生協）

認知症医療 定価（本体 9,500 円＋税）
木之下徹（のぞみメモリークリニック）

高齢者外来診療 定価（本体 9,500 円＋税）
和田忠志（いらはら診療所）

地域医療連携・多職種連携 定価（本体 9,500 円＋税）
岡田晋吾（北美原クリニック）, 田城孝雄（放送大学）

大規模災害時医療 定価（本体 9,500 円＋税）
長 純一（石巻市立病院開成仮診療所）, 永井康徳（たんぽぽクリニック）

コモンディジーズ診療指針 定価（本体 9,500 円＋税）
草場鉄周（北海道家庭医療学センター）

地域包括ケアシステム 定価（本体 9,500 円＋税）
太田秀樹（医療法人アスムス）

緩和医療・終末期ケア 定価（本体 9,500 円＋税）
長尾和宏（長尾クリニック）

予防医学 〈近刊〉
岡田唯男（亀田ファミリークリニック館山）

スーパー総合医の果たす役割 〈近刊〉
名郷直樹（武蔵国分寺公園クリニック）

※配本順, タイトルなど諸事情により変更する場合がございます.

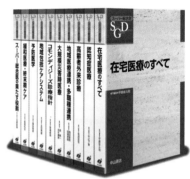

監　修●垂井清一郎（大阪大学名誉教授）
総編集●長尾　和宏（長尾クリニック）
編集委員　太田　秀樹（医療法人アスムス）
　　　　　名郷　直樹（武蔵国分寺公園クリニック）
　　　　　和田　忠志（いらはら診療所）

お得なセット価格のご案内
全10冊予価合計
~~95,000円＋税~~
セット価格
→ **90,000円＋税**
5,000円おトク!!

※お支払は前金制です. ※送料サービスです.
※お申し込みはお出入りの書店または直接中山書店までお願いします.

中山書店 〒112-0006 東京都文京区小日向4-2-6　TEL 03-3813-1100　FAX 03-3816-1015
https://www.nakayamashoten.jp/